黄帝内經

最新整理珍藏版　学术顾问　汤一介　文怀沙

（三）

中国书店

温病脉证并治第六

温病有三：曰春温、曰秋温、曰冬温。此皆发于伏气，夏则病暑，而不病温。冬伤于寒，其气伏于少阴，至春乃发为温病，名曰春温。

夏伤于湿，其气伏于太阴。至秋燥乃大行，发为温病，名曰秋温。

气不当至而至，初冬乃大寒，燥以内收，其气伏于厥阴。冬至后，天应寒而反温，发为温病，名曰冬温。

春秋病温，此其常，冬时病温，此其变。冬时应寒而反大温，此非其时而蓄其气。及时不病，至春乃发，名曰大温。此由冬不藏精，气失其正，春时阳气外发，二气相搏为病则重，医又不晓病源为治，乃误尸气流传，遂以成疫。

病春温，其气在上，头痛，咽干，发热，目眩，甚则谵语，脉弦而急，小柴胡加黄连牡丹汤主之。

小柴胡加黄连牡丹汤方

柴胡半斤 黄芩三两 人参三两 栝蒌根四两 黄连三两 牡丹皮四两 甘草三两（炙）生姜三两 大枣十二枚（劈）

右九味，以水一斗二升，煮取三升，去滓，温服一升，日三服。

病秋温，其气在中，发热，口渴，腹中热痛，下利便脓血，脉大而短涩，地黄知母黄连阿胶汤主之。不便脓血者，白虎汤主之。

地黄知母黄连阿胶汤方

地黄八两 知母四两 黄连三两 阿胶一两

右四味，以水一斗，煮米熟，汤成去滓，温服一升，日三服。

病冬温，其气在下，发热，腹痛引少腹，夜半咽中干痛，脉沉实，时而大数，石膏黄连黄芩甘草汤主之。不大便六七日者，大黄黄芩地黄牡丹汤主之。

中華藏書

《伤寒杂病论》

中国书房

石膏黄连黄芩甘草汤方

石膏半斤碎（棉裹）黄连三两 黄芩四两 甘草二两

右四味，以水一斗，煮取三升，温服一升，日三服。

大黄黄芩地黄牡丹汤方

大黄四两 黄芩三两 地黄四两 牡丹皮三两

右四味，以水一斗二升，煮取二升，去滓，分温二服，大便利，止后服。

病温，头痛，面赤，发热，手足拘急，脉浮弦而数，名曰风温，黄连黄芩栀子牡丹芍药汤主之。

黄连黄芩栀子牡丹芍药汤方

黄连三两 黄芩三两 栀子十四枚（劈）牡丹三两 芍药三两

右五味，以水六升，煮取三升，去滓，温服一升，日三服。

病温，其人素有湿，发热唇焦，下利，腹中热痛，脉大而数，名曰湿温，猪苓加黄连牡丹汤主之。

猪苓加黄连牡丹汤方

猪苓一两 茯苓一两 阿胶一两 泽泻一两 滑石一两 黄连一两 牡丹一两

右七味，以水四升，先煮六味，取二升，去滓，纳胶烊消，分温再服。

病温，舌赤，咽干，心中烦热，脉急数，上寸口者，温邪干心也，黄连黄芩阿胶甘草汤主之。

黄连黄芩阿胶甘草汤方

黄连一两 黄芩一两 阿胶一两 甘草一两

右四味，以水一斗，先煮三味，取四升，去滓，纳胶烊消，分温三服。

病温，口渴，咳嗽，衄不止，脉浮而数大，此温邪乘肺也，黄芩石膏杏子甘草汤主之。

黄芩石膏杏子甘草汤方

黄芩三两 石膏半斤（碎） 杏仁十四枚（去皮尖） 甘草一两（炙）

右四味，以水五升，煮取三升，去滓，温服一升，日三服。

病温，发热，腰以下有水气，甚煮取三升，少腹热痛，小便赤数，脉急而数下尺中者，此温邪移肾也，地黄黄柏秦皮茯苓泽泻汤主之。

地黄黄柏秦皮茯苓泽泻汤方

地黄六两 黄柏三两 秦皮二两 茯苓三两 泽泻一两

右五味，以水八升，煮取三升，去滓，温服一升，日三服。

病大温，发热头晕，目眩，齿枯，唇焦，谵语，不省人事，面色乍青乍赤，脉急大而数者，大黄香蒲汤主之。若喉闭难下咽者，针少商令出血。若脉乍疏乍数，目内陷者，死。

大黄香蒲汤方

大黄四两 香蒲一两 黄连三两 地黄半斤 牡丹皮六两

右五味，以水一斗，煮取六升，去滓，温服二升，日三服。

温病，下之大便溏，当自愈。若下之利不止者，必腹满，宜茯苓白术甘草汤主之。

茯苓白术甘草汤方

茯苓四两 白术三两 甘草一两（炙）

右三味，以水八升，煮取三升，去滓，温服一升，日三服。

风温者，因其人素有热，更伤于风，而为病也。脉浮弦而数，若头不痛者，桂枝去桂加黄芩牡丹汤主之。若伏气病温，误发其汗，则大热烦冤，唇焦、目赤、或衄、或吐、耳聋，脉大而数者，宜白虎汤。大实者，宜承气辈。若至十余日则入于里，宜黄连阿胶汤。何以知其入里？以脉沉而数，心烦不卧，故知也。

桂枝去桂加黄芩牡丹汤方

芍药三两 甘草二两（炙）生姜三两（切）大枣十二枚（劈）黄芩三两 牡丹皮三两

右六味，以水八升，煮取三升，去滓，温服一升，日三服。

白虎汤方

（见前）

大承气汤方

大黄四两（酒洗）厚朴半斤（制）枳实五枚（炙）芒硝三合

右四味，以水一斗，先煮二物，取五升，去滓，纳大黄更煮取二升，去滓，纳芒硝，更上微火，一两沸，分温再服，得下，余勿服。

小承气汤方

大黄四两（酒洗）厚朴二两（制）枳实三枚大者（炙）

右三味，以水四升，煮取一升二合，去滓，分温二服，初服当更衣，不尔尽饮之，若更衣者，勿服之。

调胃承气汤方

大黄四两（酒洗）甘草二两（炙）芒硝半斤

右三味，以水三升，煮二物至一升，去滓，纳芒硝，更上微火煮令沸，少少温服之。

黄连阿胶汤方

黄连四两 芍药二两 黄芩二两 阿胶三两 鸡子黄三枚

右五味，以水六升，先煮三物，取二升，去滓，纳阿胶烊消，小冷，纳鸡子黄，搅令相得，温服七合，日三服。

病温，治不得法，留久移于三焦，其在上焦，则舌蹇，神昏，宜栀子汤；其在中焦，则腹痛而利，利后腹痛，唇口干燥，宜白虎加地黄汤。其在下焦，从腰以下热，齿黑，咽干，宜百合地黄牡丹皮半夏茯苓汤。

栀子汤方

栀子十六枚（劈）黄芩三两 半夏半斤 甘草二两

右四味，以水四升，先煮栀子，取二升半，去滓，纳三味，煮取一升，分温再服。

白虎加地黄汤方

知母六两 石膏一斤（碎）甘草二两（炙）粳米六合 地黄六两

右五味以水一斗，煮米熟，汤成去滓，温服一升，日三服。

百合地黄牡丹皮半夏茯苓汤方

百合七枚（劈）地黄汁一升 牡丹皮六两 半夏一升 茯苓四两

右五味，先以水洗百合，渍一宿，当白沫出，去其水，别以水二升，煮取一升，去滓，别以泉水四升，煮三味，取二升，去滓，纳地黄汁，与百合汁，更上火，令沸，温服一升，日三服。

伤暑脉证并治第七

伤暑肺先受之，肺为气府，暑伤元气，寸口脉弱，口渴，汗出，神昏，气短，竹叶石膏汤主之。

竹叶石膏汤方

竹叶两把 粳米半升 半夏半升（洗）石膏一斤 人参三两 麦门冬一升 甘草二两（炙）

右七味，以水一斗，先煮六味，取六升，去滓，纳粳米，煮取米熟，汤成，温服一升，日三服。

伤暑，发热，汗出，口渴，脉浮而大，名曰中暍，白虎加人参黄连阿胶汤主之。

白虎加黄连阿胶汤方

知母六两 石膏一斤碎（棉裹）甘草二两（炙）粳米六合 人参三两 黄连三两 阿胶二两

右七味，以水一斗，先煮六味，米熟汤成去滓，纳胶烊消，温服一升，日三服。

伤暑，汗出已，发热，烦躁，声嘶，脉反浮数者，此为肺液伤，百合地黄加牡蛎汤主之。

百合地黄加牡蛎汤方

百合七枚 地黄汁一升 牡蛎二两

右三味，先以水洗百合，渍一宿，当白沫出，去其水，另以泉水二升，煮二味，取一升，去滓，纳地黄汁，煮取一升五合，分温再服。

伤暑，心下有水气，汗出，咳嗽，渴欲饮水，水入则吐，脉弱而滑，栝蒌茯苓汤主之。

栝蒌茯苓汤方

栝蒌大者一枚（共皮子捣）茯苓三两 半夏三两（洗）黄连二两 甘草一两（炙）

右五味，以水五升，煮取二升，温服一升，日再服。

伤暑，发热，无汗，水行皮中故也，脉必浮而滑，先以热水灌之，令汗出，后以竹茹半夏汤与之。

竹茹半夏汤方

竹茹二两 栝蒌根二两 茯苓三两 半夏半升

右四味，以水五升，煮取三升，分温三服。

太阳中热者，喝是也。其人汗出，恶寒，身热而渴，白虎加人参汤主之。

白虎加人参汤方

知母六两 石膏一两碎（棉裹）甘草二两（炙）粳米六合

人参三两

右五味，以水一斗，煮米熟，汤成去滓，温服一升，日三服。

太阳中喝，身热，疼重，而脉微弱者，以夏月伤冷水，水行皮中所致也，猪苓加人参汤主之；一物瓜蒂汤亦主之。

猪苓加人参汤方

猪苓一两 茯苓一两 滑石一两 泽泻一两 阿胶一两 人参二两

右六味，以水四升，先煮五味，取二升，纳阿胶烊消，温服七合，日三服。

一物瓜蒂汤方

瓜蒂二十个

右剉，以水一升，煮取五合，去滓，顿服。

凡病暑者，当汗出，不汗出者，必发热，发热者，必不汗出也，不可发汗，发汗则发热，烦躁，失声，此为肺液枯，息高气贲者，不治。

伤暑，夜卧不安，烦躁，谵语，舌赤，脉数，此为暑邪干心也，黄连半夏石膏甘草汤主之。

黄连半夏石膏甘草汤方

黄连三两 半夏半升 石膏一斤碎（棉裹）甘草二两（炙）

右四味，以水五升，煮取三升，去滓，温服一升，日三服。

太阳中喝，发热，恶寒，身重疼痛，其脉弦细芤迟，小便已，洒洒然毛耸，手足逆冷；小有劳身即热；口开，前板齿燥；若发汗，则恶寒甚；加温针，则发热甚，数下之，则淋甚；白虎加桂枝人参芍药汤主之。

白虎加桂枝人参芍药汤方

知母六两 石膏一斤碎（棉裹）甘草二两（炙）粳米六合

中華藏書

《伤寒杂病论》

中国书房

桂枝一两 人参三两 芍药二两

右七味，以水八升，煮米熟汤成，温服一升，日三服。

伤暑，脉弱，口渴，大汗出，头晕者，人参石膏汤主之。

人参石膏汤方

人参三两 石膏一斤碎（棉裹）竹叶一把 黄连一两 半夏半升（洗）

右五味，以水六升，煮取三升，去滓，温服一升，日三服。

热病脉证并治第八

热之为病，有外至，有内生。外至可移，内有定处。不循经序，舍于所合。与温相似，根本异源。传经化热，伏气变温。医多不晓，认为一体。如此杀人，莫可穷极。为子条记，传与后贤。

热病，面赤、口烂、心中痛、欲呕，脉洪而数，此热邪干心也，黄连黄芩泻心汤主之。

黄连黄芩泻心汤方

黄连三两 黄芩二两

右二味，以水二升，煮取一升，分温再服。

热病，身热，左胁痛，甚则狂言乱语，脉弦而数，此热邪乘肝也，黄连黄芩半夏猪胆汁汤主之。

黄连黄芩半夏猪胆汁汤方

黄连二两 黄芩三两 半夏一升 猪胆大者一枚（取汁）

右四味，以水六升，先煮三味，取三升，去滓，纳胆汁和合，令相得，分温再服。

热病，腹中痛，不可按，不能俯仰，大便难，脉数而大，此热邪乘脾也，大黄厚朴甘草汤主之。

大黄厚朴甘草汤方

大黄四两 厚朴六两 甘草三两

右三味，以水五升，煮取二升，服一升，得大便利，勿再服。

热病，口渴、喘、嗽、痛引胸中，不得太息，脉短而数，此热邪乘肺也，黄连石膏半夏甘草汤主之。

黄连石膏半夏甘草汤方

黄连一两 石膏一斤碎（棉裹）半夏半升（洗）甘草三两

右四味，以水六升，煮取三升，去滓，温服一升，日三服。

热病，咽中干，腰痛，足热，脉沉而数，此热邪移肾也，地黄黄柏黄连半夏汤主之。

地黄黄柏黄连半夏汤方

地黄半斤 黄柏六两 黄连三两 半夏一升（洗）

右四味，以水八升，煮取三升，去滓，温服一升，日三服。

湿病脉证并治第九

湿气为病，内外上下。四处流行，随邪变化。各具病形，按法诊治。勿失纪纲。湿气在上，中于雾露，头痛，项强，两额疼痛。脉浮而涩者，黄芪桂枝茯苓细辛汤主之。

黄芪桂枝茯苓细辛汤方

黄芪三两 桂枝二两 茯苓三两 细辛一两

右四味，以水五升，煮取三升，去滓，温服一升，日三服。

湿气在下，中于水冷。从腰以下重，两足肿，脉沉而涩者，桂枝茯苓白术细辛汤主之。

桂枝茯苓白术细辛汤方

桂枝三两 茯苓四两 白术三两 细辛二两

右四味，以水六升，煮取二升，去滓，温服一升，日再服。

湿气在外，因风相搏，流于经络。骨节烦疼，卧不欲食，脉浮缓，按之涩，桂枝汤微发其汗，令风湿俱去。若恶寒，身体疼痛，四肢不仁。脉浮而细紧，此为寒气，并桂枝麻黄各半汤主之。

桂枝汤方

桂枝三两（去皮）芍药三两 甘草二两（炙）生姜三两（切）大枣十二枚（劈）

右五味，哎咀。以水七升，微火煮取三升，去滓，适寒温，服一升。服已须臾，啜热稀粥一升余，以助药力，温覆令一时许，遍身蛰蛰，微似有汗者益佳，不可令如水流漓，病必不除。若一服汗出病差，停后服，不必尽剂。若不汗，更服依前法；又不汗，后服小促其间，半日许，令三服尽。若病重者，一日一夜服，周时观之。服一剂尽，病证犹在者，更作服；若汗不出，乃服至二三剂。禁生冷、粘滑、肉面、五辛、酒酪、臭恶等物。

麻黄汤方

麻黄三两（去节）桂枝三两（去皮）甘草一两（炙）杏仁七十枚（去皮尖）

右四味，以水九升，先煮麻黄减二升，去上沫，纳诸药，煮取二升半，去滓，温服八合，覆取微似汗，不须啜粥，余如桂枝法将息。

桂枝麻黄各半汤方

即桂枝汤三合，麻黄汤三合，并为六合，顿服之，将息如桂枝汤法。

湿气在内，与脾相搏，发为中满。胃寒相将，变为泄泻。中满宜白术茯苓厚朴汤；泄泻宜理中汤；若上干肺，发为肺寒，宜小青龙汤。下移肾，发为淋漓，宜五苓散。流于肌肉，发为黄肿，宜麻黄茯苓汤。若流于经络，与热气相乘，则发痈脓。脾胃素寒，与湿久留；发为水饮，与燥相搏；发为痰饮，治属饮家。

白术茯苓厚朴汤方

白术三两 茯苓四两 厚朴二两（炙去皮）

右三味，以水五升，煮取一升五合，去滓，分温再服。

麻黄茯苓汤方

麻黄二两（去节）茯苓三两 白术三两 防己 赤小豆一升

右五味，以水七升，先煮麻黄，再沸，去上沫，纳诸药，煮取三升，去滓，温服一升，日三服。

理中汤方

人参三两 干姜三两 白术三两 甘草三两（炙）

右四味，以水八升，煮取三升，去滓，温服一升，日三服。

小青龙汤方

麻黄三两（去节）芍药三两 细辛三两 桂枝三两（去皮）干姜三两 半夏半升（洗）甘草三两 五味子半升

右八味，一水一斗，先煮麻黄减二升，去上沫，纳诸药，煮取三升，去滓，温服一升，日三服。

五苓散方

猪苓十八铢（去皮）泽泻一两六铢 茯苓十八铢 桂枝半两（去皮）白术十八铢

右五味，捣为散，以白饮和服方寸匙，日三服，多饮暖水，汗出愈。

太阳病，关节疼痛而烦，脉沉而细者，此名湿痹。湿痹之候，其人小便不利，大便反快，但当利其小便。

湿家之为病，一身尽疼，发热，身色如熏黄。湿家，其人但头汗出，背强，欲得被覆向火。若下之早，则哕，胸满，小便不利。舌上滑苔者，以丹田有热，胸中有寒，渴欲得水，而不能饮，口燥烦也。湿家下之，额上汗出，微喘，小便利者死；若下利不止者亦死。

问曰：风湿相搏，一身尽疼，法当汗出而解。值天阴雨不止，医云此可发汗，汗之病不愈者何也？

师曰：发其汗，汗大出者，但风气去，湿气在，是故不愈也。若治风湿者，发其汗，但微微似欲汗出者，风湿俱去也。

湿家病，身上尽疼痛，发热，面黄而喘，头痛，鼻塞而烦。其脉大，自能饮食，腹中和无病，病在头中寒湿，故鼻塞，纳药鼻中，则愈。

鼻塞方

蒲灰 细辛 皂荚 麻黄

右四味，等分为末，调和，纳鼻中小许，嚏则愈。

湿家，身烦疼，可与麻黄加术汤发其汗为宜，慎不可以火攻之。

麻黄加术汤方

麻黄三两（去节）桂枝二两（去皮）甘草一两（炙）白术四两 杏仁七十个（去皮尖）

右五味，以水九升，先煮麻黄，减二升，去上沫，纳诸药，煮取二升半，去滓，温服八合，覆取微汗，不得汉再服，得汗，停后服。

病者一身尽疼，发热，日晡所剧者，此名风湿。此病伤于汗出当风，或久伤取冷所致也，可与麻黄杏仁薏苡甘草汤。

麻黄杏仁薏苡甘草汤方

麻黄一两 杏仁二十枚（去皮尖）薏苡一两 甘草一两（炙）

右四味，以水六升，先煮麻黄，减二升，去上沫，纳诸药，煮取三升，去滓，温服一升，日三服。

风湿，脉浮，身重，汗出，恶风者，防己黄芪汤主之。

防己黄芪汤方

防己二两 甘草一两（炙）白术一两 黄芪二两 生姜一两 大枣十二枚（劈）

右六味，以水一斗，煮取五升，去滓，再煎取三升，温服一升，日三服。喘者加麻黄五分；胃中不和者，加芍药三分。气上冲者，加桂枝三分。下有陈寒者，加细辛三分。服后当如虫行皮中，从腰下如冰，后坐被上，又以一被绕之，温令有微汗差。

伤寒八九日，风湿相搏，不能自转侧，不呕，不渴。脉浮虚而涩者，桂枝附子汤主之。若大便坚，小便自利者，白术附子汤主之。

桂枝附子汤方

桂枝四两（去皮）附子二枚（炮）甘草二两（炙）生姜三两（切）大枣十二枚（劈）

右五味，以水六升，煮取三升，去滓，分温三服。

白术附子汤方

白术一两 附子一枚（炮）甘草二两（炙）生姜一两半 大枣六枚（劈）

右五味，以水三升，煮取一升，去滓，分温三服。一服觉身痹，半日许再服，三服都尽，其人如冒状，勿怪。即术附并走皮中，逐水气，未得除耳。

风湿相搏，骨节疼烦，掣痛，不得屈伸，近之则痛剧，汗出，短气，小便不利，恶风，不欲去衣，或身微肿者，甘草附子汤主之。

中華藏書

《伤寒杂病论》

中国书店

甘草附子汤方

甘草二两（炙）附子二枚（炮去皮）白术二两 桂枝四两

右四味，以水六升，煮取三升，去滓，温服一升，日三服。初服得微汗则解；能食，汗出，复烦者，服五合。恐一升多者，服六七合为佳。

伤燥病脉证并治第十

伤燥，肺先受之，出则大肠受之，移传五脏，病各异形，分别诊治，消息脉经。

燥病，口渴，咽干，喘，咳，胸满痛甚则唾血，脉浮短而急，此燥邪干肺也，竹叶石膏杏子甘草汤主之；若移于大肠，则大便难，口渴，欲饮热，脉急大，在下者，麻仁白蜜煎主之。

竹叶石膏杏子甘草汤方

竹叶一把 石膏半斤 杏仁三十枚（去皮尖）甘草二两

右四味，以水五升，煮取三升，去滓，温服一升，日三服。

麻仁白蜜煎方

麻仁一升 白蜜六合

右二味，以水四升，先煮麻仁，取一升五合，去滓，纳蜜，微沸，和合，令小冷，顿服之。

燥病，口烂，气上逆，胸中痛，脉大而涩，此燥邪乘心也，栀子连翘甘草栝蒌汤主之。

栀子连翘甘草栝蒌汤方

栀子十四枚（劈）连翘二两 甘草二两 栝蒌根四两

右四味，以水七升，煮取三升，去滓，温服一升，日三服。

燥病，目赤，困苦，咽干，胁下痛，脉弦而数，此燥邪乘肝也，黄芩牡丹皮栝蒌半夏枳实汤主之。

黄芩牡丹皮栝蒌半夏枳实汤方

黄芩三两 牡丹皮二两 栝蒌实大者一枚（捣）半夏半升（洗）枳实二枚

右五味，以水五升，煮取三升，去滓，温服一升，日三服。

燥病，色黄，腹中痛不可按，大便难，脉数而滑，此燥邪乘脾也，白虎汤主之。

白虎汤方

知母六两 石膏一斤碎（棉裹）甘草二两（炙）粳米六合

右四味，一水一斗煮米熟，汤成去滓温服一升，日三服。

燥病，咽干，喉痛，少腹急痛，小便赤，脉沉而急，此燥邪移肾也，地黄黄柏茯苓栝蒌汤主之。

地黄黄柏茯苓栝蒌汤方

地黄六两 黄柏三两 茯苓三两 栝蒌根四两

右四味，以水六升，煮取三升，去滓，温服一升，日三服。

伤风病脉证并治第十一

风为百病之长，中于面，则下阳明，甚则入脾；中于项，则下太阳，甚则入肾；中于侧，则下少阳，甚则入肝；病变不一，慎毋失焉。

风病，头痛，多汗，恶风，腋下痛，不可转侧，脉浮弦而数，此风邪干肝也，小柴胡汤主之。若流于腑，则困苦、呕逆、腹胀，善太息，柴胡枳实芍药甘草汤主之。

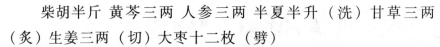

小柴胡汤方

柴胡半斤 黄芩三两 人参三两 半夏半升（洗）甘草三两（炙）生姜三两（切）大枣十二枚（劈）

右七味，以水一斗二升，煮取六升，去滓，再煎取三升，温服一升，日三服。

柴胡枳实芍药甘草汤方

柴胡八两 芍药三两 枳实四枚（炙）甘草三两（炙）

右四味，以水一斗，煮取六升，去滓，再煎取三升，温服一升，日三服。

风病，胸中痛，胁支满，膺背肩胛间痛，嗌干、善噫、咽肿、喉痹，脉浮洪而数，此风邪乘心也，黄连黄芩麦冬桔梗甘草汤主之。

黄连黄芩麦冬桔梗甘草汤方

黄连一两半 黄芩三两 麦门冬二两 桔梗三两 甘草二两（炙）

右五味，以水六升，煮取三升，去滓，温服一升，日三服。

风病，四肢懈惰，体重，不能胜衣。胁下痛引肩背，脉浮而弦涩，此风邪乘脾也。桂枝去桂加茯苓白术汤主之；若流于腑，则腹满而胀，不嗜食，枳实厚朴白术甘草汤主之。

桂枝去桂加茯苓白术汤方

芍药三两 甘草二两（炙）茯苓三两 白术三两 生姜三两（切）大枣十二枚（劈）

右六味，以水八升，煮取三升，去滓，温服一升，日三服。

枳实厚朴白术甘草汤方

枳实四枚（炙）厚朴二两（炙去皮）白术三两 甘草一两

（炙）

上四味，以水六升，煮取三升，去滓，温服一升，日三服。

风病，咳而喘息有音，甚则唾血，嗌干，肩背痛，脉浮弦而数，此风邪乘肺也，桔梗甘草枳实芍药汤主之。若流于大肠，则大便燥结，或下血，桔梗甘草枳实芍药加地黄牡丹汤主之。

桔梗甘草枳实芍药汤方

桔梗三两 甘草二两 枳实四枚 芍药三两

上四味，以水六升，煮取三升，去滓，温服一升，日三服。

桔梗甘草枳实芍药加地黄牡丹汤方

桔梗三两 甘草二两 枳实四枚 芍药三两 地黄三两 牡丹皮二两

上六味，以水六升，煮取三升，去滓，温服一升，日三服。

风病，面目浮肿，脊痛不能正立。隐曲不利，甚则骨痿，脉沉而弦，此风邪乘肾也，柴胡桂枝汤主之。

柴胡桂枝汤方

桂枝一两半 芍药一两半 甘草一两（炙）柴胡四两 半夏二合半 人参一两半 黄芩一两半 生姜一两半 大枣六枚（劈）

上九味，以水七升，煮取三升，去滓，温服一升，日三服。

寒病脉证并治第十二

寒之为病，肾先受之，其客于五脏之间，脉引而痛；若客于八虚之室，则恶血住留，积久不去，变而成着，可不慎欤！

寒病，骨痛，阴痹，腹胀，腰痛，大便难，肩背颈项引痛，脉沉而迟，此寒邪干肾也，桂枝加葛根汤主之；其着也则两腘痛，甘草干姜茯苓白术汤主之。

桂枝加葛根汤方

桂枝三两（去皮）芍药三两甘草二两（炙）生姜三两（切）大枣十二枚（劈）葛根四两

上六味，先以水七升，煮葛根去上沫，纳诸药，煮取三升，去滓，温服一升，日三服，不须啜粥，余如桂枝将息及禁忌法。

甘草干姜茯苓白术汤方

甘草二两（炙）白术二两 干姜四两 茯苓四两

上四味，以水五升，煮取三升，去滓，温服一升，日三服。

寒病，两胁中痛，寒中行善掣节。逆则头痛，耳聋，脉弦而沉迟，此寒邪乘肝也，小柴胡汤主之。其着也，则两腋急痛，不能转侧，柴胡黄芩芍药半夏甘草汤主之。

小柴胡汤

（见伤风）

柴胡黄芩芍药半夏甘草汤方

柴胡四两 黄芩三两 芍药二两 甘草二两（炙）半夏二两

上五味，以水五升，煮取三升，去滓，分温三服。

寒病，胸胁支满，膺背肩胛间痛，甚则喜悲。时发眩，仆而不知人，此寒邪乘心也，通脉四逆汤主之。其着也，则肘外痛，臂不能伸，甘草泻心汤主之。

通脉四逆汤方

甘草二两（炙）附子大者一枚（生用破）干姜三两 人参二两

上四味，以水三生态煮取一升二合，去滓，分温再服。

甘草泻心汤方

甘草四两（炙）黄芩三两 干姜三两 半夏半升（洗）人参三两 黄连一两 大枣十二枚（劈）

上七味，以水一斗，煮取六升，去滓，再煎取三升，温服一升，日三服。

寒病，腹满肠鸣，食不化，飧泄，甚则足痿不收，脉迟而涩，此寒邪乘脾也，理中汤主之。其着也，则髀枢强痛，不能屈伸，枳实白术茯苓甘草汤主之。

理中汤方

人参三两 干姜三两 甘草三两 白术三两

上四味，以水八升，煮取三升，去滓，分温三服。

枳实白术茯苓甘草汤方

枳实四枚 白术三两 茯苓三两 甘草一两（炙）

上四味，以水六升，煮取三升，去滓，分温三服。

寒病，喘，咳，少气，不能报息。口唾涎沫，耳聋，嗌干，此寒邪乘肺也，脉沉而迟者，甘草干姜汤主之；其着也，则肘内痛，转侧不便，枳实橘皮桔梗半夏生姜甘草汤主之。

甘草干姜汤方

甘草四两（炙）干姜二两（炮）

上二味，以水三升，煮取一升五合，去滓，分温再服。

枳实橘皮桔梗半夏生姜甘草汤方

枳实四枚 橘皮二两 桔梗三两 半夏半升（洗）生姜三两（切）甘草二两（炙）

上六味，以水八升，煮取三升，去滓，温服一升，日三服。

辨太阳病脉证并治上

太阳之为病，脉浮，头项强痛而恶寒。

太阳病，发热，汗出，恶风，脉缓者，名为中风。太阳病，或已发热，或未发热，必恶寒，体痛，呕逆，脉阴阳俱紧者，名曰伤寒。

伤寒一日，太阳受之，脉若静者为不传。颇欲吐，若躁烦，脉数急者，此为传也。伤寒二三日，阳明、少阳证不见者，此为不传也。

太阳病，发热而渴，不恶寒者，为温病。若发汗已，身灼热者，名曰风温。风温为病，脉阴阳俱浮，自汗出，身重，多眠睡，鼻息必鼾，语言难出。若被下者，小便不利，直视，失溲。若被火者，微发黄色，剧则如惊痫，时瘛疭。若火熏之，一逆尚引日，再逆促命期。

病有发热恶寒者，发于阳也；无热恶寒者，发于阴也。发于阳者七日愈，发于阴者六日愈，以阳数七，阴数六故也。

太阳病，头痛至七日以上自愈者，以行其经尽故也。若欲作再经者，针足阳明，使经不传则愈。

太阳病欲解时，从巳至未上。风家表解而不了了者，十二日愈。

病人身大热，反欲得衣者，热在皮肤，寒在骨髓也。病人身大寒，反不欲近衣者，寒在皮肤，热在骨髓也。

太阳中风，阳浮而阴弱。阳浮者热自发，阴弱者汗自出。啬啬恶寒、淅淅恶风、翕翕发热、鼻鸣干呕者，桂枝汤主之。

桂枝汤方

桂枝三两（去皮）芍药三两 甘草二两（炙）生姜三两（切）大枣十二枚（劈）

上五味，㕮咀。以水七升，微火煮取三升，去滓，适寒温，服一升。服已须臾，啜热稀粥一升余，以助药力，温覆令一时许，遍身漐漐，微似有汗者益佳，不可令如水流漓，病必不除。若一服汗出病差，停后服，不必尽剂。若不汗，更服依前法。又不汗，后服小促其间，半日许，令三服尽。若病重者，一日一夜服，周时观之。服一剂尽，病证犹在者，更作服；若汗不出，乃服至二三剂。禁生冷、粘滑、肉面、五辛、酒酪、臭恶等物。

太阳病，头痛，发热，汗出，恶风，桂枝汤主之。（方见前）太阳病，项背强几几，及汗出恶风者，桂枝加葛根汤主之。

桂枝加葛根汤方

葛根四两 芍药二两 桂枝二两（去皮）甘草二两（炙）生姜三两（切）大枣十二枚（劈）

上六味，先以水一斗，煮葛根减二升，去上沫，纳诸药，煮取三升，去滓，温服一升，覆取微似汗，不须啜粥，余如桂枝法将息及禁忌。

太阳病，下之后，其气上冲者，可与桂枝汤。方用前法。若不上冲者，不可与之。太阳病三日，已发汗，若吐，若下，若温针，仍不解者，此为坏病，桂枝不可与也。观其脉证，知犯何逆，随证治之。

桂枝汤本为解肌，若其人脉浮紧。发热，汗不出者，不可与也。常须识此，勿令误也。若酒客病，亦不可与桂枝汤，得之必呕，以酒客不喜甘故也。

喘家作，桂枝汤加厚朴杏子与之佳。凡服桂枝汤吐者，其后必吐脓血也。

太阳病，发汗，遂漏不止，其人恶风，小便难，四肢微急，难以屈伸者，桂枝加附子汤主之。

桂枝加附子汤方

桂枝三两（去皮）芍药三两 甘草二两（炙）生姜三两 大枣十二枚（劈）附子一枚（炮去皮破八片）

上六味，以水七升，煮取三升，去滓，温服一升，日三服。将息如桂枝汤法。

太阳病，下之后，脉促，胸满者，桂枝去芍药汤主之。

桂枝去芍药汤方

（即桂枝汤原方去芍药）

上四味，以水七升，煮取三升，去滓，温服一升，日三服。将息如桂枝汤法。

太阳病，下之后，其人恶寒者，桂枝去芍药加附子汤主之。

桂枝去芍药加附子汤方

桂枝三两 甘草二两（炙）生姜三两（切）大枣十二枚（劈）附子一枚（炮去皮破八片）

上五味，以水七升，煮取三升，去滓，温服一升，日三服，将息如桂枝汤法。

太阳病，得之八九日，如疟状，发热恶寒，热多寒少，其人不呕，清便欲自可，一日二三度发，脉微缓者，为欲愈也。脉微而恶寒，此阴阳俱虚，不可更发汗、更吐下也。面色反有热色者，未欲解也，以其不能得小汗出，身必痒，宜桂枝麻黄各半汤。

桂枝麻黄各半汤方

（麻黄汤见后卷）

即桂枝汤三合，麻黄汤三合，并为六合，顿服之，将息如桂枝汤法。

太阳病，初服桂枝汤，反烦不解者，先刺风府、风池，却与桂枝汤。

太阳病，服桂枝汤后，大汗出，脉洪大者，与白虎汤；若形如疟，一日再发者，宜桂枝二麻黄一汤。

白虎汤方

知母六两 石膏一斤碎（棉裹）甘草二两（炙）粳米六合

上四味，以水一斗，煮米熟汤成，去滓，温服一升，日

中华藏书

《伤寒杂病论》

三服。

桂枝二麻黄一汤方

即桂枝汤二升，麻黄汤一升，合为三升，每服一升，日三服，将息如桂枝汤法。

太阳病，服桂枝汤后，大汗出，大烦渴，脉洪大者，白虎加人参汤主之。

白虎加人参汤方

即白虎汤加人参三两。

太阳病，发热恶寒，热多寒少，脉微弱者，此无阳也，不可发汗，脉浮大者，宜桂枝二越婢一汤方。

桂枝二越婢一汤方

桂枝十八铢（去皮）芍药 麻黄 甘草各十八铢（炙）大枣四枚（劈）生姜一两二铢（切）石膏二十四铢（碎，绵裹）

上七味，以水六升，煮麻黄，去上沫，纳诸药，煮取三升，去滓，温服一升，日三服。

太阳病，服桂枝汤，或下之，仍头项强痛，翕翕发热，无汗，心下满，微痛，小便不利者，桂枝去桂加茯苓白术汤主之。

桂枝去桂加茯苓白术汤方

芍药三两 甘草二两（炙）生姜三两（切）大枣十二枚（劈）茯苓三两 白术三两

上六味，以水八升，煮取三升，去滓，温服一升，日三服。

伤寒，脉浮，自汗出，小便数，心烦，微恶寒，脚挛急，反与桂枝汤欲攻其表，此误也。得之便厥，咽中干，烦燥，吐逆者，作甘草干姜汤与之，以复其阳；若厥愈，足温者，更作芍药甘草汤与之，其脚即伸；若胃气不和，谵语者，少与调胃承气汤。若重发汗，复加烧针者，四逆汤主之。

甘草干姜汤方

甘草四两（炙）干姜二两（炮）

上二味，以水三升，煮取一升五合，去滓，分温再服。

芍药甘草汤方

芍药四两 甘草四两（炙）

上二味，以水三升，煮取一升五合，去滓，分温再服之。

调胃承气汤方

甘草一两（炙）芒硝半斤 大黄四两（酒洗）

上三味，以水三升，煮二物，取一升，去滓，纳芒硝，更上火一两沸，顿服之。

四逆汤方

人参二两 甘草二两（炙）干姜一两半 附子一枚（炮去皮破八片）

上四味，以水三升，煮取一升二合，去滓，分温再服，强人可大附子一枚，干姜三两。

问曰：太阳病，其证备，按桂枝法治之而增剧，厥逆，咽中干，烦躁，吐逆，谵语，其故何也？

师曰：此阳旦证，不可攻也，寸口脉浮，浮则风，亦为虚，风则生热，虚则挛急。误攻其表煮取三升，去滓，温服一升，日三服汗出亡阳，汗多则液枯，液枯则筋挛，阳明内结则烦躁谵语，用甘草干姜以复其阳，芍药甘草以救液，调胃承气以止其谵语，此坏病之治必随脉证也。

阳旦证，发热不潮，汗出，咽干，昏睡不安，夜半反静者，宜地黄半夏牡蛎酸枣仁汤主之。若口渴，烦躁，小便赤，谵语者，竹叶石膏黄芩泽泻半夏甘草汤主之。

地黄半夏牡蛎酸枣仁汤方

地黄六两 半夏半升 牡蛎二两 酸枣仁三两

上四味，以水四升，煮取二升，分温再服。

竹叶石膏黄芩泽泻半夏甘草汤方

竹叶两把 石膏半斤（棉裹）黄芩三两 泽泻二两 半夏半升 甘草二两

上六味，以水五升，煮取三升，去滓，温服一升，日三服。

辨太阳病脉证并治中

太阳病，项背强几几，无汗，恶风者，葛根汤主之。

葛根汤方

葛根四两 麻黄三两（去节）桂枝二两（去皮）芍药二两 甘草二两（炙）生姜三两（切）大枣十二枚（劈）

上七味，以水一斗，先煮麻黄葛根，减二升，去上沫，纳诸药，煮取三升，去滓，温服一升，复取微似汗，不须啜粥，余如桂枝法将息及禁忌，诸汤皆仿此。

太阳与阳明合病者，必自下利，葛根汤主之。若不下利，但呕者，葛根加半夏汤主之。

葛根加半夏汤方

葛根四两 麻黄三两（去节）桂枝三两（去皮）芍药二两 甘草二两（炙）生姜三两（切）大枣十二枚（劈）半夏半升（洗）

上八味，以水一斗，先煮葛根麻黄，减二升，去上沫，纳诸药，煮取三升，去滓，温服一升，复取微似汗，余如桂枝法。

太阳病，桂枝证，医反下之，利遂不止，脉促者，热未解也。喘而汗出者，葛根黄连黄芩甘草汤主之。

葛根黄连黄芩甘草汤方

葛根半斤 黄连三两 黄芩三两　甘草二两（炙）

上四味，以水八升，先煮葛根减二升，去上沫，纳诸药，煮取二升，去滓，分温再服。

太阳病，头痛发热，身疼，腰痛，骨节疼痛，恶风，无汗而喘者，麻黄汤主之。

麻黄汤方

麻黄三两（去节）桂技二两（去皮）甘草一两（炙）杏仁七十个（去皮尖）

上四味，以水九升，先煮麻黄减二升，去上沫，纳诸药，煮取二升半，去滓，温服八合，覆取微似汗，不须啜粥，余如桂枝法将息。

太阳与阳明合病，喘而胸满者，不可下，宜麻黄汤。（方见上）

太阳病，十日已去，脉浮细而嗜卧者，外已解也，设胸满，胁痛，与小柴胡汤；脉但浮者，与麻黄汤。（方见上）

小柴胡汤方

柴胡半斤 黄芩三两 人参三两 甘草三两（炙）生姜三两（切）大枣十二枚（劈）半夏半升（洗）

右七味，以水一斗二升，煮取六升，去滓，再煮取三升，温服一升，日三服。

太阳伤寒，脉浮紧，发热恶寒，身疼痛，不汗出而烦躁者，大青龙汤主之。若脉微弱，汗出恶风者，不可服之。服之则厥逆，筋惕肉𥆧，此为逆也。

大青龙汤方

麻黄六两（去节）桂枝二两（去皮）甘草二两（炙）杏仁四十枚（去皮尖）生姜三两（切）大枣十二枚（劈）石膏如鸡

子大（碎）

右七味，以水九升，先煮麻黄，减二升，去上沫，纳诸药，煮取三升，去滓，温服一升，取微似汗，汗多者，温粉粉之。一服汗出停后服。若复服汗多亡阳，遂虚，恶风烦躁，不得眠也。

太阳中风，脉浮缓，身不疼，但重，乍有轻时，无少阴证者，大青龙汤发之。（方见上）

伤寒表不解，心下有水气，干呕发热而咳，或渴、或利、或噎、或小便不利，少腹满，或喘者，小青龙汤主之。

小青龙汤方

麻黄三两（去节）芍药三两 细辛三两 桂枝三两 干姜三两 甘草三两 五味子半升 半夏半升（洗）

右八味，以水一斗，先煮麻黄，减二升，去上沫，纳诸药，煮取三升，去滓，温服一升。日三服。若渴去半夏，加栝蒌根三两。若微利，若噎者，去麻黄，加附子一枚。若小便不利，少腹满者，去麻黄，加茯苓四两。若喘者，加杏仁半升（去皮尖）。

伤寒，心下有水气，咳而微喘，发热不渴。服汤已渴者，此寒去欲解也。小青龙汤主之。（方见上）

太阳病，外证未解，脉浮弱者，当以汗解，宜桂枝汤。（见上卷）

太阳病，下之微喘者，表未解故也。桂枝加厚朴杏子汤主之。

桂枝加厚朴杏子汤方

桂枝三两 芍药三两 甘草二两（炙）生姜三两（切）大枣十二枚（劈）厚朴二两 杏仁五十枚（去皮尖）

右七味，以水七升，微火煮取三升，去滓，温服一升，覆取微似汗。

太阳病，外证未解，不可下也，下之为逆。欲解外者，宜桂枝汤。（方见上卷）

太阳病，先发汗不解，而复下之，脉浮者不愈。浮为在外，而反下之，故令不愈。今脉浮，故知在外，当须解外则愈，宜桂枝汤。（方见上卷）

太阳病，脉浮紧，无汗，发热，身疼痛，八九日不解，表证仍在，此当发其汗。服药已，微除，其人发烦目瞑。剧者必衄，衄乃解，所以然者，阳气重故也。麻黄汤主之。（方见上）

太阳病，脉浮紧，发热，身无汗，自衄者愈。

二阳并病，太阳初得病时，发其汗，汗先出不彻，因转属阳明，续自微汗出，不恶寒。若太阳病证不罢者，不可下。下之为逆，如此可小发其汗。设面色缘缘正赤者，阳气怫郁在表也。当解之、熏之；若发汗不彻，彻不足言，阳气怫郁不得越；当汗之不汗，则其人烦燥，不知痛处。乍在腹中，乍在四肢，按之不可得，更发汗则愈。若其人短气，但坐者，以汗出不彻故也，何以知汗出不彻？以脉涩故知之也。

脉浮紧者，法当汗出而解。若身重心悸者，不可发汗，须自汗出乃愈。所以然者，尺中脉微，此里虚也，须里实津液自和，便自汗出愈。

脉浮紧者，法当身疼痛，宜以汗解之。假令尺中迟者，不可发汗。何以然者？以荣气不足，血弱故也。

脉浮者，病在表，可发汗，宜麻黄汤。（方见上）脉浮而紧者，可发汗，宜麻黄汤。（方见上）

病人常自汗出者，此为荣气和，卫气不谐也，所以然者，荣行脉中，卫行脉外，卫气不共荣气和谐故也。复发其汗则愈，宜桂枝汤。（方见上卷）

病人脏无他病，时发热自汗出而不愈者，此卫气不和也。先其时发汗则愈，宜桂枝汤。（方见上卷）

伤寒，脉浮紧，不发汗，因致衄者，麻黄汤主之。（方见上）

伤寒，不大便六七日，头痛有热者，与承气汤。其小便清者，知不在里，仍在表也，当须发汗，宜桂枝汤。（方见上卷）

伤寒，发汗已解，半日许复烦，脉浮紧者，可更发汗，宜桂枝汤。（方见上卷）

凡病若发汗、若吐、若下、若亡血、亡津液，阴阳自和者，必自愈。

大下之后，复下之，小便不利者，亡津液故也。勿治之，久久小便必自利。大下之后，复发汗，其人必振寒，脉微细。所以然者，内外俱虚故也。

下之后，复发汗，昼日烦躁，不得眠，夜而安静，不呕不渴，无表证，脉沉而微。身无大热者，干姜附子汤主之。

干姜附子汤方

干姜一两（炮）附子一枚（破八片炮）

右二味，以水三升，煮取一升，去滓，顿服。

发汗后，身疼痛，脉沉迟者，桂枝去芍药加人参生姜汤主之。

桂枝去芍药加人参生姜汤

桂枝三两（去皮）甘草二两（炙）大枣十二枚（劈）人参三两 生姜四两（切）

右五味，以水一斗二升，煮取三升，去滓，温服一升，日三服。

发汗若下后，不可更行桂枝汤。汗出而喘，无大热者，可与麻黄杏仁甘草石膏汤。

麻黄杏仁甘草石膏汤方

麻黄四两（去节）杏仁五十个（去皮尖）甘草二两（炙）石膏半斤（碎，绵裹）

右四味，以水七升，先煮麻黄，减二升，去上沫，纳诸药，煮取二升，去滓，温服一升，日再服。

发汗过多，其叉手自冒心，心下悸欲得按者，桂枝甘草汤主之。

桂枝甘草汤方

桂枝四两（去皮）甘草二两（炙）

右二味，以水三升，煮取一升，去滓，顿服。

发汗后，其人脐下悸者，欲作奔豚也，茯苓桂枝甘草大枣汤主之。

茯苓桂枝甘草大枣汤方

茯苓半斤 桂枝四两 甘草二两（炙）大枣十五枚（劈）

右四味，以甘澜水一斗，先煮茯苓减二升，纳诸药，煮取三升，去滓，温服一升，日三服。

作甘澜水法，取水二斗，置大盆内，以杓扬之，水上有珠子五六千颗相逐，取用之。

奔豚病，从少腹上冲咽喉，发作欲死，复还止者，皆从惊恐得之。奔豚，气上冲胸，腹痛，往来寒热，奔豚汤主之。

奔豚汤方

甘草二两（炙）芎藭二两 当归二两 黄芩二两 芍药二两 半夏四两 生姜四两 葛根五两 桂枝三两

右九味，以水二斗，煮取五升，温服一升，日三服，夜二服。

发汗后，腹胀满者，厚朴生姜半夏甘草人参汤主之。

厚朴生姜半夏甘草人参汤方

厚朴半斤（炙去皮）生姜半斤（切）半夏半斤（洗）甘草二两（炙）人参一两

右五味，以水一斗，煮取三升，去滓，温服一升，日三服。

伤寒，若吐若下后，心下逆满，气上冲胸，起则头眩，脉沉紧，发汗则动经，身为振振摇者，茯苓桂枝白术甘草汤主之。

茯苓桂枝白术甘草汤方

茯苓四两 桂枝三两 白术二两 甘草二两（炙）

右四味，以水六升，煮取三升，去滓，分温三服。

发汗，病不解，反恶寒者，虚故也，芍药甘草附子汤主之。

芍药甘草附子汤方

芍药三两 甘草三两（炙）附子一枚（炮去皮破八片）

右三味，以水五升，煮取一升五合，去滓，分温三服。

发汗若下之，病仍不解，烦躁者，茯苓四逆汤主之。

茯苓四逆汤方

茯苓六两 人参二两 附子一枚（生用，去皮，破八片）甘草二两（炙）干姜一两半

右五味，以水五升，煮取三升，去滓，温服七合，日三服。

发汗后，恶寒者，虚故也；不恶寒，但热者，实也。当和胃气，与调胃承气汤。（方见上卷）

太阳病，发汗后，大汗出，胃中干，烦躁不得眠，欲得饮水，少少与之，令胃气和则愈。若脉浮，小便不利，微热消渴者，五苓散主之。

五苓散方

猪苓十八铢（去皮）泽泻一两六铢 白术十八铢 茯苓十八铢 桂半两

右五味捣为散，以白饮和服方寸匙，日三服，多饮暖水，汗出愈，如法将息。

太阳病，发汗已，脉浮弦，烦渴者，五苓散主之。（方见上）

伤寒汗出而渴，小便不利者，五苓散主之。不渴者，茯苓甘草汤主之。

茯苓甘草汤方

茯苓二两 桂枝二两 甘草一两（炙）生姜三两（切）

右四味，以水四升，煮取二升，去滓，分温三服。

中风发热，六七日不解而烦，有表里证，渴欲饮水，水入则吐者，名曰水逆。五苓散主之。（方见上）

未持脉时，病人叉手自冒心，师因试教令咳而不咳者，此必两耳聋无所闻也。所以然者，以重发汗，虚故此。

发汗后，饮水多，必喘，以水灌之，亦喘。发汗后，水药不得入口为逆，若更发汗，必吐下不止。

发汗后及吐下后，虚烦不得眠。若剧者，必反复颠倒，心中懊憹，栀子干姜汤主之；若少气者，栀子甘草豉汤主之。若呕者，栀子生姜豉汤主之。

栀子干姜汤方

栀子十四枚（劈）生姜二两（切）

右二味，以水三升半，煮取一升半，去滓，分温二服，进一服得吐者止后服。

栀子甘草豉汤方

栀子十四枚（劈）甘草二两（炙）香豉四合（棉裹）

右三味，以水四升，先煮栀子甘草取二升半，纳豉煮取一升半，去滓，分二服，温进一服，得吐者止后服。

栀子生姜豉汤方

栀子十四枚（劈）生姜五两 香豉四合（棉裹）

右三味，以水四升，先煮栀子生姜取二升半，纳豉煮取一升半，去滓，分二服，温进一服，得吐者止后服。

发汗，若下之，而烦热，胸中窒者，栀子豉汤主之。

栀子豉汤方

栀子十四枚（劈）香豉四合（棉裹）

右二味，以水四升，先煮栀子得二升半，纳豉煮取一升半，去滓，分为二服，温进一服，得吐者止后服。

伤寒五六日，大下之后，身热不去，心中结痛者，未欲解也，栀子豉汤主之。伤寒下后，心烦、腹满、卧起不安者，栀子厚朴枳实汤主之。

栀子厚朴枳实汤方

栀子十四枚（劈）厚朴四两（炙去皮）枳实四枚（水浸炙令黄）

以上三味，以水三升半，煮取一升半，去滓，分二服。温进一服，得吐者止后服。

伤寒，医以丸药大下之，身热不去，微烦者，栀子干姜汤主之。（方见上）

凡用栀子汤，若病人大便旧微溏者，不可与之。

太阳病发汗，汗出不解，其人仍发热，心下悸，头眩，身（目闰）动，振振欲擗地者，真武汤主之。

真武汤方

茯苓三两 芍药三两 生姜三两（切）白术二两 附子一枚（炮去皮破八片）

右五味，要以水八升，煮取三升，去滓，温服七合，日三服。

咽喉干燥者，不可发汗。淋家不可发汗，发汗必便血。疮家虽身疼痛，不可发汗，发汗则痉。

衄家不可发汗，汗出必额上陷，脉急紧，直视不能目旬，不得眠。

亡血家，不可发汗，发汗则寒栗而振。汗家重发汗，必恍惚心乱，小便已阴疼，与禹余粮丸。

禹余粮丸方

禹余粮四两 人参三两 附子二枚 五味子三合 茯苓三两 干姜三两

右六味，蜜为丸，如梧子大，每服二十丸。

病人有寒，复发汗，胃中冷，必吐逆。

伤寒，未发汗，而复下之，此为逆也。若先发汗，治不为逆。本先下之，而反汗之为逆。若先下之，治不为逆。

伤寒医下之，续得下利清谷不止，身疼痛者，急当救里。后身疼痛，清便自调者，急当救表。救里宜四逆汤；救表宜桂枝汤。（方见上卷）

太阳病，先下而不愈，因复发汗，以此表里俱虚，其人因致冒，冒家汗自出愈。所以然者，表和故也，里未和然后复下之。

太阳病未解，脉阴阳俱微者，必先振栗汗出而解，但阳脉微者，先汗出而解。若阴脉实者，下之而解。若欲下之，宜调胃承气汤。（方见上卷）

太阳病，发热汗出者，此为荣弱卫强，故使汗出，欲救邪风者，宜桂枝汤。（方见上卷）

伤寒五六日，中风，往来寒热，胸胁苦满，嘿嘿不欲饮食，心烦喜呕。或胸中烦而不呕，或渴、或腹中痛、或胁下痞鞕、或心下悸、小便不利、或不渴、身有微热、或咳者，与小柴胡汤主之。

小柴胡汤方

柴胡半斤 黄芩三两 人参三两 半夏半升（洗）甘草三两（炙）生姜三两（切）大枣十三枚（劈）

右七味，以水一斗二升，煮取六升，去滓，再煎，取三升，温服一升，日三服。若胸中烦而不呕者，去半夏、人参，加栝蒌实一枚；若渴，去半夏，加人参合前成四两半，栝蒌根四两；若腹中痛者，去黄芩，加芍药三两；若胁下痞鞕，去大枣，加牡蛎四两；若心下悸，小便不利者，去黄芩，加茯苓四两；若不渴，外有微热者，去人参，加桂枝三两，温覆取微汗愈；若咳者，去人参、大枣，加五味子半升，去生姜，加干姜二两。

血弱气尽，腠理开，邪气因入，与正气相搏，结于胁下，正邪纷争，往来寒热，休作有时，嘿嘿不欲饮食。脏腑相连，其痛必下，邪高痛下，故使呕也。小柴胡汤主之。服柴胡汤已，渴者，属阳明也，以法治之。（方见上）

太阳病六七日，脉迟浮弱，恶风寒，手足温。医二三下之，不能食，胁下满痛，面目及身黄，颈项强，小便难者，与柴胡汤。后必下重，本渴而饮水呕者，柴胡不中与也。食谷者哕。

伤寒四五日，身热恶风，颈项强，胁下满，手足温而渴者，小柴胡汤主之。（方见上）伤寒，阳脉涩，阴脉弦，法当腹中急痛，先与小建中汤；不差者，与小柴胡汤。（方见上）

小建中汤方

桂枝三两 芍药六两 甘草二两 生姜三两（切）大枣十二枚（劈）胶饴一升

右六味，以水七升，先煮五味取三升，去滓内饴更上微火消解，温服一升，日三服。呕家不可用，以甜故也。

伤寒与中风，有柴胡证，但见一证便是，不必悉具。凡柴胡汤病证而误下之，若柴胡证不罢者，复与柴胡汤，必蒸蒸而振，却复发热汗出而解。

伤寒二三日，心中悸而烦者，小建中汤主之。（方见上）

太阳病，过经十余日，反二三下之，后四五日，柴胡证仍在者，先与小柴胡汤。呕不止，心下急，郁郁微烦者，为未解也，与大柴胡汤下之则愈。

大柴胡汤方

柴胡半斤 黄芩三两 芍药三两 半夏半升（洗）生姜五两（切）枳实四枚（炙）大枣十二枚（劈）大黄二两

右八味，以水一斗二升，煮取六升，去滓，再煎，温服一升，日三服。

伤寒十三日不解，胸胁满而呕，日晡所发潮热，已而微利。此本柴胡证，下之以不得利，今反利者，知医以丸药下之，非其治也。潮热者实也，宜先服小柴胡汤以解外，后以柴胡加芒消汤主之。

柴胡加芒消汤方

柴胡二两十六铢 黄芩一两 人参一两 甘草一两（炙）生姜

一两（切）芒硝二两　大枣四枚　半夏二十铢

右八味，以水四升，煮取二升，去滓，纳芒硝，更煮微沸，分温再服，不解更作。

伤寒十三日，过经，谵语者，以有热也，当以汤下之。若小便利者，大便当鞕，而反下利，知医以丸药下之，非其治也；若自下利者，脉当微厥，今反和者，此为内实也，调胃承气汤主之。（方见上）。

太阳病不解，热结膀胱，其人如狂，血自下，下者愈。其外不解者，尚未可攻，当先解外。外解已，但少腹急结者，乃可攻之，宜桃仁承气汤。

桃仁承气汤方

桃仁五十个（去皮尖）大黄四两　桂枝二两　甘草二两（炙）芒硝二两

右五味，以水七升，煮四味，取二升，去滓，纳芒硝，更上火微沸。下火，先食温服五合，日三服，当微利。

伤寒八九日，下之，胸满烦惊，小便不利，谵语，一身尽重，不可转侧，柴胡加龙骨牡蛎汤主之。

柴胡加龙骨牡蛎汤方

柴胡四两　龙骨一两半　黄芩一两半　生姜一两半　人参一两半　桂枝一两半（去皮）茯苓一两半　半夏二合半　大黄二两　牡蛎一两半　大枣六枚（劈）铅丹一两半

右十二味，以水八升，煮取四升，纳大黄切如棋子，更煮一二沸，去滓，温服一升，日三服，夜一服。

伤寒，腹满，谵语。寸口脉浮而紧，关上弦者，此肝乘脾也，名曰纵，刺期门。

伤寒发热，啬啬恶寒，大渴欲饮水，其腹必满，自汗出，小便不寸口脉浮而涩，关上弦急者，此肝乘肺也，名曰横，刺期门。

太阳病二日，烦躁，反熨其背，而大汗出，火热入胃，胃中水竭，躁烦，必发谵语。十余日，振栗、自下利者，此为欲解也。若其汗从腰以下不得汗，欲小便不得，反呕，欲失溲，足下恶风，大便鞕，小便当数，而反不数又不多，大便已，头卓然而痛，其人足心必热，谷气下流故也。

太阳病中风，以火劫发汗，邪风被火热，血气流溢，失其常度，两阳相熏灼，其身发黄。阳盛则欲衄，阴虚小便难，阴阳俱虚竭，身体则枯燥。但头汗出，剂颈而还，腹满微喘，口干咽烂，或不大便，久则谵语，甚者至哕，手足躁扰，捻衣摸床，小便利者，其人可治。宜人参地黄龙骨牡蛎茯苓汤主之。

人参地黄龙骨牡蛎茯苓汤方

人参三两 地黄半斤 龙骨三两 牡蛎四两 茯苓四两

右五味，以水一斗，煮取三升，分温三服。

伤寒脉浮，医以火迫劫之，亡阳，必惊狂，起卧不安者，桂枝去芍药加牡蛎龙骨救逆汤主之。

桂枝去芍药加牡蛎龙骨救逆汤方

桂枝三两 甘草二两（炙）生姜三两（切）大枣十二枚（劈）牡蛎五两（熬）龙骨四两

右六味，以水一斗二升，煮取三升，去滓，温服一升，日三服。

形似伤寒，其脉不弦紧而弱。弱者必渴，被火必谵语。弱而发热、脉浮者，解之当汗出愈。

太阳病，以火熏之，不得汗，其人必躁，到经不解，必清血，名为火邪。脉浮热甚，反以火灸之，此为实。实以虚治，因火而动，必咽燥唾血。

微数之脉，慎不可灸，因火为邪，则为烦逆，追虚逐实，血散脉中，火气虽微，内攻有力，焦骨伤筋，血难复也。

脉浮，宜以汗解，用火灸之，邪无从出，因火而盛，病从腰以下必重而痹，名火逆也。欲自解者，必当先烦，乃有汗而解。何以知之？脉浮故也。烧针令其汗，针处被寒，核起而赤者，必发奔豚。气从少腹上冲心者，灸其核上各一壮，与桂枝加桂汤。

桂枝加桂汤方

桂枝五两 芍药三两 生姜三两（切）甘草二两（炙）大枣十二枚（劈）

右五味，以水七升，煮取三升，去滓，温服一升，日三服。

火逆，下之。因烧针烦躁者，桂枝甘草龙骨牡蛎汤主之。

桂枝甘草龙骨牡蛎汤方

桂枝一两 甘草二两（炙）龙骨二两 牡蛎二两（熬）

右四味，以水五升，煮取三升，去滓，温服一升，日三服。甚者加人参三两。

太阳伤寒者，加温针，必惊也。

太阳病，当恶寒发热，今自汗出。反不恶寒发热，关上脉细数者，以医吐之过也。一二日吐之者，腹中饥，口不能食。三四日吐之者，不喜糜粥，欲食冷食，朝食暮吐，此为小逆。若不恶寒，又不欲近衣者，此为内烦；皆医吐之所致也。

病人脉数，数为热，当消谷，今引食而反吐者，此以发汗令阳气微，隔气虚，脉乃数也。数为客热，故不能消谷，以胃中虚冷故吐也。

太阳病，过经十余日，心中温温欲吐，胸中痛，大便反溏，腹微满，郁郁微烦。先其时，自极吐下者，与调胃承气汤。若不尔者，不可与之。若但欲呕，胸中痛，微溏者，此非柴胡证。所以然者，以呕故知极吐下也。（调胃承气汤方见上卷）

太阳病六七日，表证仍在，脉微而沉，反不结胸。其人发狂者，以热在下焦，少腹当鞕满，小便自利者，下血乃愈。所以然者，以太阳随经，瘀热在里故也。抵当汤主之。

抵当汤方

水蛭三十个（熬）虻虫三十个（去翅足熬）桃仁二十个（去皮尖）大黄三两（酒洗）

右四味，以水五升，煮取三升，去滓，温服一升，不下更服。

太阳病，身黄脉沉结，少腹鞕，小便不利者，为无血也；小便自利，其人如狂者，血证谛也，抵当汤主之。（方见前）

伤寒有热，少腹满，应小便不利。今反利者，为有血也，当下之，可不余药，宜抵当丸。

抵当丸方

水蛭二十个（熬）虻虫二十个（去翅足熬）桃仁二十五个（去皮尖）大黄三两（酒洗）

上四味，捣分为四丸，以水一升，煮一丸，取七合服之，晬时，当下血；若不下者，更服。

太阳病，小便利者，以饮水多，必心下悸。小便少者，必苦里急也。

辨太阳病脉证并治下

问曰：病有脏结，有结胸，其状何如？

师曰：寸脉浮，关脉小细沉紧者，名曰脏结也。按之痛，寸脉浮，关脉沉，名曰结胸也。

何谓脏结？

师曰：脏结者，五脏各具，寒热攸分，宜求血分，虽有气结，皆血为之。假令肝脏结，则两胁痛而呕，脉沉弦而结者，宜吴茱萸汤。若发热不呕者，此为实，脉当沉弦而急，桂枝当归牡丹皮桃仁枳实汤主之。

吴茱萸汤方

吴茱萸一升 人参三两 生姜六两 大枣十二枚（劈）

右四味，以水七升，煮取二升，去滓，温服七合，日三服。

桂枝当归牡丹皮桃仁枳实汤方

桂枝三两（去皮）当归二两 牡丹皮三两 桃仁二十枚（去皮尖）枳实二两

右五味，以水八升，煮取三升，去滓，温服一升，日三服。

心脏结，则心中痛。或在心下郁郁不乐，脉大而涩，连翘阿胶半夏赤小豆汤主之。若心中热痛而烦，脉大而弦急者，此为实也，黄连阿胶半夏桃仁茯苓汤主之。

连翘阿胶半夏赤小豆汤方

连翘二两 阿胶一两半 半夏半升（洗）赤小豆三两

右四味，以水四升，先煮三物，取二升，去滓，纳胶烊消，温服七合，日三服。

黄连阿胶半夏桃仁茯苓汤

黄连三两 阿胶二两 半夏半升（洗）桃仁二十枚（去皮尖）茯苓三两

右五味，以水五升，先煮四味，取二升，去滓，纳胶烊消，温服一升，日再服。

肺脏结，胸中闭塞。喘，咳，善悲，脉短而涩，百合贝母茯苓桔梗汤主之。若咳而唾血，胸中痛，此为实，葶苈括蒌桔梗牡丹汤主之。

百合贝母茯苓桔梗汤方

百合七枚（洗去沫）贝母三两 茯苓三两 桔梗二两

右四味，以水七升，煮取三升，去滓，温服一升，日三服

葶苈括蒌桔梗牡丹汤方

葶苈三两（熬）括蒌实大者一枚（捣）桔梗三两 牡丹皮二两

右四味，以水六升，煮取三升，去滓，温服一升，日

三服。

脾脏结，腹中满痛。按之如覆杯，甚则腹大而坚，脉沉而紧，白术枳实桃仁干姜汤主之。若腹中胀痛，不可按，大便初溏

后鞕，转失（疑为矢）气者，此为实，大黄厚朴枳实半夏甘草汤主之。

白术枳实桃仁干姜汤方

白术二两 枳实二两 桃仁二十七枚（去皮尖）干姜一两

右四味，以水五升，煮取二升，去滓，分温再服。

大黄厚朴枳实半夏甘草汤方

大黄三两 厚朴三两 枳实三两 半夏一升 甘草一两（炙）

右五味，以水六升，煮取三升，去滓，温服一升，日三服。

肾脏结，少腹鞕，隐隐痛，按之如有核，小便乍清乍浊，脉沉细而结，宜茯苓桂枝甘草大枣汤。若小腹急痛，小便赤数者，此为实，宜桂枝茯苓枳实芍药甘草汤。

茯苓桂枝甘草大枣汤方

茯苓半斤 桂枝四两 甘草二两（炙）大枣十五枚（劈）

右四味，以甘澜水一斗，先煮茯苓减二升，纳诸药，煮取三升，去滓，温服一升，日三服。

桂枝茯苓枳实芍药甘草汤方

桂枝三两（去皮）茯苓二两 枳实二两 芍药三两 甘草一两（炙）

右五味，以水六升，煮取三升，去滓，温服一升，日三服。

脏结，无阳证，不往来寒热，其人反静，舌上苔滑者，不可攻也。饮食如故，时时下利，舌上白苔滑者，为难治。

何谓结胸？

师曰：病发于阳而反下之，热入于里，因作结胸。病发于阴，而早下之，因作痞，所以成结胸者，误下故也。

结胸病，头项强，如柔痉状者，下之则和，宜大陷胸丸。

大陷胸丸方

大黄半斤 葶苈半斤（熬）芒硝半斤 杏仁半斤（去皮尖熬）

右四味，捣筛二味，纳杏仁、芒硝，合研如脂，和散，取如弹丸一枚，别捣甘遂末一方寸匙，白蜜二合，水二升，煮取一升，

去滓，温顿服之，一宿乃下，如不下，更服，取下为度，禁忌如药法。

结胸证，其脉浮大者，不可下，下之则死。结胸证悉具，烦躁者，亦死。

太阳病，脉浮而动数。浮则为风，数则为热，动则为痛。头痛发热，微盗汗出。而反恶寒者，表未解也。医反下之，动数变迟，膈内拒痛，胃中空虚，客气动膈，短气，躁烦，心中懊憹，阳气内陷，心下因鞕，则为结胸，大陷胸汤主之。若不结胸，但头汗出，余处无汗，剂颈而还，小便不利，身必发黄。五苓散主之。

大陷胸汤方

大黄六两 芒硝一升 甘遂一钱（匙）

右三味，以水六升，先煮大黄，取二升，去滓，纳芒硝，煮二沸，纳甘遂末，温服一升，得快利，止后服。

五苓散方

猪苓十八铢（去皮）白术十八铢 泽泻一两六铢 茯苓十八铢 桂枝半两（去皮）

右五味，为散，更于臼中杵之，白饮和方寸匙服之，日三服，多饮暖水，汗出愈，发黄者，加茵陈蒿十分。

伤寒六七日，结胸热实，脉沉紧而实，心下痛，按之石鞕者，大陷胸汤主之。（方见前）

伤寒十余日，热结在里，复往来寒热者，与大柴胡汤。但结胸无大热者，此为水结在胸胁也，但头微汗出者，大陷胸汤主之。（方见前）

大柴胡汤方

柴胡半斤 枳实四枚（炙）生姜五两（切）黄芩三两 芍药三两 半夏半升（洗）大枣十二枚（劈）大黄二两

右八味，以水一斗二升，煮取六升，去滓，再煎，温服一升，日三服。

太阳病，重发汗，而复下之，不大便五六日，舌上燥而渴，日晡所小有潮热，从心下至少腹鞭满而痛不可近者，大陷胸汤主之。（方见前）小结胸病，正在心下，按之则痛，脉浮滑者，小陷胸汤主之。

小陷胸汤方

黄连一两 半夏半升 括蒌实大者一枚

右三味，以水六升，先煮括蒌取三升，纳诸药，煮取二升，去滓，分温三服。

太阳病，二三日，不能卧，但欲起，心下必结，脉微弱者，此本有寒分也。反下之，若利止，必作结胸；未止者，此作协热利也。太阳病，下之后，其脉促，不结胸者，此为欲解也。脉浮者，必结胸。脉紧者，必咽痛。脉弦者，必两胁拘急。脉细数者，头痛未止。脉沉紧者，必欲呕。脉沉滑者，协热利。脉浮滑者，必下血。

病在阳，应以汗解之，反以冷水潠之，若灌之，其热被劫不得去。弥更益烦，肉上粟起，意欲饮水，反不渴者，服文蛤散。若不差者，与五苓散。寒实结胸，无热证者，与三物小陷胸汤，白散亦可服。（五苓散小陷胸汤方俱见前）

文蛤散方

文蛤五两 麻黄三两 甘草三两 生姜三两 石膏五两 杏仁五十粒（去皮尖）大枣十二枚（劈）

右七味，为散，以沸汤和一方寸匙，汤用五合，调服，假令汗出已，腹中痛者，与芍药三两。

白散方

桔梗三分　巴豆一分　贝母三分

右三味为散，更于臼中杵之，以白饮和服，强人半钱匙，羸者减之。病在膈上必吐，在膈下必利；不利进热粥一杯，利不止进冷粥一杯。

太阳与少阳并病，头项强痛，或眩冒，时如结胸，心下痞鞭者，当刺大椎第一间、肺俞、肝俞，慎不可发汗，发汗则谵语，脉弦大，五日谵语不止，当刺期门。

妇人中风，发热恶风，经水适来，得之七八日。热除而脉迟身凉，胸胁下满，如结胸状，谵语者，此为热入血室也，当刺期门，随其实而泄之。妇人中风，七八日，续得寒热，发作有时，经水适断者，此为热入血室，其血必结，故使如疟状，小柴胡汤主之。

小柴胡汤方

柴胡半斤　黄芩三两　人参三两　半夏半升　甘草三两（炙）生姜三两（切）大枣十二枚（劈）

右七味，以水一斗二升，煮取六升，去滓，再煎取三升，温服一升，日三服。

妇人伤寒发热，经水适来，昼日明了，暮则谵语，如见鬼状者，此为热入血室，无犯胃气及上二焦，必自愈。

伤寒六七日，发热微恶寒，支节烦疼，微呕，心下支结，外证未去者，柴胡桂枝汤主之。

柴胡挂枝汤方

桂枝一两半　黄芩一两半　人参一两半　甘草一两（炙）半夏二合半　芍药一两半　大枣六枚　生姜一两半（切）柴胡四两

右九味，以水七升，煮取三升，去滓，温服一升，日三服。

伤寒五六日，已发汗而复下之，胸胁满，微结，小便不利，渴而不呕，但头汗出，往来寒热，心烦者，此为未解也，柴胡桂枝干姜汤主之。

柴胡桂枝干姜汤方

柴胡半斤 桂枝三两 干姜二两 括萎根四两 黄芩三两 牡蛎二两（熬）甘草二两（炙）

右七味，以水一斗二升，煮取六升，去滓，再煎取三升，温服一升，日三服。初服微烦，复服，汗出便愈。

伤寒五六日，头汗出，微恶寒，手足冷，心下满，口不欲食，大便鞭，脉细者，此为阳微结，必有表复有里也。脉沉者，亦在里也，汗出为阳微。假令纯阴结，不得复有外证，悉入在里，此为半在里半在外也。脉虽沉细，不得为少阴病，所以然者，阴不得有汗，今头汗出，故知非少阴也，可与小柴胡汤。设不了了者，得屎而解。（小柴胡汤见前）

伤寒五六日，呕而发热者，柴胡汤证具，而以他药下之。柴胡证仍在者，复与柴胡汤，此虽已下之，不为逆，必蒸蒸而振，却发热汗出而解。若心下满而鞭痛者，此为结胸也。大陷胸汤主之，但满而不痛者，此为痞。柴胡不中与之，宜半夏泻心汤。（大陷胸汤见前）

半夏泻心汤方

半夏半升（洗）黄芩三两 干姜三两 人参三两 甘草三两（炙）黄连一两 大枣十二枚（劈）

右七味，以水一斗，煮取六升，去滓，再煎取三升，温服一升，日三服。

太阳少阳并病，而反下之，成结胸，心下必鞭，若下利不止，水浆不下，其人必烦。

脉浮而紧，而复下之，紧反入里，则作痞，按之自濡，但气痞耳；小青龙汤主之。

小青龙汤方

麻黄三两 芍药三两 细辛三两 干姜三两 甘草三两（炙）桂枝三两 半夏半升 五味子半升

右八味，以水一斗，先煮麻黄减二升，去上沫，纳诸药，煮取三升，去滓，温服一升，日三服。若渴去半夏，加括蒌根三两。若微利，若噎者，去麻黄，加附子一枚炮。若小便不利，少腹满者，去麻黄，加茯苓四两。若喘者，加杏仁半升，去皮尖。

太阳中风，下利，呕逆，表解者，乃可攻之，若其人縶縶汗出，发作有时，头痛，心下痞满，引胁下痛，干呕短气，汗出不恶寒者，此表解里未和也，十枣汤主之。

十枣汤方

芫花（熬）甘遂 大戟

右三味，各等分，别捣为散，以水一升半，先煮大枣肥者十枚，取八合，去滓，纳药末，强人服一钱匙，羸人服半钱，温服之，平旦服，若下少，病不除者，明日更服，加半钱，得快下利后，糜粥自养。

太阳病，医发汗，遂发热恶寒，因复下之，心下痞，表里俱虚，阴阳气并竭，无阳则阴独，复加烧针，因胸烦，面色青黄，肤𥉨者，难治，今色微黄，手足温者易愈。

心下痞，按之濡，其脉关上浮大者，大黄黄连黄芩泻心汤主之。

大黄黄连黄芩泻心汤方

大黄二两 黄连一两 黄芩一两

右三味，以麻沸汤二升渍之，须臾绞去滓，分温再服。

心下痞，而复恶寒者，附子泻心汤主之。

附子泻心汤方

大黄二两 黄连一两 黄芩一两 附子一枚（炮去皮破别煮取

中华藏书

《伤寒杂病论》

汁）

右四味，切三味，以麻沸汤二升渍之。须臾绞去滓，纳附子汁，分温再服。

本以下之，故心下痞，与泻心汤。痞不解，其人渴，而口燥烦，小便不利者，五苓散主之。（方见前）

伤寒，汗出，解之后，胃中不和，心下痞鞕，干噫食臭，胁下有水气，腹中雷鸣，下利者，生姜泻心汤主之。

生姜泻心汤方

生姜四两 甘草三两（炙）人参三两 干姜一两 黄芩三两 半夏半升 黄连一两 大枣十二枚（劈）

右八味，以水一斗，煮取六升，去滓，再煎取三升，温服一升，日三服。

伤寒中风，医反下之，其人下利，日数十行，谷不化，腹中雷鸣，心下痞鞕而满，干呕，心烦不得安，医见心下痞，谓病不尽。复下之，其痞益甚，此非结热，但以胃中虚，客气上逆，故使鞕也，甘草泻心汤主之。

甘草泻心汤方

甘草四两（炙）黄芩三两 干姜三两 人参三两 半夏半升 黄连一两 大枣十二枚（劈）

右七味，以水一斗，煮取六升，去滓，再煎取三升，温服一升，日三服。

伤寒，服汤药下之，利不止，心下痞鞕，服泻心汤不已。复以他药下之，利益甚，医以理中与之，利仍不止，理中者，理中焦，此利在下焦故也。赤石脂禹余粮汤主之，复不止者，当利其小便。

赤石脂禹余粮汤方

赤石脂一斤（碎）太乙禹余粮一斤（碎）
右二味，以水六升，煮取三升，去滓，分温三服。

伤寒吐下后，发汗，虚烦，脉甚微，八九日，心下痞鞕，胁下痛，气上冲咽喉，眩冒，经脉动惕者，久而成痿。

伤寒，发汗，若吐，若下，解后，心下痞鞕，噫气不除者，旋覆代赭汤主之。

旋覆代赭汤方

旋覆花三两　人参二两　生姜五两　代赭石一两　甘草三两（炙）半夏半升（洗）大枣十二枚（劈）

右七味，以水一斗，煮取六升，去滓，再煎取三升，温服一升，日三服。

太阳病，外证未除，而数下之，遂协热而利，利下不止，心下痞鞕，表里不解者，桂枝人参汤主之。

桂枝人参汤方

桂枝四两　甘草四两（炙）白术三两　人参三两　干姜三两

右五味，以水九升，先煮四味，取五升，纳桂枝，更煮取三升，去滓，温服一升，日再服，夜一服。

伤寒，大下后，复发汗，心下痞，恶寒者，表未解也。不可攻痞，当先解表，后攻其痞，解表宜桂枝汤；攻痞宜大黄黄连黄芩泻心汤。（方见前）

伤寒发热，汗出不解，心下痞鞕。呕吐而不利者，大柴胡汤主之。（方见前）

病如桂枝证，头不痛，项不强，寸脉微浮，胸中痞鞕，气上咽喉，不得息者，此为胸有寒也，当吐之，宜瓜蒂散。

瓜蒂散方

瓜蒂一分（熬）赤小豆一分

右二味，各别捣筛，为散已，合治之，取一钱匙，以香豉一合，用热汤七合，煮作稀糜，去滓，取汁，和散温顿服之，不吐者，少少加，得快吐乃止。诸亡血虚家，不可与。

病胁下素有痞，连在脐旁。痛引少腹，入阴筋者，此名脏结，死。

伤寒，若吐，若下后，七八日不解，热结在里，表里俱热，时时恶风，大渴，舌上干燥而烦，欲饮水数升者，白虎加人参汤主之。

白虎加人参汤方

知母六两 石膏一斤（碎）甘草二两（炙）粳米六合 人参二两

右五味，以水一斗，煮米熟，汤成去滓，温服一升，日三服。

伤寒，无大热，口燥渴，心烦，背微恶寒者，白虎加人参汤主之。（方见前）

伤寒，脉浮，发热，无汗，其表不解，当发汗，不可与白虎汤；渴欲饮，无表证者，白虎加人参汤主之。（方见前）

太阳少阳并病，心下鞕，颈项强而眩者，当刺大椎、肺俞、肝俞，慎不可下也，下之则痓。

太阳与少阳合病，自下利者，与黄芩汤；若呕者，黄芩加半夏生姜汤主之。

黄芩汤方

黄芩三两 芍药二两 甘草二两 大枣十二枚（劈）

右四味，以水一斗，煮取三升，去滓，温服一升，日再服，夜一服。

黄芩加半夏生姜汤方

黄芩三两 芍药二两 甘草二两（炙）半夏半升（洗）生姜一两半 大枣十二枚（劈）

右六味，以水一斗，煮取三升，去滓，温服一升，日再服，夜一服。

伤寒，胸中有热，胃中有邪气，腹中痛，欲呕者，黄连汤主之。

黄连汤方

黄连三两 甘草三两（炙）干姜三两 桂枝三两 人参二两半

夏 半升（洗）大枣十二枚（劈）

右七味，以水一斗，煮取六升，去滓，温服一升，日三服，夜三服。

伤寒，脉浮滑，此以里有热，表无寒也，白虎汤主之。

白虎汤方

知母六两 石膏一斤（碎）甘草二两（炙）粳米六合

右四味，以水一斗，煮米熟，汤成，去滓，温服一升，日三服。

伤寒脉结促，心动悸者，炙甘草汤主之。

炙甘草汤方

甘草四两（炙）生姜三两（切）人参二两 地黄半斤 桂枝三两 麦门冬半升 阿胶二两 麻仁半升 大枣十二枚（劈）

右九味，以清酒七升，先煮八味，取三升，去滓，纳胶烊消尽，温服一升，日三服。

辨阳明病脉证并治

问曰：病有太阳阳明、有正阳阳明、有少阳阳明，何谓也？答曰：太阳阳明者，脾约是也，正阳阳明者，胃家实是也。少阳阳明者，发汗，利小便已，胃中燥烦实，大便难是也。

阳明之为病，胃家实是也。

问曰：何缘得阳明病？答曰：太阳病若发汗，若下，若利小便，此亡津液，胃中干燥，因转属阳明，不更衣，内实，大便难者，此名阳明也。

问曰：阳明病外证云何？答曰：身热，汗自出，不恶寒，反恶热也。

问曰：病有得之一日，不发热而恶寒者，何也？答曰：虽得之一日，恶寒将自罢，即自汗出而恶热也。

问曰：恶寒何故自罢？答曰：阳明居中，主土也。万物所归，无所复传。始虽恶寒，二日自止，此为阳明病也。

本太阳病，初得病时发其汗。汗先出不彻，因转属阳明也。伤寒发热，无汗，呕不能食，而反汗出濈濈然者，是转属阳明也。

伤寒三日，阳明脉大者，此为不传也。

伤寒，脉浮而缓，手足自温者，是为系在太阴。太阴者，身当发黄，若小便自利者，不能发黄。至七八日，大便鞕者，为阳明病也。

伤寒转属阳明者，其人濈然微汗出也。

阳明中风，口苦、咽干、腹满、微喘、发热、恶风、脉浮而缓，若下之，则腹满，小便难也。

阳明病若能食，名中风；不能食，名中寒。

阳明病，若中寒者，不能食，小便不利，手足濈然汗出，此欲作固瘕，必大便初鞕后溏。所以然者，以胃中冷，水谷不别故也。

阳明病，初欲食，小便不利，大便自调，其人骨节疼，翕翕然如有热状，奄然发狂，濈然汗出而解者，此水不胜谷气，与汗共并，脉小则愈。

阳明病，欲解时，从申至戌上。阳明病，不能食，攻其热必哕。所以然者，其人本虚，胃中冷故也。

阳明病，脉迟，食难用饱，饱则微烦，头眩，必小便难，此欲作谷疸，虽下之，腹满如故。所以然者，脉迟故也。阳明病，法多汗，反无汗，其身如虫行皮中状者，此以久虚故也。

阳明病，反无汗，而小便利，二三日呕而咳，手足厥者，必苦头痛；若不咳，不呕，手足不厥者，头不痛。

阳明病，但头眩，不恶寒，故能食；若咳者，其人必咽痛；不咳者，咽不痛。

阳明病，无汗，小便不利，心中懊恼者，身必发黄。

阳明病，被火，额上微汗出。而小便不利者，必发黄。

阳明病，脉浮而大者，必潮热，发作有时，但浮者，必自汗出。阳明病，口燥，但欲漱水，不欲咽者，此必衄。

阳明病，本自汗出，医更重发汗，病已差。尚微烦不了了者，此必大便鞭故也。以亡津液，胃中干燥，故令大便鞭。当问其小便日几行，若本小便日三四行，今日再行，则知大便不久必出，所以然者，以小便数少，津液当还入胃中，故知不久必大便也。

伤寒呕多，虽有阳明证，不可攻之。

阳明证，心下鞭满者，不可攻之；攻之，利遂不止者死，利止者愈。阳明证，眼合色赤，不可攻之；攻之必发热，色黄者，小便不利也。

阳明病，不吐，不下，心烦者，可与调胃承气汤。

调胃承气汤方

甘草二两（炙）芒硝半斤 大黄四两（酒洗）

右三味，以水三升，煮二物至一升，去滓，纳芒硝，更上微火一二沸，温顿服之。

阳明病，脉实，虽汗出，而不恶热者，其身必重。短气，腹满而喘，有潮热者，此外欲解可攻里也。手足濈然汗出者，此大便已鞭也，大承气汤主之。若汗多，微发热恶寒者，外未解也，其热不潮者，未可与承气汤。若腹大满不通者，可与小承气汤，微和胃气，勿令大泄下。

大承气汤方

大黄四两（酒洗）厚朴半斤（炙去皮）枳实五枚（炙）芒硝三合

右四味，以水一斗，先煮二物，取五升，去滓，纳大黄，更煮取二升，去滓，纳芒硝，更上微火一两沸，分温再服，得下余勿服。

小承气汤方

大黄四两（酒洗）厚朴二两（炙去皮）枳实三枚（炙）

右三味，以水四升，煮取一升二合，去滓分温再服，初服更衣者，停后服，不尔者，尽饮之。

阳明病潮热，大便微鞭者，可以大承气汤；不鞭者不可与之。若不大便六七日，恐有燥屎，欲知之法，少与小承气汤；汤入腹中，转失气者，此有燥屎也，乃可攻之；若不转失气者，此但初头鞭，后必溏，不可攻之，攻之必胀满，不能食也，欲饮水者，与水则哕；其后发热者，必大便复鞭而少也，以小承气汤和之；不转失气者，慎不可攻也。（方见前）

阳明病，实则谵语，虚则郑声，郑声者重语也，直视，谵语，喘满者，死；下利者，亦死。阳明病，发汗多，若重发汗，以亡其阳，谵语，脉短者，死；脉自和者，不死。

伤寒，若吐，若下后，不解，不大便五六日，上至十余日，日晡所发潮热，不恶寒，独语如见鬼状；若剧者，发则不识人，循衣摸床，惕而不安，微喘，直视；脉弦者生，涩者死；微者，但发热，谵语者，大承气汤主之。（方见前）

阳明病，其人多汗，以津夜外出，胃中燥，大便必鞭，鞭则谵语，小承气汤主之。（方见前）

阳明病，谵语，发热潮，脉滑而疾者，小承气汤主之。（方见前）

阳明病，服承气汤后，不转失气，明日又不大便，脉反微涩者，里虚也，为难治，不可更与承气汤也。

阳明病，谵语，有潮热，反不能食者，胃中必有燥屎五六枚也，若能食者，但鞭尔，宜大承气汤下之。（方见前）

阳明病，下血，谵语者，此为热入血室，但头汗出者，刺期门，随其实而泻之，濈然汗出则愈。

阳明病，汗出，谵语者，以有燥屎在胃中，此为实也。须过经乃可下之，下之若早，语言必乱，以表虚里实故也，下之宜大承气汤。（方见前）

伤寒四五日，脉沉而喘满，沉为在里，而反发其汗，津液越出，大便为难，表虚里实，久则谵语。

三阳合病，腹满，身重，难以转侧，口不仁面垢，若发汗则谵语，遗尿，下之，则手足逆冷，额上出汗，若自汗者，宜白虎汤。自利者，宜葛根黄连黄芩甘草汤。

白虎汤方

知母六两 石膏一斤碎（棉裹）甘草二两（炙）粳米六合

右四味，以水一斗，煮米熟，汤成去滓，温服一升，日三服。

葛根黄连黄芩甘草汤方

葛根半斤 甘草二两（炙）黄连三两 黄芩三两

右四味，以水八升，先煮葛根减二升，纳诸药，煮取二升，去滓，分温再服。

二阳并病，太阳证罢，但发潮热，手足絷絷汗出，大便难而（言严）语者，下之则愈，宜大承气汤。（方见前）

阳明病，脉浮而大，咽燥口苦，腹满而喘，发热汗出，不恶寒，反恶热，身重；若发汗，则躁，心愦愦反谵语；若加温针，必怵惕，烦躁，不得眠。若下之，则胃中空虚，客气动膈，心中懊憹，舌上苔者，栀子豉汤主之。

栀子豉汤方

栀子十四枚（劈）香豉四合（棉裹）

右二味，以水四升，先煮栀子取二升半，去滓，纳香豉，更煮，取一升半，去滓，分二服，温进一服，得快吐者止后服。

阳明病，渴欲饮水，口干舌燥者，白虎加人参汤主之。

白虎加人参汤方

知母六两 石膏一斤（碎）甘草二两（炙）粳米六合 人参三两

右五味，以水一斗，煮米熟，汤成去滓，温服一升，日三服。

阳明病，脉浮，发热，渴欲饮水，小便不利者，猪苓汤主之。

猪苓汤方

猪苓一两（去皮）茯苓一两 泽泻一两 阿胶一两 滑石一两（碎）

右五味，以水四升，先煮四味，取二升，去滓，纳阿胶烊消，温服七合，日三服。

阳明病，汗出多而渴者，不可与猪苓汤。以汗多胃中燥，猪苓汤复利其小便故也。阳明病，脉浮而迟，表热里寒，下利清谷者，四逆汤主之。

四逆汤方

甘草二两（炙）干姜一两半 附子一枚（生用去皮破八片）人参二两

右四味，以水三升，煮取一升二合，去滓，分温二服。

阳明病，胃中虚冷，不能食者，不可与水饮之，饮则必哕。阳明病，脉浮，发热，口干，鼻燥，能食者，衄。

阳明病，下之，其外有热，手足温，不结胸，心中懊恼，饥不能食，但头汗出者，栀子豉汤主之。（方见前）

阳明病，发潮热，大便溏，小便自可，胸胁满不去者，与小柴胡汤。

小柴胡汤方

柴胡半斤 黄芩三两 人参三两 半夏半升 甘草二两（炙）生姜三两（切）大枣十二枚（劈）

右七味，以水一斗二升，煮取六升，去滓，再煎取三升，温服一升，日三服。

阳明病，胁下鞕满，不大便而呕。舌上白苔者，可与小柴胡汤，上焦得通，津液得下，胃气因和，身濈然汗出而解也。（方见上）

阳明中风，脉弦浮大，而短气，腹都满，胁下及心痛。久按之气不通，鼻干不得涕，嗜卧，一身及目悉黄，小便难，有潮热，时时哕，耳前后肿，刺之小差，外不解。病过十日，脉

续浮者，与小柴胡汤；脉但浮，无余证者，与麻黄汤；若不尿，腹满加哕者，不治。（小柴胡汤见上）

麻黄汤方

麻黄三两（去节）桂枝二两（去皮）甘草一两（炙）杏仁七十个（去皮尖）

右四味，以水九升，煮麻黄，减二升，去上沫，纳诸药，煮取二升半，去滓，温服八合，覆取微似汗，不须啜粥，余如桂枝汤法将息。

动作头痛，短气，有潮热者，属阳明也，白蜜煎主之。

白蜜煎方

人参一两 地黄六两 麻仁一升 白蜜八合

右四味，以水一斗，先煎三味，取五升，去滓，纳蜜，再煎一二沸，每服一升，日三夜二。

阳明病，自汗出，若发汗，小便自利者，此为津液内竭，便虽鞭不可攻之，当须自欲大便，宜蜜煎导而通之，若王瓜根，及大猪胆汁，皆可为导。

蜜煎导方

食蜜七合

右一味，纳铜器中，微火煎之，稍凝如饴状，搅之勿令焦着，可丸时，并手捻作挺，令头锐，大如指，长二寸许，当热时急作，冷则鞭，纳谷道中，以手紧抱，欲大便时乃去之。

猪胆汁方

大猪胆一枚

右一味，泄汁，和醋少许，灌谷道中，如一食顷，当大便出宿食甚多。

阳明病，脉迟，汗出多。微恶寒者，表未解也，可发汗，宜桂枝汤。

桂枝汤方

桂枝三两（去皮）芍药三两 生姜三两 甘草二两（炙）大枣十二枚（劈）

右五味，以水七升，煮取三升，去滓，温服一升，须臾啜热粥一升，以取药力，覆取微似汗。

阳明病，脉浮。无汗而喘者，发汗则愈，宜麻黄汤。（方见前）

阳明病，发热汗出者，此为热越，不能发黄也，但头汗出，身无汗，剂颈而还，小便不利，渴引水浆者，此为瘀热在里，身必发黄，茵陈蒿汤主之。

茵陈蒿汤方

茵陈蒿六两 栀子十四枚（劈）大黄二两（去皮）

右三味，以水一斗二升，先煮茵陈，减六升，纳二味，煮取三升，去滓，分温三服，小便当利，尿如皂荚汁状，色正赤，一宿病减，黄从小便去也。

阳明病，其人善忘者，必有蓄血，所以然者，本有久瘀血，故令善忘，屎虽鞕，大便反易，其色必黑，宜抵当汤下之。

抵当汤方

水蛭三十个 虻虫三十个（去翅足）大黄三两（酒洗）桃仁二十个（去皮尖）

右四味，以水五升，煮取三升，去滓，温服一升，不下更服。

阳明病，下之，心中懊憹而烦，胃中有燥屎者，可攻。腹微满，大便初鞕后溏者，不可攻之，若有燥屎者宜大承气汤。（方见前）

病人不大便五六日，绕脐痛，烦躁，发作有时者，此有燥屎，故使不大便也。病人烦热，汗出则解，又如疟状，丑晡所发热者，属阳明也。脉实者，宜下之。脉浮大者，宜发汗。下

之与大承气汤。发汗宜桂枝汤。（方见前）

大下后，六七日不大便，烦不解，腹满痛者，此有燥屎也，所以然者，本有宿食故也，宜大承气汤。（方见前）

病人小便不和，大便乍难乍易，时有微热，喘息不能卧者，有燥屎也，宜大承气汤。（方见前）

食谷欲呕者，属阳明也，吴茱萸汤主之。得汤反剧者，属上焦也，小半夏汤主之。

吴茱萸汤方

吴茱萸一升 人参三两 生姜六两（切）大枣寸二枚（劈）

右四味，以水七升，煮取二升，去滓，温服七合，日三服。

小半夏汤方

半夏一升 生姜半斤

右二味，以水七升，煮取一升半，去滓，分温再服。

太阳病，寸缓，关浮，尺弱，其人发热汗出，复恶寒，不呕，但心下痞者，此以医下之。如其未下，病人不恶寒而渴者，此转属阳明也。小便数者，大便必鞕，不更衣十日，无所苦也。渴欲饮水者，少少与之，以法救之。渴而饮水多小便不利者，宜五苓散。

五苓散方

猪苓八十铢 白术八十铢 茯苓八十铢 泽泻一两六铢 桂枝半两（去皮）

右五味为散，白饮和服方寸匙，日三服，发黄者，加茵陈蒿十分。

脉阳微而汗出少者，为自和。汗出多者，为太过。阳脉实，因发其汗，出多者，亦为太过。太过者，为阳绝于里，亡津液，大便因鞕也。脉浮而芤，浮为阳，芤为阴，浮芤相搏，胃气生热，其阳则绝。

跌阳脉浮而涩，浮则胃气强，涩则小便数，浮数相搏，大便则鞕，其脾为约，麻子仁丸主之。

麻子仁丸方

麻子仁二升 芍药半斤 枳实半斤（炙）大黄一斤（去皮）厚朴一只（炙）杏仁一升（去皮尖）

右六味，蜜为丸，如梧桐子大，饮服十丸，日三服，渐加，以知为度。

太阳病二日，发汗不解，蒸蒸发热者，属阳明也，调胃承气汤主之。（方见前）

伤寒吐后，腹胀满者，与调胃承气汤。（方见前）

太阳病，若吐、若下、若发汗后，微烦，小便数，大便因鞕者，与小承气汤和之愈。（方见前）

得病二三日，脉弱，无太阳柴胡证，烦躁，心下鞕，至四五日，虽能食，以小承气汤少少与，微和之，令小安。至六日与小承气汤一升。若不大便六七日，小便少者，虽不大便，但初头鞕，后必溏，未定成鞕，攻之必溏，须小便利，屎定鞕，乃可攻之，宜大承气汤。（方见前）

伤寒六七日，目中不了了，睛不和，无表里证，大便难。身微热者，此为实也，急下之，宜大承气汤。（方见前）阳明病，发热汗多者，急下之，宜大承气汤。（方见前）发汗，不解，腹满痛者，急下之，宜大承气汤。（方见前）腹满不减，减不足言，当下之，宜大承气汤。（方见前）

阳明少阳合病，必下利，其脉不负者，为顺也。负者，失也。互相克责，名为负也。脉滑而数者，有宿食也，当下之，宜大承气汤。（方见前）

病人无表里证，发热七八日，虽脉浮数者，可下之。假令已下，脉数不解，合热则消谷善饥，至六七日不大便者，有瘀血也，宜抵当汤。若脉数不解，而下利不止，必协热便脓血也。（方见前）

伤寒，发汗已，身目为黄，所以然者，以寒湿在里，不解故也，不可汗也，当于寒湿中求之。伤寒七八日，身黄如橘子色，小便不利，腹微满者，茵陈蒿汤主之。（方见前）

伤寒，身黄，发热者，栀子柏皮汤主之。

栀子柏皮汤方

栀子十五个（劈）甘草一两（炙）黄柏二两

右三味，以水四升，煮取一升半，去滓，分温再服。

伤寒瘀热在里，其身必黄，麻黄连轺赤小豆汤主之。

麻黄连轺赤子豆汤方

麻黄二两 连轺二两 杏仁四十个（去皮尖）赤小豆一升 大枣十二枚 生梓白皮一斤（切）生姜二两（切）甘草二两（炙）

右八味，以潦水一斗，先煮麻黄再沸，去上沫，纳诸药，煮取三升，去滓，分温三服，半日服尽。

阳明病，身热，不能食，食即头眩，心胸不安，久久发黄，此名谷疸，茵陈蒿汤主之。（方见前）

阳明病，身热，发黄，心中懊侬，或热痛，因于酒食者，此名酒疸，栀子大黄汤主之。

栀子大黄汤方

栀子十四枚 大黄一两 枳实五枚 豉一升

右四味，以水六升，煮取三升，去滓，温服一升，日三服。

阳明病，身黄，津液枯燥，色暗不明者，此热入于血分也，猪膏发煎主之。

猪膏发煎方

猪膏半斤 乱发如鸡子大三枚

右二味，和膏煎之，发消药成，分再服，病从小便出。

黄疸，腹满，小便不利而赤，自汗出，此为表和里实，当下之，宜大黄硝石汤。

大黄硝石汤方

大黄四两 黄柏四两 芒硝四两 栀子十五枚

中华藏书

《伤寒杂病论》

右四味，以水六升，先煮三味，取二升，去滓，纳硝，更煮取一升，顿服。

诸黄，腹痛而呕者，宜大柴胡汤。

大柴胡汤方

柴胡半斤 黄芩三两 芍药三两 半夏半升（洗）生姜五两（切）枳实四枚（炙）大枣十二枚（劈）大黄二两

右八味，以水一斗二升，煮取六升，去滓，再煎，温服二升，日三服。

黄病，小便色不变，自利，腹满而喘者，不可除热，除热必哕，哕者，小半夏汤主之。

小半夏汤方

（见前）

诸黄家，但利其小便，五苓散加茵陈蒿主之。假令脉浮，当以汗解者，宜桂枝加黄芪汤。

（五苓散见前加茵陈蒿十分同末）

桂枝加黄芪汤方

桂枝三两 芍药三两 甘草二两（炙）生姜三两（切）大枣十五枚 黄芪二两

右六味，以水八升，煮取三升，去滓，温服一升，日三服。

诸黄，小便自利者，当以虚劳法，小建中汤主之。

小建中汤方

桂枝三两 芍药六两 甘草三两（炙）生姜三两（切）大枣十二枚 饴糖一升

右六味，以水七升，先煮五味，取三升，去滓，纳胶饴，更上微火消解，温服一升，日三服。

阳明病，腹满，小便不利，舌萎黄燥，不得眠者，此属黄家。黄疸病，当以十八日为期，治之十日以上瘥，反剧者，为难治。

夫病，脉沉，渴欲饮水，小便不利者，后必发黄。

趺阳脉微而弦，法当腹满，若不满者，必大便难，两胠疼痛，此为虚寒，当温之，宜吴茱萸汤。（方见前）

夫病人腹痛绕脐，此为阳明风冷，谷气不行。若反下之，其气必冲。若不冲者，心下则痞，当温之，宜理中汤。

理中汤方

人参三两 白术三两 甘草三两（炙）干姜三两

右四味，以水八升，煮取三升，去滓，温服一升，日三服。

阳明病发热，十余日，脉浮而数，腹满，饮食如故者，厚朴七物汤主之。

厚朴七物汤方

厚朴半斤 甘草三两 大黄三两 枳实五枚 桂枝二两 生姜五两 大枣十枚

右七味，以水一斗，煮取四升，去滓，温服八合，日三服。

阳明病，腹中切痛，雷鸣，逆满，呕吐者，此虚寒也，附子粳米汤主之。

附子粳米汤方

附子一枚（炮）半夏半升 甘草一两 大枣十枚 粳米半升

右五味，以水八升，煮米熟，汤成去滓，温服一升，日三服。

阳明病，腹中寒痛，呕不能食，有物突起，如见头足，痛不可近者，大建中汤主之。

大建中汤方

蜀椒二合去目汗 干姜四两 人参一两 胶饴一升

右四味，以水四升先煮三味，取二升，去滓，纳胶饴，微火煮取一升半，分温再服，如一炊顷，可饮粥二升，后更服，当一日食糜粥，温覆之。

阳明病，腹满，胁下偏痛，发微热。其脉弦紧者，当以温药下之，宜大黄附子细辛汤。

大黄附子细辛汤方

大黄三两 附子三两 细辛二两

右三味，以水五升，煮取二升，去滓，分温三服，一服后，如人行四五里，再进一服。

问曰：阳明宿食何以别之？

师曰：寸口脉浮而大，按之反涩，尺中亦微而涩，故知其有宿食也，大承气汤主之。（方见前）

寸口脉数而滑者，此为有宿食也。下利不欲食者，此为有宿食也。

脉紧如转索者，此为有宿食也。脉紧，腹中痛，恶风寒者，此为有宿食也。

宿食在上脘者，法当吐之，宜瓜蒂散。

瓜蒂散方

瓜蒂一分 赤小豆一分

右二味，杵为散，以香豉七合，煮取汁，和散一钱匙，温服之，不吐稍加，得吐止后服。

辨少阳病脉证并治

少阳之为病，口苦，咽干，目眩是也。

少阳中风，两耳无所闻，目赤，胸中满而烦者，不可吐下，吐下则悸而惊。

伤寒，脉弦细，头痛，发热者，属少阳，不可发汗，汗则谵语，烦躁，此属胃不和也，和之则愈。

本太阳病，不解，转入少阳者，胁下鞕满，干呕不能食，往来寒热，脉沉弦者，不可吐、下，与小柴胡汤。

中華藏書

《伤寒杂病论》

中国书店

一〇四一

小柴胡汤方

柴胡八两 人参三两 黄芩三两 甘草三两（炙）半夏半升（洗）生姜三两（切）大枣十二枚（劈）

右七味，以水一斗二升，煮取六升，去滓，再煎取三升，温服一升，日三服。

少阳病，气上逆，今胁下痛，甚则呕逆，此为胆气不降也，柴胡芍药枳实甘草汤主之。

柴胡芍药枳实甘草汤方

柴胡八两 芍药三两 枳实四枚（炙）甘草三两（炙）

右四味，以水一斗，煮取六升，去滓，再煎取三升，温服一升，日三服。

若以吐、下，发汗，温针，谵语，柴胡汤证罢者，此为坏病，知犯何逆，以法救之，柴胡汤不中与也。

三阳合病，脉浮大，上关上，但欲眠睡，目合则汗，此上焦不通故也，宜小柴胡汤。（方见前）

伤寒四五日，无大热，其人躁烦者，此为阳去入阴故也。伤寒三日，三阳为尽，三阴当受邪，其人反能食而不呕者，此为三阴不受邪也。伤寒三日，少阳脉小者，为欲已也。

少阳病欲解时，从寅至辰上。

辨太阴病脉证并治

太阴之为病，腹满而吐，食不下，自利益甚，时腹自痛，若下之必胸下结鞕。

太阴中风，四肢烦疼，阳微阴涩而长者，为欲愈。

太阴病，脉浮者，可发汗，宜桂枝汤。

桂枝汤方

桂枝三两 芍药三两 甘草二两（炙）生姜三两（切）大枣十二枚（劈）

右五味，以水七升，煮取三升，去滓，温服一升，须臾啜热

粥一升，以助药力，温覆取汗，不汗再服。自利不渴者，属太阴，以其脏有寒故也，当温之，宜服理中、四逆辈。

伤寒，脉浮而缓，手足自温者，系在太阴，太阴当发身黄，若小便自利者，不能发黄；至七八日，虽暴烦，下利日十余行。必自止，以脾家实，腐秽当去故也。

本太阳病，医反下之，因尔腹满时痛者，属太阴也，桂枝加芍药汤主之。大实痛者，桂枝加大黄汤主之。

桂枝加芍药汤方

桂枝三两 芍药六两 甘草二两（炙）生姜三两（切）大枣十二枚（劈）

右五味，以水七升，煮取三升，去滓，温分三服。

桂枝加大黄汤方

桂枝三两 大黄二两 芍药六两 甘草二两（炙）生姜三两（切）大枣十二枚（劈）

右六味，以水七升，煮取三升，去滓，温服一升，日三服。

太阴病，脉弱，其人续自便利，设当行大黄芍药者，宜减之。以其人胃气弱，易动故也。

太阴病，大便反鞕，腹中胀满者，此脾气不转也。宜白术枳实干姜白蜜汤，若不胀满，反短气者，黄芪五物汤加干姜半夏主之。

白术枳实干姜白蜜汤方

白术三两 枳实一两半 干姜一两 白蜜二两

右四味，以水六升，先煮三味，去滓，取三升，纳白蜜烊消，温服一升，日三服。

黄芪五物加干姜半夏汤方

黄芪三两 桂枝三两 芍药三两 生姜六两（切）大枣十二枚（劈）干姜三两 半夏半升（洗）

右七味，以水一斗，煮取五升，去滓，再煎取三升，分温三服。

太阴病，渴欲饮水，饮水即吐者，此为水在膈上，宜半夏茯苓汤。

半夏茯苓汤方

半夏一升 茯苓四两 泽泻二两 干姜一两

右四味，以水四升，煮取三升，去滓，分温再服，小便利，则愈。

太阴病，下利，口渴，脉虚而微数者，此津液伤也，宜人参白术芍药甘草汤。

人参白术芍药甘草汤方

人参三两 白术三两 芍药三两 甘草二两（炙）

右四味，以水五升，煮取三升，去滓，温服一升，日三服。

太阴病，不下利、吐逆，但苦腹大而胀者，此脾气实也，厚朴四物汤主之。

厚朴四物汤方

厚朴二两（炙）枳实三枚（炙）半夏半升（洗）橘皮一两

右四味，以水五升，煮取三升，去滓，温服一升，日三服。

太阴病，不吐、不满，但遗矢无度者，虚故也，理中加黄芪汤主之。

理中加黄芪汤方

人参三两 白术三两 干姜三两 甘草三两（炙）黄芪三两

右五味，以水八升，煮取三升，去滓，温服一升，日三服。

太阴病，欲吐不吐，下利时甚时疏，脉浮涩者，桂枝去芍药加茯苓白术汤主之。

桂枝去芍药加茯苓白术汤方

桂枝三两 甘草二两（炙）茯苓三两 白术三两 生姜三两（切）大枣十二枚（劈）

右六味，以水八升，煮取三刀，去滓，温服一升，日三服。

太阴病，吐逆，腹中冷痛，雷鸣下利，脉沉紧者，小柴胡加茯苓白术汤主之。

小柴胡加茯苓白术汤方

柴胡半斤 黄芩三两 人参三两 半夏半升（洗）甘草三两（炙）生姜三两（切）大枣十二枚（劈）茯苓三两 白术三两

右九味，以水一斗二升，煮取六升，去滓，再煎取三升，温服一升，日三服。

太阴病，有宿食，脉滑而实者，可下之。宜承气辈，若大便溏者，宜厚朴枳实白术甘草汤。

厚朴枳实白术甘草汤方

厚朴三两 枳实三两 白术二两 甘草二两

右四味，以水六升，煮取三升，去滓，温服一升，日三服。

太阴病欲解时，从亥至丑上。

辨少阴病脉证并治

少阴之为病，脉微细，但欲寐也。

少阴病，欲吐不吐，心烦，但欲寐，五六日，自利而渴者，属少阴也。虚，故饮水自救；若小便色白者，少阴病形悉具；小便白者，以下焦虚寒，不能制水，故令色白也。

病人脉阴阳俱紧，反汗出者，亡阳也。此属少阴，法当咽痛，而复吐、利。

少阴病咳而下利，谵语者，被火劫故也，小便必难，以强责少阴汗也。

少阴病脉细沉数，病为在里，不可发汗。

少阴病脉微，不可发汗，亡阳故也；阳已虚，尺脉弱涩者，复不可下之。少阴病脉紧，至七八日，自下利，脉暴微，手足反温，脉紧反去者，为欲解也，虽烦，下利，必自愈。

少阴病，下利，若利自止，恶寒而蜷卧，手足温者，可治。少阴病，恶寒而蜷，时自烦，欲去衣被者，可治。

少阴中风，脉阳微阴浮者，为欲愈。少阴病欲解时，从子至寅上。

少阴病，吐、利，手足不逆冷，反发热者，不死。脉不至者，灸少阴七壮。少阴病八九日，一身手足尽热者，以热在膀胱，必便血也。

少阴病但厥，无汗，而强发之，必动其血，未知从何道而出，或从口鼻，或从耳出者，是名下厥上竭，为难治。

少阴病，恶寒，身蜷而利，手足逆冷者，不治。少阴病，吐利，躁烦，四逆者，死。少阴病，下利止，而头眩时时自冒者，死。

少阴病四逆，恶寒，而身蜷，脉不至，心烦而躁者，死。

少阴病，六七日，息高者，死。

少阴病，脉微细沉，但欲卧，汗出不烦，自欲吐，至五六日，自利，复烦躁不得卧寐者，死。

少阴病始得之，反发热，脉沉者，麻黄附子细辛汤主之。

麻黄附子细辛汤方

麻黄二两 附子一枚（炮去皮破八片）细辛二两

右三味，以水一斗，先煮麻黄减二升，去上沫，纳诸药，煮取三升，去滓，温服一升，日三服。

少阴病，得之二三日，麻黄附子甘草汤微发汗，以二三日无里证，故微发汗也。

麻黄附子甘草汤方

麻黄二两 附子一枚（炮去皮破八片）甘草二两（炙）

右三味，以水七升，先煮麻黄一二沸，去上沫，纳诸药，煮取三升，去滓，温服一升，日三服。

少阴病，得之二三日以上，心中烦，不得卧者，黄连阿胶汤主之。

黄连阿胶汤方

黄连四两 黄芩二两 芍药二两 阿胶三两 鸡子黄二枚

右五味，以水六升，先煮三物，取二升，去滓，纳胶烊尽，小冷，纳鸡子黄，搅令相得，温服七合，日三服。

少阴病，得之一二日，口中和，其背恶寒者，当灸之，附子汤主之。

附子汤方

附子二枚（炮去皮破八片）茯苓三两 人参二两 白术四两 芍药三两

右五味，以水八升，煮取三升，去滓，温服一升，日三服。

少阴病，身体痛，手足寒，骨节痛，脉沉者，附子汤主之。（方见前）

少阴病，脉微而弱，身痛如掣者，此荣卫不和故也，当归四逆汤主之。

当归四逆汤方

当归三两 芍药三两 桂枝三两 细辛三两 木通三两 甘草二两（炙）大枣二十五枚（劈）

右七味，以水八升，煮取三升，去滓，温服一升，日三服。

少阴病下利便脓血者，桃花汤主之。

桃花汤方

赤石脂一斤（一半全用一半筛末）干姜一两 粳米一升

右三味，以水七升，煮米令熟，去滓，温服七合，纳赤石脂末方寸匙，日三服，若一服愈，余勿服。

少阴病，二三日至四五日，腹痛，小便不利，下利不止，便脓血者，桃花汤主之。（方见上）少阴病，下利便脓血者，可刺足阳明。

少阴病，吐，利，手足逆冷，烦躁欲死者，吴茱萸汤主之。

吴茱萸汤方

吴茱萸一升 人参二两 生姜六两（切）大枣十二枚（劈）

右四味，以水七升，煮取二升，去滓，温服七合，日三服。

少阴病，下利，咽痛，胸满，心烦者，猪肤汤主之。

猪肤汤方

猪肤一斤

右一味，以水一斗，煮取五升，去滓，加白蜜一升，白粉五合，熬香，和令相得，分温六服。（白粉即米粉）

少阴病，二三日咽中痛者，可与甘草汤。不差，与桔梗汤。

甘草汤方

甘草二两

右一味，以水三升，煮取一升半，去滓，温服七合，日二服。

桔梗汤方

桔梗一两 甘草二两

右二味，以水三升，煮取一升，去滓，温分再服。

少阴病，咽中伤，生疮，痛引喉旁，不能语言，声不出者，苦酒汤主之。

苦酒汤方

半夏十四枚（洗破如枣核）鸡子一枚（去黄纳上苦酒着鸡子壳中）

右二味，纳半夏，着苦酒中，以鸡子壳，置刀环中，安火上，令三沸，去滓，少少含咽之，不差，更作三剂。

少阴病，咽中痛，脉反浮者，半夏散及汤主之。

半夏散方

半夏（洗）桂枝甘草（炙）

右三味，等分，各别捣筛已，合治之，白饮和服方寸匕，日三服，若不能散服者，以水一升煎七沸，纳散两方寸匕，更煎三沸，下火令小冷，少少咽之。

少阴病，下利，白通汤主之。

白通汤方

葱白四茎 干姜一两 附子一枚（生用去皮破八片）

右三味，以水三升，煮取一升，去滓，分温再服。

少阴病，下利，脉微者，与白通汤。利不止，厥逆无脉，干呕烦者，白通加猪胆汁汤主之。服汤后，脉暴出者死；微续者生。

白通加猪胆汁汤方

葱白四茎 干姜一两 附子一枚（生用去皮破八片）人尿五合 猪胆汁一合

右五味，以水三升，先煮三物，取一升，去滓，纳人尿，猪胆汁，和令相得，分温再服，若无胆汁亦可用。

少阴病二三日不已，至四五日，腹痛，小便不利，四肢沉重疼痛，自下利者，此为有水气。其人或咳，或小便不利，或下利，或呕者，真武汤主之。

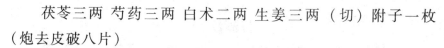

真武汤方

茯苓三两 芍药三两 白术二两 生姜三两（切）附子一枚（炮去皮破八片）

右五味，以水八升，煮取三升，去滓，温服七合，日三服。若咳者，加五味子半升，细辛干姜各一两。若小便不利者，加茯苓一两。若下利者，去芍药，加干姜二两。若呕者，去附子，加生姜足前成半斤。

少阴病，下利清谷，里寒外热，手足厥逆，脉微欲绝。身反不恶寒，其人面色赤，或腹痛、或干呕、或咽痛、或利止，脉不出者，通脉四逆汤主之。

通脉四逆汤方

甘草二两（炙）附子大者一枚（生用去皮破八片）干姜三两 人参二两

右四味，以水三升，煮取一升二合，去滓，分温再服，其脉即出者愈。面色赤者，加葱九茎。腹中痛者，去葱，加芍药二两。呕者，加生姜二两。咽痛者，去芍药，加桔梗一两。利止，脉不出者，去桔梗，加人参二两。

少阴病，四逆，其人或咳，或悸，或小便不利，或腹中痛，或泄利下重者，四逆散主之。

四逆散方

甘草二两（炙）附子大者一枚 干姜一两半 人参二两

右四味，捣筛，白饮和服方寸匙，咳者去人参，加五味子，干姜各五分，并主下利。悸者，加桂枝五分；小便不利者，加茯苓五分。泄利下重者，先以水五升，煮薤白三两，取三升，去滓，以散三方寸匙纳汤中，煮取一升半，分温再服。

少阴病，下利六七日，咳而呕，渴，心烦不得眠者，猪苓汤主之。

猪苓汤方

猪苓一两（去皮）茯苓一两（去皮）阿胶一两 泽泻一两 滑石一两

右五味，以水四升，先煮四物，取二升，去滓，纳胶烊尽，温服七合，日三服。

少阴病，得之二三日，口燥咽干者，急下之，宜大承气汤。

大承气汤方

枳实王枚（炙）厚朴半斤（去皮炙用）大黄四两（洗）芒硝三合

右四味，以水一斗，先煮二味，取五升，去滓，纳大黄，更煮取二升，去滓，纳芒硝，更上火令一二沸，分温再服，一服得利，止后服。

少阴病，自利清水，色纯青，心下必痛，口干燥者，可下之，宜大承气汤。（方见上）少阴病，六七日，腹胀不大便者，急下之，宜大承气汤。（方见上）

少阴病，脉沉者，急温之，宜四逆汤。

四逆汤方

甘草二两（炙）附子大者一枚（生用去皮破八片）干姜二两半 人参二两

右四味，以水三升，煮取一升二合，去滓，分温再服。

少阴病，饮食入口即吐，或心中温温欲吐，复不能吐，始得之，手足寒，脉弦迟者，此胸中实，不可下也，当吐之；若膈上有寒饮，干呕者，不可吐也，当温之，宜四逆汤。（方见上）

少阴病，下利，脉微涩，呕而汗出，必数更衣，反少者，当温其上，灸之。

辨厥阴病脉证并治

厥阴之为病，消渴，气上撞心，心中疼热，饥而不欲食，食则吐蚘，下之，利不止。厥阴中风，脉微浮，为欲愈；不浮，为未愈。蹶阴欲解时，从丑至卯上。厥阴病，渴欲饮水者，少少与之，愈。诸四逆厥者，不可下之，虚家亦然。

伤寒先厥，后发热而利者，必自止；见厥，复利。

伤寒始发热六日，厥反九日而利。凡厥利者，当不能食，今反能食者，恐为除中。食以素饼，不发热者，知胃气尚在，必愈。恐暴热来出而复去也。后日脉之，其热续在者，期之旦日夜半愈，所以然者，本发热六日，厥反九日，复发热三日，并前六日亦为九日，与厥相应，故期之旦日夜半愈。后三日脉之，而脉数，其热不罢者。此为热气有余，必发痈脓也。

伤寒六七门，脉迟，而反与黄芩汤彻其热，脉迟为寒，今与黄芩汤复除其热，腹中应冷，今反能食，此名除中，必死。

伤寒，先厥后发热，下利必自止，而反汗出，咽中痛者，其喉为痹；发热，无汗，而利必自止；若不止，必便脓血，便脓血者，其喉不痹。伤寒一二日，至四五日，厥者，必发热。前热者，后必厥；厥深者，热亦深；厥微者，热亦微；厥应下之，而反发汗者，必口伤烂赤。

伤寒病，厥五日，热亦五日，设六日当复厥，不厥者自愈。厥终不过五日，以热五日，知自愈。

凡厥者，阴阳气不相顺接，便为厥。厥者，手足逆冷是也。

伤寒，脉微而厥，至七八日，肤冷，其人躁，无暂安时者，此为脏厥，非蚘厥也。蚘厥者，其人当吐蚘。今病者静，而复时烦，此为脏寒，蚘上入其膈，故烦。须臾复止，得食而呕又烦者，蚘闻食臭出，其人当自吐蚘。蚘厥者，乌梅丸主之，又主久利。

乌梅丸方

乌梅三百枚 细辛六两 干姜十两 黄连十六两 当归四两 附子六两（炮去皮）蜀椒四两（出汗）桂枝六两（去皮）人参六两 黄柏六两

右十味，异捣筛，合治之，以苦酒渍乌梅一宿，去核，蒸之，五斗米下，饭熟，捣成泥，和药令相得，纳臼中，与蜜，杵二千下，丸如梧桐子大，先食饮，服十丸，日三服，稍加至二十丸。禁生冷，滑物，臭食等。

伤寒、热少、微厥、指头寒、嘿嘿不欲食、烦躁、数日小便利色白者，此热除也，欲得食，其病为愈。若厥而呕，胸胁烦满者，其后必便血。

病者手足厥冷，不结胸，小腹满，按之痛者，此冷结在膀胱关元也。

伤寒发热四日，厥反三日，复热四日，厥少热多者，其病当愈。四日至七日，热不除者，必便脓血。

伤寒厥四日，热反三日，复厥五日，其病为进，寒多热少，阳气退，故为进也。

伤寒六七日，脉微，手足厥冷，烦躁，灸厥阴，厥不还者，死。

伤寒，发热，下利，厥逆，躁不得卧者，死。伤寒，发热，下利至甚，厥不止者，死。

伤寒六七日不利，便发热而利，其人汗出不止者，死。有阴无阳故也。

伤寒五六日，不结胸，腹濡，脉虚，复厥者，不可下也，此为亡血，下之则死。

伤寒，发热而厥，七日，下利者，为难治。伤寒，脉促，手足厥逆，不可灸之。

伤寒，脉滑而厥者，里有热也，白虎汤主之。

白虎汤方

知母六两 石膏一斤碎（棉裹）甘草二两（炙）粳米六合

右四味，以水一斗，煮米熟，汤成去滓，温服一升，日三服。

伤寒，手足厥逆，脉细欲绝者，当归四逆加人参附子汤主之；若其人内有久寒者，当归四逆加吴茱萸生姜附子汤主之。

当归四逆加人参附子汤方

当归三两 桂枝三两（去皮）芍药三两 细辛三两 甘草二两（炙）木通二两 大枣二十五枚（劈）人参三两 附子一枚（炮去皮破八片）

右九味，以水八升，煮取三升，去滓，温服一升，日三服。

当归四逆加吴茱萸生姜附子汤方

吴茱萸二升 生姜半斤 附子一枚（炮去皮破八片）当归三两 桂枝三两（去皮）芍药三两 细辛三两 甘草二两（炙）木通二两 大枣二十五枚（劈）

右十味，以水六升，清酒六升，和煮取三升，温服一升，日三服。

大汗出，热不去，内拘急，四肢疼，复下利，厥逆，而恶寒者，四逆汤主之。

四逆汤方

人参二两 甘草二两 干姜一两半 附子一枚（生用去皮破八片）

右四味，以水三升，煮取一升二合，去滓，分温再服，若强可用大附子一枚，干姜二两。

大汗，若大下利而厥逆冷者，四逆汤主之。（方见前）

病人手足厥冷，脉乍紧者，邪结在胸中，心下满而烦，饥不能食者，病在胸中，当须吐之，宜瓜蒂散。

瓜蒂散方

瓜蒂 赤小豆。

右二味，各等分，异捣筛，合纳臼中，更治之，别以香豉一合，用热汤七合煮作稀糜，去滓，取汁和散一钱匙，温顿服之，不吐者，少少加，得快吐乃止，诸亡血，虚家，不可与也。

伤寒，厥而心下悸者，宜先治水，当服茯苓甘草汤，却治其厥，不尔水渍入胃，必作利也。

茯苓甘草汤方

茯苓二两 甘草一两（炙）生姜三两切 桂枝二两（去皮）

右四味，以水四升，煮取二升，去滓，分温三服。

伤寒六七日，大下后，寸脉沉而迟。手足厥逆，下部脉不至，咽喉不利，唾脓血，泄利不止者，为难治，人参附子汤主之；不差，复以人参干姜汤与之。

人参附子汤方

人参二两 附子一枚 干姜二枚（炮）半夏半升 阿胶二两 柏叶三两

右六味，以水六升，煮取二升，去滓，纳胶烊消，温服一升，日再服。

人参干姜汤方

人参二两 附子一枚 干姜三两 桂枝二两（去皮）甘草二两（炙）

右五味，以水二升，煮取一升，去滓，温顿服之。

伤寒四五日，腹中痛，若转气下趋少腹者，此欲自利也。

伤寒，本自寒下，医复吐、下之，寒格，更逆吐下，麻黄升麻汤主之。若食入口即吐，干姜黄芩黄连人参汤主之。

麻黄升麻汤方

麻黄二两半（去节）升麻一两 知母一两 黄芩一两半 桂枝二两 白术一两 甘草一两（炙）

右七味，以水一斗，先煮麻黄去上沫，纳诸药，煮取三升，去滓，温服一升，日三服。

干姜黄芩黄连人参汤方

干姜三两 黄芩三两 黄连三两 人参三两

右四味，以水六升，煮取二升，去滓，分温再服。

下利，有微热而渴，脉弱者，令自愈。下利，脉数有微热，汗出者，为欲愈，脉紧者，为未解。下利，手足厥逆，无脉者，灸之不温，若脉不还，反微喘者，死。少阴负趺阳者，为顺也。

下利，寸脉反浮数，尺中自涩者，必圊脓血，柏叶阿胶汤主之。

柏叶阿胶汤方

柏叶三两 阿胶二两 干姜二两（炮）牡丹三两

右四味，以水三升，先煮三味，取二升，去滓，纳胶烊消，温服一升，日再服。

下利清谷，不可攻表；汗出，必胀满。下利，脉沉弦者，下重也；脉大者，为未止；脉微弱数者，为欲自止，虽发热，不死。

下利，脉沉而迟，其人面少赤，身有微热。下利清谷者，必郁冒，汗出而解，病人必微厥，所以然者，其面戴阳下虚故也。

下利，脉数而渴者，令自愈，设不差，必清脓血，以有热故也。下利后，脉绝，手足厥冷，晬时脉还，手足温者，生，脉不还者，死。

伤寒，下利日十余行，脉反实者，死。

下利清谷，里寒外热，汗出而厥者，通脉四逆汤主之。

通脉四逆汤方

甘草二两（炙）附子大者一枚（生用）干姜三两 人参二两

右四味，以水三升，煮取一升二合，去滓，分温再服，其脉出者愈。

热利下重者，白头翁汤主之。

白头翁汤方

白头翁二两 黄连 黄柏 秦皮各三两

右四味，以水七升，煮取二升，去滓，温服一升，不愈更服一升。

下利，其人虚极者，白头翁加阿胶甘草汤主之。

白头翁加阿胶甘草汤方

白头翁二两 甘草二两 阿胶二两 黄连三两 黄柏三两 秦皮三两

右六味，以水七升，煮取二升半，去滓，纳胶烊消，分温三服。

下利，腹胀满，身体疼痛者，先温其里，乃攻其表，温里宜四逆汤。攻表宜桂枝汤。（四逆汤方见前）

桂枝汤方

桂枝三两（去皮）芍药三两 甘草二两 生姜三两（切）大枣十二枚（劈）

右五味，以水七升，煮取三升，去滓，温服一升，须臾，啜热粥一升，以助药力，如不差，再服，余如将息禁忌法。

下利，欲饮水者，以有热故也，白头翁汤主之。（方见前）

下利，（言严）语者，有燥屎也，宜小承气汤。

小承气汤方

大黄四两（酒洗）枳实三枚（炙）厚朴二两（去皮尖）

右三味，以水四升，先煮二味，取一升二合，去滓，纳大黄，再煮一二沸，去滓，分温二服，一服（言严）语止，若更衣者，停后服，不尔，尽服之。

下利后，更烦，按之心下濡者，为虚烦也，宜栀子豉汤。

栀子豉汤方

栀子十四枚（劈）香豉四合（棉裹）

右二味，以水四升，先煮栀子，取二升，纳豉，更煮取一升半，去滓，分温再服，一服得吐，止后服。

下利，腹痛，若胸痛者，紫参汤主之。

紫参汤方

紫参半斤 甘草三两

右二味，以水五升，先煮紫参取二升，纳甘草，煮取一升半，去滓，分温再服。

气利，诃黎勒散主之。

诃黎勒散方

诃黎勒十枚（煨）

右一味为散，粥饮和，顿服之。

呕家，有痈脓者，不可治呕，脓尽自愈。

呕而胸满者，吴茱萸汤主之。

吴茱萸汤方

吴茱萸一升 人参三两 生姜六两（切）大枣十二枚（劈）

右四味，以水七升，煮取二升，去滓，温服七合，日三服。

干呕，吐涎沫，头痛者，吴茱萸汤主之。（方见上）

呕而发热者，小柴胡汤主之。

小柴胡汤方

柴胡八两 黄芩三两 人参三两 甘草三两（炙）半夏半升（洗）生姜三两（切）大枣十二枚（劈）

右七味，以水一斗二升，煮取六升，去滓，更煎取三升，温服一升，日三服。

呕而脉弱，小便复利，身有微热，见厥者，难治，四逆汤

主之。（方见前）

干呕，吐逆，吐涎沫，半夏干姜散主之。

半夏干姜散方

半夏 干姜各等分

右二味，杵为散，取方寸匕，浆水一升半，煮取七合，顿服之。

伤寒，大吐大下之，极虚。复极汗者，以其人外气怫郁，复与之水，以发其汗。因得哕，所以然者，胃中寒冷故也。

伤寒，哕而腹满，视其前后，知何部下利，利之则愈。

病人胸中似喘不喘，似呕不呕，似哕不哕，彻心中愦愦然无奈者，生姜半夏汤主之。

生姜半夏汤方

生姜一斤 半夏半升

右二味，以水三升，先煮半夏，取二升，纳生姜汁，煮取一升，去滓，小冷，分四服，日三，夜一，呕止，停后服。

干呕，哕，若手足厥者，橘皮汤主之。

橘皮汤方

橘皮四两 生姜半斤

右二味，以水七升，煮取三升，去滓，温服一升，下咽即愈。

哕逆，其人虚者，橘皮竹茹汤主之。

橘皮竹茹汤方

橘皮二斤 竹茹二升 人参一两 甘草五两 生姜半斤 大枣三十枚

右六味，以水一斗，煮取三升，去滓，温服一升，日三服。

诸呕谷不得下者，小半夏汤主之。

小半夏汤方

半夏一升 生姜半斤

右二味，以水七升，煮取一升半，去滓，分温再服。

便脓血，相传为病，此名疫利。其原因，于夏而发，于秋热燥相搏，逐伤气血，流于肠问。其后乃重，脉洪变数，黄连茯苓汤主之。

黄连茯苓汤方

黄连二两 茯苓三两 阿胶一两半 芍药三两 黄芩三两 半夏一升

右六味，以水一斗，先煮五味，取三升，去滓，纳胶烊消，分温三服。若胸中热甚者，加黄连一两，合前成三两。腹满者，加厚朴二两。人虚者，加甘草二两，渴者，去半夏，加括蒌根二两。

病人呕，吐涎沫，心痛，若腹痛发作有时，其脉反洪大者，此虫之为病也，甘草粉蜜汤主之。

甘草粉蜜汤方

甘草二两 白粉一两（即铅粉）蜜四两

右三味，以水三升，先煮甘草，取二升，去滓，纳粉蜜搅令和，煎如薄粥，温服一升，差，止后服。

厥阴病，脉弦而紧，弦则卫气不行，紧则不欲食，邪正相搏，即为寒疝，绕脐而痛，手足厥冷，是其候也；脉沉紧者，大乌头煎主之。

大乌头煎方

乌头大者五枚（熬去皮）

右一味，以水三升，煮取一升，去滓，纳蜜二升，煎令水气尽，取二升，强人服七合，弱人服五合，不差，明日更服。

寒疝，腹中痛，若胁痛里急者，当归生姜羊肉汤主之。

当归生姜羊肉汤方

当归三两 生姜五两 羊肉一斤

右三味，以水八升，煮取三升，温服七合，日三眼。寒多者加生姜成一斤。痛多而呕者，加橘皮二两，白术一两。加生姜者，亦加水五升，煮取三升二合，分温三服。

寒疝，腹中痛，手足不仁，若逆冷，若身疼痛，灸刺诸药不能治者，乌头桂枝汤主之。

乌头桂枝汤方

乌头五枚

右一味，以蜜二升，煮减半，去滓，以桂枝汤五合，解之，

令得一升，初服二合，不知即服三合，又不知加至五合，其知者如醉状，得吐者为中病。

病人睾丸，偏有大小，时有上下，此为狐疝，宜先刺厥阴之俞，后与蜘蛛散。

蜘蛛散方

蜘蛛十四枚（熬）桂枝一两

右二味，为散，以白饮和服方寸匕，日再服，蜜丸亦可。

寸口脉浮而迟，浮则为虚，迟则为劳。虚则卫气不足，劳则荣气竭。趺阳脉浮而数，浮则为气，数则消谷而大坚，气盛则溲数。溲数则坚，坚数相搏，即为消渴。

消渴，小便多，饮一斗，小便亦一斗者，肾气丸主之。

肾气丸方

地黄八两 薯蓣四两 山茱萸四两 泽泻三两 牡丹皮三两 茯苓三两 桂枝一两 附子一枚（炮）

右八味，末之，炼蜜和丸，如梧子大，酒下十五丸，渐加至二十五丸，日再服，白饮下亦可。

消渴，脉浮有微热，小便不利者，五苓散主之。

五苓散方

猪苓十八铢（去皮）泽泻一两六铢 白术十八铢 茯苓十八铢 桂枝半两

右五味，为末，以白饮和服方寸匕，日三服，多饮暖水，汗出愈。

消渴，欲饮水，胃反而吐者，茯苓泽泻汤主之。

茯苓泽泻汤方

茯苓半斤 泽泻四两 甘草二两 桂枝二两 白术三两 生姜四两

右六味，以水一斗，煮取三升，去滓，温服一升，日三服。

消渴，欲得水而食饮不休者，文蛤汤主之。

文蛤汤方

文蛤五两 麻黄三两 甘草三两 生姜三两 石膏五两 杏仁五十枚 大枣十二枚

右七味，以水六升，煮取二升，去滓，温服一升，汗出即愈，若不汗，再服。

小便痛，下如粟状，少腹弦急，痛引脐中，其名曰淋。此热结在下焦也，小柴胡加茯苓汤主之。

小柴胡加茯苓汤方

柴胡半斤 黄芩三两 人参二两 半夏半升（洗）甘草三两 生姜二两（切）大枣十二枚（劈）茯苓四两

右八味，以水一斗二升，煮取六升，去滓，再煎，取三升，温服一升，日三服。

辨霍乱吐利病脉证并治

问曰：病有霍乱者何？答曰：呕吐而利，此名霍乱。

师曰：霍乱属太阴，霍乱必吐利，吐利不必尽霍乱。霍乱者，由寒热杂合混乱于中也。热气上逆故吐，寒气下注故利。其有饮食不节，壅滞于中上者，竟上则吐；下者，竟下则利，此名吐利，非霍乱也。

问曰：病有发热、头痛、身疼、恶寒、吐利者，此属何病？答曰：此非霍乱，霍乱自吐下，今恶寒，身疼，复更发热，故知非霍乱也。

霍乱呕、吐、下利，无寒热，脉濡弱者，理中汤主之。

理中汤方

人参三两 白术三两 甘草三两 干姜三两

右四味，以水八升，煮取三升，去滓，温服一升，日三服。

先吐，后利，腹中满痛，无寒热，脉濡弱而涩者，此宿食也，白术茯苓半夏枳实汤主之。

白术茯苓半夏枳实汤方

白术三两 茯苓四两 半夏一升 枳实一两半

右四味，以水六升，煮取三升，去滓，分温三服。

胸中满，欲吐不吐，下利时疏，无寒热，腹中绞痛，寸口脉弱而结者，此宿食在上故也，宜瓜蒂散。

瓜蒂散方

瓜蒂一分 赤小豆一分

右二味，杵为散，以香豉七合，煮取汁，和散一钱匙，温服之，不吐者少加之，以快吐为度而止。

霍乱呕、吐，下利清谷，手足厥冷，脉沉而迟者，四逆汤主之。

四逆汤方

甘草二两（炙）干姜一两半 附子一枚（生用去皮破八片）人参二两

右四味，以水六升，煮取三升，去滓，分温三眼。

吐、利，发热，脉濡弱而大者，白术石膏半夏干姜汤主之。

白术石膏半夏干姜汤方

白术三两 石膏半斤（棉裹）半夏半升（洗）干姜二两

右四味，以水六升，煮取三升，去滓，分温三服。渴者加人参二两，黄连一两。

呕吐甚则蚘出，下利时密时疏，身微热、手足厥冷、面色青、脉沉弦而紧者，四逆加吴茱萸黄连汤主之。

四逆加吴茱萸黄连汤方

附子一枚（生用去皮破八片）干姜一两半 甘草二两（炙）人参二两 吴茱萸半升 黄连一两

右六味，以水六升，煮取二升，去滓，温服一升，日再服。

霍乱吐、利，口渴、汗出、短气、脉弱而濡者，理中加人参括蒌根汤主之。

理中加人参括蒌根汤方

人参四两 白术三两 甘草三两 干姜三两 括蒌根二两

右五味，以水八升，煮取三升，去滓，温服一升，日三服。

饮水即吐，食谷则利，脉迟而弱者，理中加附子汤主之。

理中加附子汤方

人参三两 白术三两 甘草三两 干姜三两 附子一枚

右五味，以水八升，煮取三升，去滓，温服一升，日三服。

腹中胀满而痛，时时上下。痛气上则吐，痛气下则利，脉濡而涩者，理中汤主之。（方见前）

霍乱证，有虚实，因其人本有虚实，证随本变故也。虚者

脉濡而弱，宜理中汤。实者脉急而促，宜葛根黄连黄芩甘草汤。（理中汤方见前）

葛根黄连黄芩甘草汤方

葛根半斤　黄连三两　黄芩三两　甘草二两（炙）

右四味，以水八升，先煮葛根减二升，去上沫，纳诸药，煮取二升，去滓，分温再服。

霍乱，转筋，必先其时已有寒邪留于筋间。伤其荣气，随证而发，脉当濡弱，反见弦急厥逆者，理中加附子汤主之。（方见前）

霍乱，已，头痛、发热、身疼痛、热多、欲饮水者，五苓散主之。寒多，不饮水者，理中丸主之。

五苓散方

猪苓十八铢　白术十八铢　茯苓十八铢　桂枝半两　泽泻一两六铢

右五味，捣为散，以白饮和服方寸匕，日三服，多饮暖水，汗出愈，将息如法。

理中丸方

人参三两　干姜三两　甘草三两　白术三两

右四味，捣筛，蜜和为丸，如鸡子黄大，以沸汤数合和一丸，研碎温服，日三服，夜二服，腹中未热，可益至三四丸。

伤寒其脉微涩者，本是霍乱，今是伤寒。却四五日，至阴经上，若转入阴者，必利。若欲似大便，而反失气，仍不利者，此属阳明也，便必鞕，十三日愈。所以然者，经尽故也。

下利后，便当鞕，鞕则能食者，愈。今反不能食，到后经中，颇能食，复过一经亦能食，过之一日当愈，不愈者，不属阳明也。

伤寒脉微而复利，利自止者，亡血也，四逆加人参汤主之。

中華藏書

黄帝内经·最新整理珍藏版

中国书房

四逆加人参汤方

甘草二两（炙）附子一枚（生用去皮破八片）干姜一两半
人参三两

右四味，以水三升，煮取一升二合，去滓，分温再服。

吐、利止，而身痛不休者，当消息和解其外，宜桂枝汤。

桂枝汤方

桂枝三两 芍药三两 甘草二两（炙）生姜三两 大枣十二枚
（劈）

右五味，以水七升，煮取三升，去滓，温服一升，日三
服，将息禁忌如太阳法。

吐、利，汗出，发热，恶寒，四肢拘急，手足厥冷者，四
逆汤主之。（方见前）既吐且利，小便复利而大汗出，下利清
谷，内寒外热，脉微欲绝者，四逆汤主之。（方见前）

吐已下断、汗出而厥、四肢拘急不解、脉微欲绝者，通脉
四逆加猪胆汁汤主之。

通脉四逆加猪胆汁汤方

甘草二两（炙）干姜三两 附子大者一枚（生用）猪胆汁半
合 人参二两

右五味，以水三升，先煮四味，取一升，去滓，纳猪胆汁
搅匀，分温再服。

吐利后，汗出，脉平，小烦者，以新虚不胜谷气故也。

辨痉阴阳易差后病脉证并治

太阳病，发热，无汗，而恶寒者，若脉沉迟，名刚痉；太
阳病，发热，汗出，不恶寒者，若脉浮数，名柔痉；太阳病，
发热，脉沉而细者，名曰痉，为难治；太阳病，发汗太多，因
致痉；

风病，下之则痉，复发汗，必拘急；疮家，不可发汗，汗

出则痓。

病者身热足寒，颈项强急，恶寒。时头热，面赤目赤，独头动摇，卒口噤，背反张者，痓病也。若发其汗，寒湿相得。其表益虚，则恶寒甚，发其汗已，其脉如蛇，暴脉长大者，为欲解。其脉如故，及伏弦者，为未解。

夫痓脉，按之紧如弦，直上下行。痓病，有灸疮者，难治。

太阳病，其证备，身体强儿儿然，脉反沉迟，此为痓，括蒌桂枝汤主之。

括蒌桂枝汤方

括蒌根三两 桂枝三两（去皮）甘草二两（炙）芍药三两 生姜二两（切）大枣十二枚（劈）

右六味，以水七升，微火煮取三升，去滓，适寒温服一升，日三服。

太阳病，无汗，而小便反少，气上冲胸，口噤不得语，欲作刚痓者，葛根汤主之。

葛根汤方

葛根四两 麻黄三两（去节）桂枝二两 甘草二两（炙）芍药二两 生姜三两（切）大枣十二枚（劈）

右七味，以水一斗，先煮麻黄葛根减二升，去上沫，纳诸药，煮取三升，去滓，温服一升，覆取微似汗，不汗再进一升，得汗停后服。

痓病，手足厥冷，发热间作，唇青目陷，脉沉弦者，风邪入厥阴也。桂枝加附子当归细辛人参干姜汤主之。

桂枝加附子当归细辛人参干姜汤方

桂枝三两 芍药三两 甘草二两（炙）当归四两 细辛一两 附子一枚（炮）人参二两 干姜一两半 生姜三两（切）大枣十二枚（劈）

右十味，以水一斗二升，煮取四升，去滓，温服一升，日三服，夜一服。

痉病，本属太阳，若发热，汗出，脉弦而实者，转属阳明也，宜承气辈与之。

痉病，胸满，口噤，卧不着席，脚挛急，必介齿，宜大承气汤。

大承气汤方

大黄四两（酒洗）厚朴半斤（去皮）枳实五枚（炙）芒硝三合

右四味，以水一斗，先煮枳实、厚朴取五升，去滓，纳大黄，煮取二升，去滓，纳芒硝，更上微火一两沸，分温再服，得一服下者，止后服。

伤寒阴阳易之为病，其人身体重，少气，少腹里急，或引阴中拘挛，热上冲胸，头重不欲举，眼中生花，膝胫拘急者，烧裈散主之。

烧裈散方

右剪取妇人中裈，近隐处，烧灰，以水和服方寸匙，日三服，小便即利，阴头微肿则愈，妇人病取男子裈裆烧，和服如法。

大病差后，劳复者，枳实栀子豉汤主之。若有宿食者，加大黄如博棋子大五六枚。

枳实栀子豉汤方

枳实三枚（炙）栀子十四枚（劈）香豉一升（棉裹）

右三味，以清浆水七升，空煮取四升，纳枳实、栀子煮取二升，纳香豉更煮五六沸，去滓，温分再服，覆令微似汗。

伤寒差已后，更发热者，小柴胡汤主之。脉浮者，以汗解之。脉沉实者，以下解之。

小柴胡汤方

柴胡八两 黄芩三两 人参三两 甘草三两（炙）半夏半升 生

姜三两（切）大枣十二枚（劈）

右七味，以水一斗二升，煮取六升，去滓，更煎取三升，温服一升，日三服。

大病差后，从腰以下有水气者，牡蛎泽泻散主之。

牡蛎泽泻散方

牡蛎 泽泻 栝蒌根 蜀漆（洗去腥）葶苈（熬）商陆根（熬）海藻（洗去腥）

右七味等分，异捣，卜筛为散，更入臼中治之，白饮和服方寸匕，日三服，小便利止后服。

大病差后，喜唾，久不了了，胸上有寒也。当以丸药温之，宜理中丸。（方见霍乱）

伤寒解后，虚羸少气，气逆欲吐者，竹叶石膏汤主之。

竹叶石膏汤方

竹叶二把 石膏一斤 半夏半升（洗）人参三两 麦门冬一升 甘草二两（炙）粳米半升

右七味，以水一斗，先煮六味，取六升，去滓，纳粳米，煮米熟，汤成去米，温服一升，日三服。

大病已解，而日暮微烦者，以病新差。人强与谷，脾胃之气尚弱，不能消谷，故令微烦，损谷则愈。

辨百合狐惑阴阳毒病脉证并治

百合病者，百脉一宗，悉致其病也。意欲食，复不能食，常默默，欲卧不能卧，欲行不能行，饮食或有美时，或有不欲闻食臭时。如寒无寒，如热无热，口苦，小便赤，诸药不能治，得药则剧吐利，如有神灵者，身形如和，其脉微数，每溺时头痛者，六十日乃愈。若溺时头不痛，淅淅然者，四十日愈。若溺时快然，但头眩者，二十日愈。其证或未病而预见；或病四五日始见；或病至二十日；或一月后见者；各随其证，依法治之。

百合病，见于发汗之后者，百合知母汤主之。

百合知母汤方

百合七枚　知母三两

右二味，先以水洗百合，渍一宿，当白沫出，去其水，另以泉水二升，煮取一升，去滓，别以泉水二升，煮知母取一升，去滓，后合煎取一升五合，分温再服。

百合病，见于下之后者，百合滑石代赭汤主之。

百合滑石代赭汤方

百合七枚　滑石三两　代赭石如弹丸大（碎棉裹）

右三味，以水先洗，煮百合如前法，别以泉水二升，煮二味，取一升，去滓，合和，重煎，取一升五合，分温再服。

百合病，见于吐之后者，百合鸡子黄汤主之。

百合鸡子黄汤方

百合七枚　鸡子黄一枚

右二味，先洗煮百合如前法，去滓，纳鸡子黄，搅匀，顿服之。

百合病，不经发汗、吐下，病形如初者，百合地黄汤主之。

百合地黄汤方

百合七枚　地黄汁一升

右二味，先洗煮百合如上法，去滓，纳地黄汁，煎取一升五合，分温再服，中病勿更服，大便当如漆。

百合病，一月不解，变成渴者，百合洗方主之；不差，括蒌牡蛎散主之。

百合洗方

百合一升

右一味，以水一斗，渍之一宿，以洗身，洗已，食煮饼，勿以盐豉也。

括蒌牡蛎散方

括蒌根 牡蛎（熬）各等分

右二味，捣为散，白饮和服方寸匙，日三服。

百合病，变发热者，百合滑石散主之。

百合滑石散方

百合一两（炙）滑石二两

右二味，为散，饮服方寸匙，日三服，当微利，热除则止后服。

百合病，见于阴者，以阳法救之。见于阳者，以阴法救之。见阳攻阴，复发其汗，此为逆，见阴攻阳，乃复下之，此亦为逆。

狐惑之为病，状如伤寒，默默欲眠，目不得闭，卧起不安。蚀于喉为惑，蚀于阴为狐，不欲饮食，恶闻食臭，其面目乍赤、乍黑、乍白，蚀于上部则声嗄，甘草泻心汤主之。蚀于下部则咽干，苦参汤洗之；蚀于肛者，雄黄熏之。

甘草泻心汤方

甘草四两（炙）黄芩三两 干姜三两 半夏升半 黄连一两 大枣十二枚（劈）

右六味，以水一斗，煮取六升，去滓，再煎取三升，温服一升，日三服。

苦参汤方

苦参一斤

右一味，以水一斗，煮取七升，去滓，熏洗，日三次。

雄黄散方

雄黄一两

右一味，为末，筒瓦二枚合之，纳药于中，以火烧烟，向肛熏之。

病者脉数，无热微烦，默默但欲卧，汗出。初得之三四日，目赤如鸠眼；七八日，目四眦黑，若能食者，脓已成也，赤豆当归散主之。

赤豆当归散方

赤小豆三升（浸令毛出曝干）当归十两

右二味，杵为散，浆水服方寸匕，日三服。

阳毒之为病，面赤斑斑如锦纹，咽喉痛，唾脓血，五日可治；七日不可治；升麻鳖甲汤主之。

升麻鳖甲汤方

升麻二两 蜀椒一两（去汗）雄黄五钱（研）当归一两 甘草二两 鳖甲一片（炙）

右六味，以水四升，煮取一升，顿服之，不差，再服，取汗。

阴毒之为病，面目青，身痛如被杖，咽喉痛，五日可治；七日不可治；升麻鳖甲汤去雄黄蜀椒主之。

升麻鳖甲去雄黄蜀椒汤方

升麻二两 当归一两 甘草二两 鳖甲一片

右四味，以水二升，煮取一升，去滓，顿服之，不差，再服。

辨疟病脉证并治

师曰：疟病其脉弦数者，热多寒少。其脉弦迟者，寒多热少；脉弦而小紧者，可下之；弦迟者，可温之；弦紧者，可汗之；针之，灸之；浮大者，可吐之；弦数者，风发也，当于少阳中求之。

问曰：疟病以月一发者，当以十五日愈，甚者当月尽解，如其不差，当云何？

师曰：此结为症瘕，必有疟母，急治之，宜鳖甲煎丸。

鳖甲煎丸方

鳖甲 柴胡 黄芩 大黄 牡丹 蟅虫 阿胶

右七味，各等分，捣筛，炼蜜为丸，如梧桐子大。每服七丸，日三服，清酒下，不能饮者，白饮亦可。

师曰：阴气孤绝，阳气独发，则热而少气烦悗，手足热而欲呕，此名疸疟，白虎加桂枝人参汤主之。

白虎加桂枝人参汤方

知母六两 石膏一斤 甘草二两（炙）粳米二合 桂枝三两 人参三两

右六味，以水一斗，煮米熟，汤成去滓，温服一升，日三服。

疟病，其脉如平，身无寒，但热，骨节疼烦，时作呕。此名温疟，宜白虎加桂枝汤。

白虎加桂枝汤方

（即前方去人参一味）

疟病，多寒，或但寒不热者，此名牡疟，蜀漆散主之，柴胡桂姜汤亦主之。

蜀漆散方

蜀漆（洗去腥）云母（烧二日夜）龙骨各等分
右三味，杵为散，未发前以浆水和服半钱匙。

柴胡桂姜汤方

柴胡半斤 桂枝三两 干姜二两 括蒌根四两 黄芩三两 甘草二两（炙）牡蛎二两（熬）

右七味，以水一斗，煮取六升，去滓，再煎取三升，温服一升，日三服，初服微烦，再服，汗出便愈。

中华藏书

黄帝内经·最新整理珍藏版

中国书店

辨血痹虚劳病脉证并治

问曰：血痹之病，从何得之？

师曰：夫尊荣之人，骨弱，肌肤盛，重因疲劳，汗出。卧不时动摇，加被微风，遂得之。但以脉寸口微涩，关上小紧，宜针引阳气，令脉和，紧去则愈。

血痹，阴阳俱微，或寸口关上微，尺中小紧，外证身体不仁。如风痹状，黄芪桂枝五物汤主之。

黄芪桂枝五物汤方

黄芪三两 桂枝三两 芍药三两 生姜六两 大枣十二枚

右五味，以水六升，煮取二升，温服七合，日三服。

男子平人，脉大为劳，极虚亦为劳。男子面色薄者，主渴及亡血。卒喘悸，脉浮者，里虚也。

男子脉虚沉弦，无寒热，短气，里急。小便不利，面色白，时目瞑兼衄，少腹满，此为劳使之然。

劳之为病，其脉浮大，手足烦，春夏剧，秋冬差。阴寒精自出，酸削不能行。

男子脉浮弱涩，为无子，精气清冷。

失精家，少阴脉弦急，阴头寒，目眩，发落，脉极虚芤迟者，为清谷亡血失精。脉得诸芤动微紧者，男子则失精，女子则梦交，桂枝龙骨牡蛎汤主之。天雄散亦主之。

桂枝龙骨牡蛎汤方

桂枝三两 芍药三两 甘草二两（炙）生姜三两 大枣十二枚 龙骨三两 牡蛎三两

右七味，以水七升，煮取三升，去滓，分温三服。

天雄散方

天雄三两（炮）白术八两 桂枝六两 龙骨三两

右四味，杵为散，酒服半钱匙，日三服，不知稍增，以知为度。

男子平人，脉虚弱细微者，喜盗汗也。

人年五六十，其脉大者，病痹，挟背行。若肠鸣，马刀挟瘿者，皆为劳得之也。其脉小沉迟者，病脱气，疾行则喘渴。手足逆寒者，亦劳之为病也。

虚劳里急、悸衄、腹中痛、梦失精、四肢酸疼、手足烦热、咽干口燥者，小建中汤主之。

小建中汤方

桂枝三两 芍药六两 甘草三两（炙）生姜三两 大枣十二枚饴糖一升

右六味，以水七升，煮取三升，去滓，纳胶饴，更上微火消解，温服一升，日三服。

虚劳里急，诸不足者，黄芪建中汤主之。

黄芪建中汤方

即前方小建中加黄芪一两半。气短，胸满者，加生姜一两。腹满者，去大枣，加茯苓一两半。大便秘结者，去大枣，加枳实一两半。肺气虚损者，加半夏三两。

虚劳，腰痛，少腹拘急，小便不利者，肾气丸主之。

肾气丸方

地黄八两 薯蓣四两 山茱萸四两 泽泻三两 牡丹皮三两 茯苓三两 桂枝一两 附子一枚（炮）

右八味，捣筛，炼蜜和丸，如梧桐子大。酒下十五丸，渐加至二十五丸，日再服，不能饮者，白饮下之。

虚劳虚烦不得眠，酸枣仁汤主之。

酸枣仁汤方

酸枣仁二升 甘草一两 知母二两 茯苓二两 芎劳一两

右五味，以水八升，煮酸枣仁，得六升，纳诸药，煮取三升，去滓，温服一升，日三服。

五劳虚极，赢瘦腹满，不能饮食。食伤、忧伤、饮伤、房室伤、饥伤、劳伤、经络荣卫气伤，内有干血，肌肤甲错，两目黯黑，缓中补虚，大黄蟅虫丸主之。

大黄蟅虫丸方

大黄十两 黄芩二两 甘草三两 桃仁一升 杏仁一升 芍药四两 地黄十两 干漆一两 虻虫一升 水蛭百枚 蛴螬一升 蟅虫半升

右十二味，末之，炼蜜和丸，如小豆大，酒饮服五丸，日三服。

女劳，膀胱急、少腹满、身尽黄、额上黑、足下热，其腹胀如水状，大便溏而黑，胸满者，难治，硝石矾石散主之。

硝石矾石散方

硝石（熬黄）矾石（烧）各等分

右二味，为散，大麦粥汁和服方寸匙，日三服，大便黑，小便黄，是其候也。

辨咳嗽水饮黄汗历节病脉证并治

师曰：咳嗽发于肺，不专属于肺病也。五脏，六腑，感受客邪，皆能致咳。所以然者，邪气上逆，必干于肺。肺为气动，发声为咳。欲知其源，必察脉息。为子条记，传与后贤。

肺咳，脉短而涩。假令浮而涩，知受风邪。紧短而涩，知受寒邪。数短而涩，知受热邪。急短而涩，知受燥邪。濡短而涩，知受湿邪。此肺咳之因也。其状则喘息有音，甚则唾血。

心咳，脉大而散。假令浮大而散，知受风邪。紧大而散，知受寒邪。数大而散，知受热邪。急大而散，知受燥邪。濡大而散，知受湿邪。此心咳之因也。其状则心痛，喉中介介如梗。甚则咽肿，喉痹。

肝咳，脉弦而涩。假令浮弦而涩，知受风邪。弦紧而涩，知受寒邪。弦数而涩，知受热邪。弦急而涩，知受燥邪。弦濡而涩，知受湿邪。此肝咳之因也。其状则两胁下痛，甚则不可以转，转则两胠下满。

脾咳，脉濡而涩。假令浮濡而涩，知受风邪。沉濡而涩，知受寒邪。数濡而涩，知受热邪。急濡而涩，知受燥邪。迟濡而涩，知受湿邪。此脾咳之因也。其状则右肋下痛，隐隐引背，甚则不可以动，动则咳剧。

肾咳，脉沉而濡。假令沉弦而濡，知受风邪。沉紧而濡，知受寒邪。沉数而濡，知受热邪。沉急而濡，知受燥邪。沉滞而濡，知受湿邪。此肾咳之因也。其状则肩背相引而痛，甚则咳涎。

肺咳不已，则流于大肠。脉与肺同，其状则咳而遗矢也。

心咳不已，则流于小肠。脉与心同，其状则咳而失气，气与咳俱失也。

肝咳不已，则流于胆。脉与肝同，其状则呕苦汁也。

脾咳不已，则流于胃。脉与脾同，其状则呕，呕甚则长虫出也。

肾咳不已，则流于膀胱。脉与肾同，其状则咳而遗溺也。

久咳不已，则移于三焦。脉随证易，其状则咳而腹满，不欲食饮也。

咳而有饮者，咳不得卧。卧则气急，此为实咳，不能言。言则气短，此为虚咳，病多端，治各异法，谨守其道，庶可万全。

咳家其脉弦者，此为有水，十枣汤主之。

十枣汤方

芫花（熬）甘遂 大戟各等分

右三味，捣筛，以水一升五合，先煮肥大枣十枚，取八合，去滓，纳药末，强人服一钱匙，赢人服半钱匙，平旦温服之，不下，明日更加半钱，得快利后，糜粥自养。

咳而气逆，喉中作水鸡声者，射干麻黄汤主之。

射干麻黄汤方

射干三两 麻黄三两 半夏半升 五味子半升 生姜四两 细辛

三两　大枣七枚

右七味，以水一斗二升，先煮麻黄，去上沫，纳诸药，煮取三升，分温三服。

咳逆上气，时唾浊痰，但坐不得眠者，皂荚丸主之。

皂荚丸方

皂荚八两（刮去皮酥炙）

右一味，末之，蜜丸如梧桐子大，以枣膏和汤，服三丸，日三服，夜一服。

咳而脉浮者，厚朴麻黄汤主之。

厚朴麻黄汤方

厚朴五两　麻黄四两　石膏如鸡子大　杏仁半升　半夏半升　五味子半升

右六味，以水一斗，先煮麻黄，去沫，纳诸药，煮取三升，去滓，分温三服。

咳而脉沉者，泽漆汤主之。

泽漆汤方

半夏半升　紫参五两　泽漆三升　生姜五两　人参三两　甘草三两（炙）

右六味，以东流水五斗，先煮泽漆，取一斗五升，纳诸药，煮取五升，温服五合，日夜服尽。

咳而上气，咽喉不利，脉数者，麦门冬汤主之。

麦门冬汤方

麦门冬七升　半夏一升　人参二两　甘草二两（足）粳米三合　大枣十二枚

右六味，以水一斗二升，煮取六升，去滓，温服一升，日三服，夜三服。

咳逆倚息，不得卧，脉浮弦者，小青龙汤主之。

中华藏书

黄帝内经·最新整理珍藏版

中国书房

小青龙汤方

麻黄三两 甘草三两（炙）桂枝三两 芍药三两 五味子半升 干姜三两 半夏半升 细辛三两

右八味，以水一斗，先煮麻黄，减二升，去上沫，纳诸药，煮取三升，去滓，分温三服。

咳而胸满，振寒脉数，咽干不渴。时出浊唾腥臭，久久吐脓，如米粥者，此为肺痈，桔梗汤主之。

桔梗汤方

桔梗一两 甘草二两

右二味，以水三升，煮取二升，去滓，分温再服。

咳而气喘，目如脱状，脉浮大者，此为肺胀，越婢加半夏汤主之。小青龙加石膏汤亦主之。

越婢加半夏汤方

麻黄六两 石膏半斤 甘草二两 生姜三两 大枣十五枚 半夏半升

右六味，以水六升，先煮麻黄，去上沫，纳诸药，煮取三升，去滓，分温三服。

小青龙加石膏汤方

即前小青龙汤加石膏二两。

咳而气逆，喘鸣，迫塞胸满而胀。一身面目浮肿，鼻出清涕，不闻香臭，此为肺胀，葶苈大枣泻肺汤主之。

葶苈大枣泻肺汤方

葶苈（熬令黄色捣丸如弹子大）大枣十二枚

右二味，以水三升，先煮大枣取二升，去枣，纳葶苈，煮取一升，去滓，顿服。

似咳非咳，唾多涎沫，其人不渴，此为肺冷，甘草干姜汤主之。

甘草干姜汤方

甘草四两（炙）干姜二两（炮）

右二味，以水三升煮取一升五合，去滓，分温再服。

咳而唾涎沫不止，咽燥，口渴，其脉浮细而数者，此为肺痿，炙甘草汤主之。

炙甘草汤方

甘草四两（炙）桂枝三两 麦门冬半升 麻仁半升 地黄一斤 阿胶二两 人参二两 生姜三两 大枣三十枚

右九味，以酒七升，水八升，先煮八味，取三升，去滓，纳胶消尽，温服一升，日三服。

问曰：饮病奈何？

师曰：饮病有四：曰痰饮、曰悬饮、曰溢饮、曰支饮。其人素盛今瘦，水走肠间，沥沥有声，为痰饮。水流胁下，咳唾引痛，为悬饮。水归四肢，当汗不汗，身体疼重，为溢饮。水停膈下，咳逆倚息，短气不得卧，其形如肿，为支饮。

水在心，则心下坚筑，短气，恶水不欲饮。水在肺，必吐涎沫，欲饮水。水在脾，则少气身重。水在肝，则胁下支满，嚏则胁痛。水在肾，则心下悸。

心下有留饮，其人必背寒冷如掌大，咳则胁下痛引缺盆。胸中有留饮，其人必短气而渴，四肢历节痛。

夫平人食少饮多，水停心下，久久成病。甚者则悸，微者短气，脉双弦者寒也，脉偏弦者饮也。

夫短气有微饮者，当从小便去之。

病者脉伏，其人欲自利，利反快，虽利，心下续坚满，此为留饮，甘遂半夏汤主之。

甘遂半夏汤方

甘遂大者三枚 半夏十二枚 芍药五枚 甘草如指大一枚（炙）

右四味，以水二升，煮取半升，去滓，以蜜半升和药汁，煎取八合，顿服。

心下有痰饮，胸胁支满，目眩，脉沉弦者，茯苓桂枝白术甘草汤主之。

茯苓桂枝白术甘草汤方

茯苓四两　桂枝三两　白术三两　甘草二两（炙）

右四味，以水六升，煮取三升，去滓，分温三服，小便利则愈。

悬饮内痛，脉沉而弦者，十枣汤主之。（方见前）

病溢饮者，当发其汗，大青龙汤主之，小青龙汤亦主之。（方见前）

大青龙汤方

麻黄六两（去节）桂枝二两（去皮）杏仁四十个（去皮尖）甘草二两（炙）石膏如鸡子大（碎）生姜三两（切）大枣十二枚（劈）

右七味，以水九升，先煮麻黄减二升，去上沫，纳诸药，煮取三升，去滓，温服一升，覆取微似汗，不汗再服。

膈间支饮，其人喘满，心下痞坚，面色黧黑，其脉沉紧，得之数十日，医吐下之不愈者，木防己汤主之。不差，木防己去石膏加茯苓芒硝汤主之。

木防己汤方

木防己三两　石膏鸡子大十二枚　桂枝二两　人参四两

右四味，以水六升，煮取二升，去滓，分温再服。

木防己去石膏加茯苓芒硝汤方

木防己二两　桂枝二两　茯苓四两　人参四两　芒硝三合

右四味，以水六升，煮取二升，去滓，纳芒硝，再微煎，分温再服，微利则愈。

心下有支饮，其人苦冒眩，泽泻汤主之。

泽泻汤方

泽泻五两 白术二两

右二味，以水二升，煮取一升，分温再服。

支饮，胸满者，厚朴大黄汤主之。

厚朴大黄汤方

厚朴八两 大黄四两

右二味，以水五升，煮取二升，去滓，温服一升，不差再服。

支饮，不得息，葶苈大枣泻肺汤主之。（方见前）

支饮，口不渴，作呕者，或吐水者，小半夏汤主之。

小半夏汤方

半夏一升 生姜半斤

右二味，以水七升，煮取一升半，去滓，分温再服。

腹满，口舌干燥，肠间有水气者，防已椒目葶苈大黄丸主之。

防已椒目葶苈大黄丸方

防已 椒目 葶苈 大黄各一两

右四味，捣筛，炼蜜为丸，如梧桐子大，先食，饮服一丸，日三服，不知稍增。

膈间有水气，呕、吐、眩、悸者，小半夏加茯苓汤主之。

小半夏加茯苓汤方

半夏一升 生姜半斤 茯苓四两

右三味，以水七升，煮取二升，去滓，分温再服。

病人脐下悸，吐涎沫而头眩者，此有水也，五苓散主之。

五苓散方

猪苓十八铢（去皮）泽泻一两六铢 白术十八铢 茯苓十八

铼 桂枝半两

右五味，捣为散，以白饮和方寸匙，日三眼，多饮暖水，汗出愈，如法将息。

师曰：病有风水、有皮水、有正水、有石水、有黄汗。

风水其脉自浮，其证骨节疼痛，恶风。皮水其脉亦浮，其证尉肿，按之没指，不恶风，腹如鼓，不渴，当发其汗。正水其脉沉迟，其证为喘。石水其脉自沉，其证腹满不喘，当利其小便。黄汗其脉沉迟，其证发热，胸满，四肢头面肿，久不愈，必致痈脓。

脉浮而洪，浮则为风，洪则为气。风气相搏，风强则为瘾疹，身体为痒，痒者为泻风，久为痂癫。气强则为水，难以俯仰，身体洪肿，汗出乃愈。恶风则虚，此为风水，不恶风者，小便通利，上焦有寒，其口多涎，此为黄汗。

寸口脉沉滑者，中有水气，面目肿大有热，名曰风水。其人之目窠上微肿，如蚕新卧起状，其颈脉动，时时咳、按其手足上，陷而不起者，亦曰风水。

太阳病，脉浮而紧，法当骨节疼痛。今反不痛，体重而酸，其人不渴，此为风水，汗出即愈，恶寒者此为极虚，发汗得之。渴而不恶寒者，此为皮水。身肿而冷，状如周痹，胸中窒，不能食，反聚痛，躁不得眠，此为黄汗。痛在骨节，咳而喘不渴者，此为正水。其状如肿，发汗则愈。然诸病此者若渴而下利，小便数者，皆不可发汗，但当利其小便。

心水为病，其身重而少气。不得卧，烦躁，阴肿。

肝水为病，其腹大。不能自转侧，胁下痛，津液微生，小便续通。

肺水为病，其身肿。小便难，时时鸭溏。

脾水为病，其腹大。四肢苦重，津液不生，但苦少气，小便难。

肾水为病，其腹大。脐肿，腰痛，不得溺，阴下湿如牛鼻上汗，其足逆冷，面反瘦。

诸有水者，腰以下肿，当利小便。腰以上肿，当发汗乃愈。

中華藏書

《伤寒杂病论》

中国书店

寸口脉沉而迟，沉则为水，迟则为寒。寒水相搏，脾气衰则骛溏，胃气衰则身肿，名曰水分。

少阳脉卑，少阴脉细，男子则小便不利。妇人则经水不利；名曰血分。

妇人经水，前断后病水者，名曰血分，此病难治。先病水，后经水断，名曰水分，此病易治，水去则经自下也。

寸口脉沉而数，数则为出，沉则为入，出为阳实，入为阴结。趺阳脉微而弦，微则无胃气，弦则不得息。少阴脉沉而滑，沉为在里。滑则为实，沉滑相搏，血结胞门，其瘕不泻，经络不通，名曰血分。

问曰：病者苦水，面目身体皆肿，四肢亦肿，小便不利。脉之，不言水，反言胸中痛，气上冲咽状如炙肉，当感咳喘，审如师言，其脉何类？

师曰：寸口脉沉而紧，沉为水，紧为寒，沉紧相搏，结在关元。始时尚微，年盛不觉，阳衰之后，荣卫相干。阳损阴盛，结寒微动。肾气上冲，咽喉塞噎，胁下急痛，医以为留饮而大下之，沉紧不去，其病不除。复重吐之，胃家虚烦，咽燥欲饮水，小便不利，水谷不化，面目手足浮肿，又与葶苈下水。当时如小差，食饮过度，肿复如前，胸胁苦痛，象若奔豚，其水扬溢，则咳喘逆，当先攻其冲气令止。乃治其咳，咳止，喘自差，先治新病，水当在后。

水之为病，其脉沉小者，属少阴为石水。沉迟者，属少阴为正水。浮而恶风者，为风水，属太阳，浮而不恶风者，为皮水，属太阳。虚肿者，属气分，发其汗即已，脉沉者，麻黄附子甘草汤主之。脉浮者，麻黄加术汤主之。

麻黄附子甘草汤方

麻黄二两 附子一枚（炮）甘草二两（炙）

右三味，以水七升，先煮麻黄，去上沫，纳诸药，煮取三升，去滓，分温三服。

麻黄加术汤方

麻黄三两　桂枝二两　杏仁七十个　甘草一两（炙）白术四两

右五味，以水九升，先煮麻黄，减二升，去上沫，纳诸药，煮二升半，去滓，温服八合，覆取微汗，不汗再服，得汗停后服。

风水，脉浮，身重，汗出，恶风者，防已黄芪汤主之。

防已黄芪汤方

防已一两　甘草五钱（炙）白术七钱半　黄芪一两

右四味，剉如麻豆大，每抄五钱匙，生姜四片，大枣一枚，水一升半，煮取八合，去滓，温服；喘者，加麻黄五钱。胃中不和者，加芍药三分；气上冲者，加桂枝三分。下有陈寒者，加细辛三分。服后当如虫行皮中，从腰下如冰，后坐被上，又以一被绕腰下，温令有微汗差。

风水，恶风，一身悉肿，脉浮不渴，续自汗出，无大热者，越婢汤主之。

越婢汤方

麻黄六两　石膏半斤　甘草二两　生姜三两　大枣十二枚

右五味，以水六升，先煮麻黄，去上沫，纳诸药，煮取三升，去滓，分温三服。

皮水，四肢肿，水气在皮肤中，四肢聂聂动者，防已茯苓汤主之。

防已茯苓汤

防已三两　黄芪三两　桂枝三两　茯苓六两　甘草二两（炙）

右五味，以水六升，煮取三升，分温三服。

里水，一身面目黄肿，其脉沉，小便不利，甘草麻黄汤主之；越婢加术汤亦主之。

中華藏書

《伤寒杂病论》

中国书房

一〇八五

甘草麻黄汤方

甘草二两 麻黄四两

右二味，以水五升，先煮麻黄，去上沫，纳甘草，煮取三升，去滓，温服一升，复令汗出，不汗再服。

越婢加术汤方

麻黄六两 石膏半斤 甘草二两（炙）生姜三两 大枣十五枚 白术四两

右六味，以水六升，先煮麻黄，去上沫，纳诸药，煮取三升，分温三服。

问曰：黄汗之为病，身体肿，若重汗出而发热口渴，状如风水，汗沾衣，色正黄如柏汁，脉自沉，从何得之？

师曰：以汗出入水中浴，水从汗孔入得之，宜黄芪芍药桂枝汤。

黄芪芍药桂枝汤方

黄芪五两 芍药三两 桂枝三两

右三味，以苦酒一升，水七升，相合，煮取三升，去滓，温服一升，当心烦，服至六七日乃解。若心烦不止者，以苦酒阻故也，以美酒醯易之。

黄汗之病，两胫自冷，假令发热，此属历节。食已汗出，暮常盗汗，此荣气热也。若汗出已，反发热者，久久身必甲错。若发热不止者，久久必生恶疮。若身重，汗出已辄，轻者，久久身必瞤，瞤即胸痛；又从腰以上汗出，以下无汗，腰髋弛痛，如有物在皮中状，剧则不能食，身疼重，烦躁，小便不利，此为黄汗，桂枝加黄芪汤主之。

桂枝加黄芪汤方

桂枝三两 芍药三两 甘草二两（炙）生姜三两（切）大枣十五枚 黄芪二两

右六味，以水八升，煮取三升，去滓，温服一升，日三服。

寸口脉沉而弱，沉即主骨，弱即主筋，沉即为肾，弱即为肝，汗出入水中，如水伤心，历节痛，黄汗出，故曰历节。

味酸则伤筋，筋伤则缓，名曰泄，咸则伤骨，骨伤则痿，名曰枯，枯泄相搏，名曰断泄。荣气不通，卫不独行，荣卫俱微，三焦无御，四属断绝，身体羸瘦，独足肿大，黄汗出，两胫热，便为历节。

少阴，脉浮而弱，弱则血不足，浮则为风。风血相搏，即疼痛如掣。

肥盛之人，脉涩小，短气，自汗出，历节疼，不可屈伸。此皆饮酒汗出当风所致也。

诸肢节疼痛，身体羸瘦。脚肿如脱，头眩短气，温温欲吐者，桂枝芍药知母甘草汤主之。

桂枝芍药知母甘草汤方

桂枝三两 芍药三两 知母二两 甘草二两

右四味，以水六升，煮取三升，去滓，温服一升，日三眼。

病历节，疼痛，不可屈伸，脉沉弱者，乌头麻黄黄芪芍药甘草汤主之。

乌头麻黄黄芪芍药甘草汤方

乌头五枚（切）麻黄三两 黄芪三两 芍药三两 甘草三两

右五味，先以蜜二升煮乌头，取一升，去滓，别以水三升煮四味，取一升，去滓，纳蜜再煮一二沸，服七合，不知尽服之。

病历节，疼痛，两足肿，大小便不利，脉沉紧者，甘草麻黄汤主之。脉沉而细数者，越婢加白术汤主之。（二方俱见前）

师曰：寸口脉迟而涩，迟则为寒，涩为血不足，趺阳脉微而迟。微则为气，迟则为寒，胃气不足，则手足逆冷。荣卫不利，则腹满肠鸣相逐，气转膀胱，荣卫俱劳。阳气不通即身冷，阴气不通即骨疼，阳前通则恶寒，阴前通则痹不仁，阴阳相得，其气乃行，大气一转，寒气乃散，实则失气，虚则遗溺，名曰气分。

气分，心下坚，大如盘，边如旋杯，桂枝甘草麻黄生姜大枣细辛附子汤主之。

桂枝甘草麻黄生姜大枣细辛附子汤方

桂枝三两 甘草二两（炙）麻黄二两 生姜二两（切）大枣十二枚细辛三两附子一枚（炮）

右七味，以水七升，先煮麻黄去沫，纳诸药，煮取三升，分温三服，汗出即愈。

水饮，心下坚，大如盘，边如旋杯，枳实白术汤主之。

枳实白术汤方

枳实七枚 白术二两

右二味，以水五升，煮取三升，去滓，分温三服。

小便不利，其人有水气。若渴者，括蒌瞿麦薯蓣丸主之。

括蒌瞿麦薯蓣丸方

括蒌根二两 瞿麦一两 薯蓣二两 附子一枚（炮）茯苓三两

右五味，末之，炼蜜为丸，如梧桐子大，饮服二丸，日三服，不知可增至七八丸，以小便利，腹中温为知。

小便不利，其人有水气在血分者，滑石乱发白鱼散主之。茯苓白术戎盐汤亦主之。

滑石乱发白鱼散方

滑石一斤 乱发一斤（烧）白鱼一斤

右三味杵为散，饮服方寸匕，日三服。

茯苓白术戎盐汤方

茯苓半斤 白术二两 戎盐二枚（弹丸大）

右三味，先以水一斗，煮二味，取三升，去滓，纳戎盐，更上微火一二沸化之，分温三服。

中華藏書

黄帝内经·最新整理珍藏版

中国书店

一〇八八

中華藏書

《伤寒杂病论》

辨瘀血吐衄下血疮痈病脉证并治

病人胸满、唇痿、舌青、口燥，但欲嗽水，不欲咽，无寒热，脉微大来迟，腹不满，其言我满，此为有瘀血。

病人如有热状，烦满，口干燥而渴，其脉反无热。此为阴伏，是瘀血也，当下之，宜下瘀血汤。

下瘀血汤方

大黄三两 桃仁二十枚 蟅虫二十枚（去足）

右三味，末之，炼蜜和丸，以酒一升，水一升，煮取八合，顿服之，血下如豚肝愈。

膈间停留瘀血，若吐血色黑者，桔梗汤主之。

桔梗汤方

桔梗一两 甘草二两

右二味，以水三升，煮取一升，去津，温分再服。

吐血不止者，柏叶汤主之；黄土汤亦主之。

柏叶汤方

柏叶三两 干姜三两 艾叶三把

右三味，以水五升，取马通汁一升，合煮取一升，去滓，分温再服。

黄土汤方

灶中黄土半斤 甘草三两 地黄三两 白术三两 附子三两（炮）阿胶三两 黄芩三两

右七味，以水八升，煮取三升，去滓，分温三服。

心气不足，吐血，若衄血者，泻心汤主之。

泻心汤方

大黄二两 黄连一两

右二味，以水三升，煮取一升，去滓，顿服之。

下血，先便而后血者，此远血也，黄土汤主之。（方见前）

下血，先血而便者，此近血也，赤豆当归散主之。

赤豆当归散方

赤小豆三升（浸令毛出曝干）当归十两

右二味，杵为散，浆水和服方寸匙，日三服。

师曰：病人面无色，无寒热，脉沉弦者，必衄血。脉浮而弱，按之则绝者，必下血。烦而咳者，必吐血。

从春至夏衄血者，属太阳也。从秋至冬衄血者，属阳明也。尺脉浮，目睛晕黄者，衄未止也。黄去睛慧了者，知衄已止。

问曰：寸口脉微浮而涩，法当亡血，若汗出，设不汗出者云何？

师曰：若身有疮，被刀斧所伤，亡血故也，此名金疮。无脓者，王不留行散主之。有脓者，排脓散主之，排脓汤亦主之。

王不留行散方

王不留行十分（烧）蒴藋细叶十分（烧）桑根白皮十分（烧）甘草十八分 黄芩二分 蜀椒三分（去目）厚朴二分 干姜二分 芍药二分

右九味，为散，饮服方寸匙，小疮即粉之，大疮但服之，产后亦可服。

排脓散方

枳实十六枚 芍药六分 桔梗二分

右三味，杵为散，取鸡子黄一枚，以药散与鸡黄相等，揉和令相得，饮和服之，日一服。

排脓汤方

甘草二两 桔梗三两 生姜一两 大枣十枚

右四味，以水三升，煮取一升，去滓，温服五合，日再服。

浸淫疮，从口流向四肢者，可治。从四肢流来入口者，不可治。

浸淫疮，黄连粉主之。

黄连粉方

黄连十分 甘草十分

右二味，捣为末，饮服方寸匕，并粉其疮上。

诸脉浮数，法当发热，而反洒淅恶寒，若有痛处，当发其痈。

师曰：诸痈肿者，欲知有脓无脓？以手掩肿上，热者，为有脓。不热者，为无脓也。

肠痈之为病，其身甲错。腹皮急，按之濡，如肿状，腹无积聚。身无热，脉数，此为肠内有痈也，薏苡附子败酱散主之。

薏苡附子败酱散方

薏苡十分 附子二分 败酱五分

右三味，杵为末，取方寸匕，以水二升，煮减半，去滓，顿眼，小便当下血。

少腹肿痞，按之即痛如淋。小便自调，时时发热，自汗出，复恶寒，此为肠外有痈也。其脉沉紧者，脓未成也，下之当有血。脉洪数者，脓已成也，可下之，大黄牡丹汤主之。

大黄牡丹汤方

大黄四两 牡丹一两 桃仁五十个 冬瓜子半升 芒硝三合

右五味，以水六升，煮取一升，去滓，顿服之，有脓者当下脓，无脓者当下血。

辨胸痹病脉证并治

师曰：夫脉当取太过不及，阳微阴弦，即胸痹而痛。所以然者，责其极虚也。今阳虚，知在上焦，胸痹而痛者，以其脉弦故也。

平人无寒热，胸痹，短气不足以息者，实也。

胸痹，喘、息、咳、唾，胸背痛，寸脉沉迟。关上小紧数者，括蒌薤白白酒汤主之。

括蒌薤白白酒汤方

括蒌实一枚（捣）薤白半斤 白酒七升

右三味，同煮取二升，分温再服。

胸痹不得卧，心痛彻背者，括蒌薤白半夏汤主之。

薤白括蒌半夏汤方

括蒌实一枚（捣）薤白三两 半夏半升 白酒一斗

右四味，同煮取四升，去滓，温服一升，日三服。

胸痹，心中痞，留气结在胸，胸满，胁下逆抢心者，枳实薤白桂枝厚朴括蒌汤主之。桂枝人参汤亦主之。

枳实薤白桂枝厚朴括蒌汤方

枳实四枚 薤白半斤 桂枝一两 厚朴四两 括蒌一枚（捣）

右五味，以水五升，先煮枳实、厚朴取二升，去滓，纳诸药，煮数沸，分温三服。

桂枝人参汤方

桂枝四两 人参三两 甘草三两 干姜三两 白术三两

右五味，以水一斗，先煮四味，取五升，纳桂枝，更煮取三升，去滓，温服一升，日三服。

胸痹，胸中气塞，或短气者，此胸中有水气也。茯苓杏仁甘草汤主之。橘皮枳实生姜汤亦主之。

茯苓杏仁甘草汤方

茯苓二两 杏仁五十个 甘草一两（炙）

右三味，以水一斗，煮取五升，去滓，温服一升，日三服，不差更服。

橘皮枳实生姜汤方

橘皮一斤 枳实三两 生姜半斤

右三味，以水五升，煮取二升，去滓，分温再服。

胸痹，时缓时急者，薏苡附子散主之。

薏苡附子散方

薏苡十五两 大附子十枚（炮）

右二味，杵为散，白饮服方寸匙，日三服。

胸痹，心中悬痛者，桂枝生姜枳实汤主之。

桂枝生姜枳实汤方

桂枝三两 生姜三两 枳实五枚

右三味，以水六升，煮取三升，去滓，分温三服。

胸痹，胸痛彻背，背痛彻胸者，乌头赤石脂丸主之，

乌头赤石脂丸方

乌头一两 蜀椒一两 附子五钱 干姜一两 赤石脂一两

右五味，末之，蜜为丸，如梧桐子大。先食，服一丸，日三服，不知稍增，以知为度。

胸痹，其人常欲蹈，其胸上先未苦时，但欲饮热者，旋覆花汤主之。

旋覆花汤方

旋覆花三两 葱十四茎 新绛少许

右三味，以水三升，煮取一升，顿服。

胸痹，心下悸者，责其有痰也，半夏麻黄丸主之。

半夏麻黄丸方

半夏 麻黄各等分

右二味，末之，炼蜜和丸，如小豆大，饮服三丸，日三服。

胸痹，心下痛，或有恶血积冷者，九痛丸主之。

九痛丸方

附子三两 狼毒四两 巴豆一两（去皮心熬研如脂）人参一两 干姜一两 吴茱萸一两

右六味，末之，蜜丸如梧桐子大。酒下，强人初服三丸，日三服，弱者二二丸。

兼治卒中恶，腹胀痛，口不能言。又治连年积冷，流注，心胸痛、冷气上冲、落马、坠车、血疾等，皆主之；忌口如常法。

辨妇人各病脉证并治

师曰：妇人得平脉，阴脉小弱，其人呕，不能食，无寒热，此为妊娠，桂枝汤主之。于法六十日当有此证。设有医治逆者，却一月。加吐下者，则绝之。

桂枝汤方

桂枝三两（去皮）芍药三两 甘草二两（炙）生姜三两（切）大枣十二枚（劈）

右五味，以水七升，煮取三升，去滓，分温三服。

妇人宿有症病，经断未及三月，而得漏下不止，胎动在脐上者，此为症痼害。妊娠六月动者，前三月经水利时胎也。下血者，断后三月衃也。所以血不止者，其症不去故也。当下其症，桂枝茯苓丸主之。

桂枝茯苓丸方

桂枝 茯苓 牡丹桃仁 芍药各等分

右五味，末之，炼蜜为丸，如兔屎大，每日食前服一丸，不知可渐加至三丸。

妇人怀孕六七月，脉弦、发热、其胎愈胀、腹痛、恶寒、少腹如扇，所以然者，子藏开故也，当以附子汤温之。

附子汤方

附子二枚（炮去皮破八片）茯苓三两 人参二两 白术四两 芍药三两。

右五味，以水八升，煮取三升，去滓，温服一升，日三服。

师曰：妇人有漏下者。有半产后续下血都不绝者、假令妊娠腹中痛者、此为胞阻，胶艾汤主之。

胶艾汤方

地黄六两 芎劳二两 阿胶二两 艾叶三两 当归三两 芍药四两 甘草二两

右七味，以水五升，清酒三升，煮六味，取三升，去滓，纳胶烊消，温服一升，日三服。

妇人怀妊，腹中疼痛，当归芍药散主之。

当归芍药散方

当归三两 芍药一斤 茯苓四两 白术四两 泽泻半斤 芎劳三两

右六味，杵为散，取方寸匙，温酒和，日三服。

妊娠，呕吐不止，干姜人参半夏丸主之。

干姜人参半夏丸方

干姜一两 人参一两 半夏二两

右三味，末之，以生姜汁糊为丸，如梧桐子大。每服五丸，日三服，饮下。

妊娠，小便难，饮食如故，当归贝母苦参丸主之。

当归贝母苦参丸方

当归四两　贝母四两　苦参四两

右三味，末之，炼蜜为丸，如小豆大，饮服三丸，日三服。

妊娠，有水气，小便不利，洒淅恶寒，起即头眩，葵子茯苓散主之。

葵子茯苓散方

葵子一斤　茯苓三两

右二味，杵为散，饮服方寸匙，日三服，小便利则愈。

妇人妊娠，身无他病，宜常服当归散。则临产不难，产后亦免生他病。

当归散方

当归一斤　黄芩一斤　芍药一斤　芎䓖一斤　白术半斤

右五味，杵为散，酒服方寸匙，日再服。

妊娠，身有寒湿、或腹痛、或心烦、心痛、不能饮食，其胎跃跃动者，宜养之，白术散主之。

白术散方

白术　芎䓖　蜀椒（去目汗）牡蛎各等分

右四味，杵为散，酒服一钱匙，日三服，夜一服。

妇人怀身七月，腹满不得小便，从腰以下如有水状，此太阴当养不养。心气实也，宜泻劳官，关元，小便利则愈。

问曰：新产妇人有三病，一者病痉，二者郁冒，三者大便难，何谓也？

师曰：新产血虚多汗出，喜中风，故令病痉。亡血，复汗，寒多，故令郁冒。亡津液胃燥，故大便难。

藏典图书

中華藏書

《伤寒杂病论》

产妇郁冒，其脉微弱，呕不能食，大便反坚，但头汗出。所以然者，血虚而厥，厥则必冒，冒家欲解，必大汗出。以血虚下厥，孤阳上出，故头汗出也。所以产妇喜汗出者，亡阴血虚，阳气独盛，故当汗出，阴阳乃复。大便坚，呕不能食者，小柴胡汤主之。

小柴胡汤方

柴胡半斤 黄芩三两 人参三两 甘草三两 半夏半升（洗）生姜三两（切）大枣十二枚（劈）

右七味，以水一斗，煮取六升，去滓，再煎取三升，温服一升，日三服。

郁冒病解，能食，七八日更发热者，此为胃实，大承气汤主之。

大承气汤方

大黄四两（酒洗）厚朴半斤（炙去皮）枳实五枚（炙）芒硝三合

右四味，以水一斗，先煮二物，取五升，去滓，纳大黄，更煮取二升，去滓，纳芒硝，更上微火一两沸，分温再服，得下，停后服。

产后腹中疞痛，若虚寒不足者，当归生姜羊肉汤主之。

当归生姜羊肉汤方

当归三两 生姜五两 羊肉一斤

右三味，以水八升煮取三升，去滓，温服一升，日三服。

产后腹痛，烦满不得卧，不可下也，宜枳实芍药散和之。

枳实芍药散方

枳实 芍药等分

右二味，杵为散，服方寸匙，日三服，麦粥和下之。

中華藏書

黄帝内经·最新整理珍藏版

中国书店

一〇九八

中国书店

师曰：产后腹痛，法当以枳实、芍药散。假令不愈，必腹中有瘀血着脐下也，下瘀血汤主之。

下瘀血汤方

大黄三两 桃仁二十枚（去皮尖）蟅虫二十枚（去足）

右三味，末之，炼蜜和丸，以酒一升，煮取八合，顿服之，当下血如豚肝。

产后七八日，无太阳证，少腹坚痛，此恶露不尽也。若不大便，烦躁，发热，脉微实者，宜和之。若日晡所烦躁，食则谵语，至夜即愈者，大承气汤主之。（方见前）

产后中风，数十日不解，头痛、恶寒、发热、心下满、干呕，续自微汗出，小柴胡汤主之。（方见前）

产后中风、发热、面赤、头痛、汗出而喘、脉弦数者，竹叶汤主之。

竹叶汤方

竹叶一把 葛根三两 桔梗一两 人参一两 甘草一两 生姜五两 大枣十五枚（劈）

右七味，以水八升，煮取三升，去滓，温服一升，日三服。

产后烦乱，呕逆，无外证者，此乳中虚也，竹皮大丸主之。

竹皮大丸方

竹茹二分 石膏二分 桂枝一分 甘草七分 白薇一分

右五味，末之，枣肉和丸，如弹子大。饮服一丸，日三服，夜二服，有热者倍白薇。

产后下利，脉虚极者，白头翁加甘草阿胶汤主之。

白头翁加甘草阿胶汤方

白头翁二两 黄连三两 柏皮三两 秦皮三两 甘草二两 阿胶二两

右六味，以水五升，先煮五味，取三升，去滓，纳胶烊消，分温三服。

妇人咽中如有炙脔者，半夏厚朴茯苓生姜汤主之。

半夏厚朴茯苓生姜汤方

半夏一升 厚朴三两 茯苓四两 生姜五两 苏叶二两

右五味，以水一斗，煮取四升，去滓，分温四服，日三服，夜一服，苦痛者，去苏叶，加桔梗二两。

妇人脏燥，悲伤欲哭，数欠伸。象如神灵所作者，甘草小麦大枣汤主之。

甘草小麦大枣汤方

甘草三两 小麦一升 大枣十枚（劈）

右三味，以水六升，煮取三升，去滓，分温三服。

妇人吐涎沫，医反下之，心下即痞。当先治其吐涎沫，后治其痞，治吐宜桔梗甘草茯苓泽泻汤。治痞宜泻心汤。

桔梗甘草茯苓泽泻汤方

桔梗三两 甘草二两 茯苓三两 泽泻二两

右四味，以水五升，煮取三升，去滓，温服一升，日三服。

泻心汤方

大黄二两 黄连一两

右二味，以麻沸汤二升，渍之，须臾绞去滓，分温再服。

妇人之病，因虚积冷结，为诸经水断绝，血结胞门。或绕脐疼痛，状如寒疝。或痛在关元，肌若鱼鳞。或阴中掣痛，少腹恶寒。或引腰脊，或下气街。此皆带下。万病一言，察其寒、热、虚、实、紧、弦、行其针药，各探其源，子当辨记，勿谓不然。

问曰：妇人年五十所，病下血数十日不止。暮即发热、少腹里急、腹满、手掌烦热、唇口干燥，何也？

师曰：此病属带下，何以知之？曾经半产，瘀血在少腹不去，故唇口干燥也，温经汤主之。

温经汤方

吴茱萸三两 当归二两 芎䓖二两 芍药二两 人参二两 桂枝二两 阿胶二两 牡丹皮二两 甘草二两 生姜二两

右十味，以水一斗，煮取三升，去滓，日三服，每服一升，温饮之。

经水不利，少腹满痛，或一月再经者，王瓜根散主之。阴肿者，亦主之。

王瓜根散方

王瓜根三分 芍药三分 桂枝三分 螷虫三枚

右四味，杵为散，酒服方寸匙，日三服。

妇人半产若漏下者，旋覆花汤主之。脉虚弱者，黄芪当归汤主之。

旋覆花汤方

旋覆花三两 葱十四茎 新绛少许。

右三味，以水三升，煮取一升，去滓，顿服之。

黄芪当归汤方

黄芪三两 当归半两

右二味，以水五升，煮取三升，去滓，温服一升，日三服。

妇人陷经，漏下色黑如块者，胶姜汤主之。

胶汤姜方

阿胶三两 地黄六两 芎䓖二两 生姜三两（切）当归三两 芍药三两 甘草二两（炙）

右七味，以水五升，清酒三升，先煮六味，取三升，去滓，纳胶烊消，温服一升，日三服。

妇人少腹满，如敦状，小便微难而不渴。或经后产后者，此为水与血俱结在血室也，大黄甘遂阿胶汤主之。

大黄甘遂阿胶汤方

大黄四两 甘遂二两 阿胶二两

右三味，以水三升，煮二味，取一升，去滓，纳胶烊消，温顿服之。

妇人时腹痛，经水时行时止。止而复行者，抵当汤主之。

抵当汤方

水蛭三十个（熬）虻虫三干个（去翅足）桃仁三十个 大黄三两

右四味，以水五升，煮取三升，去滓，温服一升，不下更服。

妇人经水闭，脏坚癖，下白物不止。此中有干血也，矾石丸主之。

矾石丸方

矾石三分（烧）杏仁一分

右二味，末之，炼蜜为丸，枣核大，纳脏中，剧者再纳之。

妇人六十二种风证，腹中气血如刺痛者，红蓝花酒主之。

红蓝花酒方

红蓝花一两

右一味，以酒一斗，煎减半，去滓，分温再服。

妇人腹中诸病痛者，当归芍药散主之。小建中汤亦主之，当归芍药散见前。

中华藏书

黄帝内经·

最新整理珍藏版

中国书店

小建中汤方

桂枝三两 芍药六两 甘草三两（炙）生姜三两（切）大枣干二枚（劈）饴糖一升

右六味，以水七升，煮取三升，去滓，纳胶饴，更上微火消解，温服一升，日三服。

问曰：妇人病，饮食如故，烦热不得卧。而反倚息者，何也？

师曰：此名转胞，不得溺也，以胞系了戾，故致此病，但利小便则愈，肾气丸主之。

贤气丸方

地黄八两 薯蓣四两 山茱萸四两 泽泻三两 牡丹皮三两 茯苓三两 桂枝一两 附子一枚（炮）

右八味，末之，炼蜜和丸，梧桐子大。温酒下十五丸，日再服，不知渐增，至二十五丸。

妇人阴寒，蛇床子散主之。

蛇床子散方

蛇床子一两

右一味，末之，以白粉少许，和合相得，如枣大，棉裹纳阴中，自温。

少阴脉滑而数者，阴中疮也，蚀烂者，狼牙汤主之。

狼牙汤方

狼牙三两

右一味，以水四升，煮取半升，去滓，以绵缠箸如茧大，浸汤沥阴中，洗之，日四遍。

胃气下泄，阴吹而喧。如失气者，此谷道实也，猪膏发煎主之。

猪膏发煎方

猪膏半斤 乱发三枚（如鸡子大）

右二味，和膏煎之。发消药成，分再服。

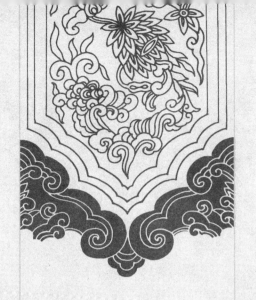

《神农本草经》

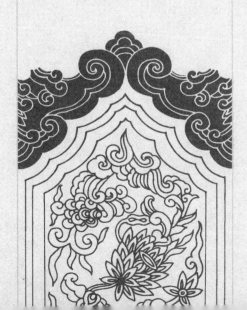

《神农本草经》序

邵序

《记》曰：医不三世，不服其药。郑康成曰：慎物齐也。孔冲远引旧说云：三世者，一曰《黄帝针灸》，二曰《神农本草》，三曰素女脉诀。康成《周礼》注，亦口：五药，草、木、虫、石、谷也。其治合之齐，则存乎神农子仪之术。是礼记注所谓慎物齐者，犹言治合之齐，指本草诸书而言也。冲远既引旧说，复疑其非郑义过矣。汉书引本草方术而艺文志阙载，贾公彦引中经簿，有子仪《本草经》一卷，不言出于神农。至隋经籍志，始载《神农本草》三卷，与今分上中下三品者相合，当属汉以来旧本。隋志又载雷公本草集注四卷，蔡邕本草七卷，今俱不传。

自别录以后，累有损益升降，随时条记，或传合本文，不相别白。据陆元朗经典释文所引，则经文与《名医》所附益者，合并为一，其来旧矣。孙君伯渊偕其从子因《大观本草》黑白字书，厘正神农本经三卷，又据太平《御览》引经云，生山谷生川泽者，定为本文。其有预章、朱崖、常山、奉高、郡县名者，定为后人羼人。释本草者，以《吴普》本为最古。散见于诸书征引者，缀集之以补《大观本》所未备，疏通古义，系以考证，非澹雅之才，沈郁之思，未易为此也。古者协阴阳之和，宣赢缩之节。凡夫含声负气，以及倒生旁达，蠕飞蠕动之伦，胥尽其性，遇物能名。以达于利用生生之具，儒者宜致思焉。淮南王书曰：地黄主属骨，而甘草主生肉之药也。又曰大戟去水，葶苈愈张，用之不节，乃反为病。论衡曰：治风用风，治热用热，治边用蜜丹。潜夫论曰：治疾当真人参，反得支罗服，当得麦门冬，反蒸横麦。已而不识真，合而服之，病以浸剧。斯皆神农之绪言，惟其赡涉者博，故引类比方，悉符药论。后儒或忽为方技家言，渔猎所及，又是末师而非往古，甚至经典所载鸟兽草木，亦辗转而昧其名，不已慎乎！

后汉书华陀传，《吴普》从陀学，依准陀疗，多所全济，陀以五禽之戏别传，又载魏明帝使普为禽戏，普以其法语诸医，疑其方术相传，别有奇文异数。今观普所释本草，则神农、黄帝、岐伯、雷公、桐君、医和、扁鹊，以及后代《名医》之说，靡不赅载，则其多所全济。由于稽考之勤，比验之密，而非必别有其奇文异数，信乎？非读三世书者，不可服其药也。世俗所传黄帝、神农、扁鹊之书，多为后人窜易，余愿得夫闳览博物者为之是正也。因孙君伯仲校定本草，而发其端，至其书考证精审，则读者宜自得之。

余姚邵晋涵序。

张序

儒者不必以医名，而知医之理，则莫过于儒者。春秋时，和与缓，神于医者也。其通周易，辨皿虫之义，医也而实儒也。世之言医者，必首推神农。然使神农非与太乙游，则其传不正，非作赭鞭钩。巡五岳四读。则其识不广，非以土地所生万千类，验其能治与否，则其业不神、传不正、识不广。业不神，难日取玉石草木禽兽虫鱼米谷之属，历试之，亲尝之，亦仅与商贾市贩等耳，于医乎何与？吾故曰神农，千古之大儒也，考崇文总目，载食品一卷，五脏论一卷，皆系之神农。其本久不传，传之者，《神农本草》耳，而亦无专本。唐审元衰辑之，书录解题，谓之《大观本草》，读书志谓之证类本草。厥后缪希雍有疏，卢之颐有乘雅半偈，皆以本经为之主。然或参以臆说，或益以衍断，解愈纷，义愈晦，未有考核精审。卓然有所发明者，则证古难，证古而折衷于至是，为尤难。孙渊如观察，偕其从子凤卿，辑《神农本草》三卷，于《吴普》、《名医》外，益以《说文》、《尔雅》、《广雅》、《淮南子》、《抱朴子》诸书。不列古方，不论脉证，而古圣殷殷治世之意，灿然如列眉。

孔子曰：多识于鸟兽草木之名，又曰致知在格物，则是书也。非徒医家之书，而实儒家之书也，其远胜于希雍之颐诸人也固宜。或以本草之名始见汉书，平帝纪、楼护传，几有疑于《本草经》者。然神农始尝百草，始有医药，见于三皇纪矣，因三百六十五种注释为七卷，见于陶隐居别录矣，增一百十四种，广为二十卷。《唐本》草宗之，增一百三十三种，孟昶复加厘定，蜀本草又宗之，至郡县本属后人所附益，经但云生山谷生川泽耳。洪范以康宁为福，雅颂称寿考万年，又何疑于久服轻身延年？为后世方士之说哉，大抵儒者之嗜学如医然。渊源，其脉也，覆审，其胗视也，辨邪正，定是非，则温寒平热之介也。观察方闻缀学，以鸿儒名，海内求其著述者，如金膏水碧之珍，凤卿好博闻，研丹呪墨，日以儒为事。则上溯之羲皇以前，数千年如一日，非嗜之专且久而能然耶。顾吾独怪是编中，无所谓治书癖者，安得起神农而一问之。

嘉庆四年，太岁在巳未，冬十月望日，宣城张炯撰于瞻园之灌术庄。

孙序

《神农本草》三卷，所传白字书。见《大观本草》。按嘉佑补注序云：所谓神农本经者，以朱字《名医》因神农旧条，而有增补者，以墨字间于朱字。开宝复位序云：旧经三卷，世所流传。《名医》别录，互为编纂，至梁贞白先生陶弘景，乃以别录参其本经，朱墨杂书，时谓明白。据此则宋所传黑白字书，实陶弘景手书之本，自梁以前，神农、黄帝、岐伯、雷公、扁鹊，各有成书，魏《吴普》见之，故其说药性主治。各家殊异，后人纂为一书，然犹有旁注，或朱墨字之别，本经之文以是不乱。旧说：本草之名，仅见汉书平帝纪及楼护传，予按艺文志有神农黄帝食药七卷，今本为食禁。贾公彦《周礼》医师疏，引其文，正作食药。宋人不考，遂疑本草非七略中书。贾公彦引中经簿，又有子仪《本草经》一卷，疑亦此也。梁七录有《神农本草》三卷，其卷数不同者，古今分合之异。

神农之世，书契未作，说者以此疑经，如皇甫谧言，则知四卷成于黄帝。陶弘景云：轩辕以前，文字未传，药性所主，尝以识识相因，至于桐雷，乃著在于编简，此书当于素问同类，其言良是。且艺文志，农、兵、五行、杂占、经方、神仙诸家，俱有神农书，大抵述作有本，其传非妄。是以《博物志》云：太古书今见存，有神农经、春秋传注，贾逵以三坟为三皇之书，神农预其列。《史记》言，秦始皇不去医药卜筮之书，则此经幸与周易并存。颜之推家训乃云：本草神农所述，而有豫章、朱崖、赵国、常山、奉高、真定、临淄、冯翊等郡县名，出诸药物，皆由后人所羼，非本文。陶弘景亦云：所出郡县，乃后汉时制，疑仲景元化等所记，按薛综注张衡赋，引《本草经》，太一禹余粮，一名石脑，生山谷，是古本无郡县名。太平《御览》，引经上云，生山谷或川泽，下云生某山某郡，明生山谷，本经文也。其下郡县，《名医》所益，今《大观本》，俱作黑字，或合其文，云某山川谷，某郡川泽，恐传写之误，古本不若此，仲景元化后，有《吴普》李当之，皆修此经，当之书，世少行用。魏志华陀传，言普从陀学，隋经籍志称《吴普》本草，梁有六卷，嘉祐本草云，普修《神农本草》，成四百四十一种，唐经籍志，尚存六卷，今广内不复存，惟诸书多见引。据其说药性，寒温五

味最为详悉，是普书宋时已佚。今其文惟见掌禹锡所引，艺文类聚、初学记、后汉书注、事类赋诸书，太平《御览》，引据尤多，足补大观所缺，重是别录前书，因采其文附于本经，亦略备矣。其普所称，有神农说者，即是本经，大观或误作黑字，亦据增其药物，或数浮于三百六十五种，由后人以意分合，难以定之。其药名，有禹余粮、王不留行、徐长卿、鬼督邮之属，不类太古时文。按字书以禹为虫，不必夏禹，其余名号，或系后人所增，或声音传述，改古旧称之致，又经有云：宜酒渍者，或以酒非神农时物，然本草衍义，已据素问，首言以妄为常，以酒为浆，谓酒自黄帝始。又按文选注引《博物志》，亦云杜康作酒，王著与杜康绝交书曰，康字仲宁，或云黄帝时人，则俱不得疑经矣。孔子云：述而不作，信而好古。

又云：多识于鸟兽草木之名，今儒家拘泥耳目，未能及远，不觌医经本草之书，方家循守俗书，不察古本药性异同之

说，又见明李时珍作本草纲目，其名已愚，仅取《大观本》，割裂旧文，妄加增驳，迷误后学。予与家凤卿集成是书，庶以辅冀完经，启蒙方伎，略以所知，加之考证。本经云：上药本上经，中药本中经，下药本下经，是古以玉石草木等。上中下品，分卷，而序录别为一卷，陶序朱书云，《本草经》卷上，注云，序药性之源本，论病名之形论，卷中云。玉石草木三品，卷下云虫兽果菜米合三品，此《名医》所改，今依古为次。又帝王世纪，及陶序，称四卷者，掌禹锡云，按旧本亦作四卷。韩保昇又云，《神农本草》上、中、下、并序录，合四卷、若此，则三四之异以有序录，则《抱朴子》养生要略。太平《御览》所引起神农经，或云问于太乙子，或引太乙子云云，皆经所无。或亦在序录中，后人节去之耳，至其经文或以痒为养，创为疮、淡为痰、注为蛀、沙为砂、兔为菟之类，皆由传写之误，据古订正，勿嫌惊俗也，其辨析物类，引据诸书，本之《毛诗》、《尔雅》、《说文》、《方言》、《广雅》，诸子杂家，则凤卿增补之力俱多云。

阳湖孙星衍撰

周序

着本草者，代有明哲矣。而求道者必推本于神农，以为神圣之至诚尽性，其兴物以全民，义至精而用至大也。历三代之世以迄秦汉，守其书而传习之，盖无敢违其教者。自陶贞白杂入《名医别录》，朱墨分书，其书无传本矣。至宋以降，朱墨互淆，其书无真本矣。纷纭散乱，千有余岁，好古者乃欲一一收拾以复其旧，亦难矣哉！故灵胎徐氏有《本草百种录》，修园陈氏有《本草经读》，各于经旨有所发明。不愧述者，要止体厥功能，以便世用。而于三品之全物，卒阙焉而无闻，久之乃得顾氏辑本，复于同郡石埭徐氏借得孙氏辑本二书，皆以用，一无所发。盖孙氏本非知医者，此无足怪。乃于名物形状，亦徒罗列富有，莫正是非。如水萍则并列，柳华则柽杞同称。如此之类，未可殚举。然而备录前文。以待来哲之论定胜九谷长，其可实谷而苗草耶。二种出入，嫌入于妄作矣。尤异

中华藏书

黄帝内经·最新整理珍藏版

中国书店

者，孙顾二书，同出大观，而三品互殊，几于十二。顾氏诋孙不考《本经》目录，故三品种数，显与名例相违。夫《本经》目录，载在《李氏纲目》第二卷，昭昭者也！孙氏之辑此书，不可谓不勤者矣！独于此忽焉而不一寓目耶？岂谓《本经》久无真本，安所得其目录？李氏所述不足据耶！然而名例相违又何也？夫数典者经生之空谈，而无与于医之实用者也。天下无无用之物，而患无用物之人。物无不乐效用于人，而人每至于负物。是书也，苟不求所以用之，即名物品数，尽如神农之旧，而何所济于世古圣垂教之深心？历代贤士表章之盛意，其在是耶。用药一用兵也抑独何哉？学海虑古籍之湮也，亟为刊布而叙其梗概如此，以见舍顾而从孙者，亦取征引之富赡耳。至于名象之是非，功用之变化，在善读者之自得之矣。

时光绪辛卯秋仲建德周学海之记

上经（上品）

上药一百二十种，为君，主养命以应天，无毒。多服、久服不伤人。欲轻身益气，不老延年者，本上经。

丹沙、云母、玉泉、石钟乳、涅石、消石、朴消、滑石、石胆、空青、曾青、禹余粮、太乙余粮、白石英、紫石英、五色石脂、白青、扁青（右玉石，上品一十八种，旧同）。

菖蒲、鞠华、人参、天门冬、甘草、干地黄、术、菟丝子、牛膝、充蔚子、女萎、防葵、柴胡、麦门冬、独活、车前子、木香、署豫、薏苡仁、泽泻、远志、龙胆、细辛、石斛、巴戟天、白英、白蒿、赤箭、奄闾子、析蓂子、蓍实、赤、黑、青、白、黄、紫芝（六芝）、卷柏、蓝实、芎䓖、蘼芜、黄连、络石、蒺藜子、黄耆、肉松容、防风、蒲黄、香蒲、续断、漏芦、营实、天名精、决明子、丹参、茜根、飞廉、五味子、旋华、兰草、蛇床子、地肤子、景天、茵陈、杜若、沙参、白兔藿、徐长卿、石龙刍、薇衔、云实、王不留行、升麻、青蘘、姑活、别羁、屈草、淮木（右草上品七十三种，旧七十二种）。

牡桂、菌桂、松脂、槐实、枸杞、柏实、伏苓、榆皮、酸枣、蘖木、干漆、五加皮、蔓荆实、辛夷、桑上寄生、杜仲、女贞实、木兰、蕤核、橘柚、（右木上品二十种，旧一十九种）。

发皮（右人一种，旧同）。

龙骨、麝香、牛黄、熊脂、白胶、阿胶（右兽上品六种旧同）。

丹雄鸡、雁肪（右禽上品二种，旧同）。

石蜜、蜂子、蜜腊、牡蛎、龟甲、桑螵蛸、海蛤、文蛤、蠡鱼、鲤鱼胆（右蠡鱼上品一十种，旧同）。

藕实茎、大枣、葡萄、蓬蔂、鸡头实（右果上品五种，旧六种）

胡麻、麻贲（右米谷上品二种，旧三种）。

冬葵子、苋实、瓜蒂、瓜子、苦菜（右菜上品五种，旧同）。

上经（上品）玉石——丹沙

味甘、微寒。

主身体五藏百病，养精神，安魂魄，益气，明目，杀精魅邪恶鬼。久服，通神明不老。能化为汞，生山谷。（太平《御览》引，多有生山谷三字。《大观本》，作生符陵山谷，俱作黑字。考生山谷是经文，后人加郡县耳，宜改为白字，而以郡县为黑字，下皆仿此）。

《吴普》本草曰：丹沙，神农甘、黄帝苦，有毒。扁鹊苦，李氏大寒，或生武陵，采无时，能化未成水银，畏磁石，恶咸水（太平《御览》）。

《名医》曰：作末，名真朱，光色如云母，可折者良，生符陵山谷，采无时。

案《说文》云：丹，巴越之赤石也，象采丹井、象丹形，古文作日，亦作彤、沙、水散石也。澒，丹沙所化为水银也。管子地数篇云：山上有丹沙者，其下有金，《淮南子》地形训云：赤天七百岁生赤丹，赤丹七百岁生赤澒。高诱云：赤丹，丹沙也。《山海经》云：丹粟，粟、沙，音之缓急也，沙，旧作砂，非汞，即湏省文。《列仙传》云：赤斧能作水湏，炼丹，与消石服之，按金石之药。古人云久服轻身延年者谓当避谷，绝人道，或服数十年乃效耳。今人和肉食服之，遂多相反。转以成疾，不可疑古书之虚证。

上经（上品）玉石——云母

味甘平。

主身皮死肌，中风寒热，如在车船上，除邪气，安五脏，益子精，明目，久服轻身延年。一名云珠、一名云华、一名云英、一名云液、一名云沙、一名磷石，生山谷。

《名医》曰：生太山，齐卢山，及琅邪，北定山石间，二月采（此录《名医》说者，即是仲景元化，及普所说，但后人合之，无从别耳，亦以补普书不备也）。

案《列仙传》云：方回，炼食云母。《抱朴子·仙药》云：云母有五种，五色并具。而多青者，名云英，宜以春服之。五色并具，而多赤者，名云珠，宜以夏服之。五色并具，而多白者，名云液，宜以秋服之。五色并具，而多黑者，名云母，宜以冬服。但有青黄二色者，名云沙，宜以季夏服之。晶晶纯白名磷石，可以四时长服之也。李善文选注：引异物志，云母一名云精，人地万岁不朽。《说文》无磷字。玉篇云：磷薄也，云母之别名。

上经（上品）玉石——玉泉

味甘平。

主五藏百病，柔筋强骨，安魂魄，长肌肉，益气，久服耐寒暑（《御览》引耐字多作能，古通），不饥渴，不老神仙。人临死服五斤，死三年色不变。一名玉札（《御览》引作玉浓，初学记引云。玉桃，服之长生不死；《御览》又引云，玉桃，服之长生不死，若不得早服之，临死日服之，其尸毕天地不朽，则杞疑当作桃），生山谷。

《吴普》曰：玉泉，一名玉屑，神农岐伯雷公，甘；李氏，平。畏冬华，恶青竹（《御览》），白玉枇如白头公（同上，事类赋引云，白玉体如白首翁）。

案《周礼》玉府：王斋，则供食玉。郑云：玉是阳精之纯者，食之以御水气。

郑司农云：王斋，当食玉屑。《抱朴子·仙药》云：玉可以乌米酒，及地榆酒，化之为水，亦可以葱浆，消之为焰，亦可饵以为丸，亦可烧以为粉。服之，一年以上，入水不沾，入火不灼，刃之不伤，百毒不犯也。不可用已成之器，伤人无益，当得璞玉，乃可用也。得于阗国白玉尤善，其次有南阳徐善亭部界界中玉，及日南，卢容水中玉，亦佳。

上经（上品）玉石——石钟乳

味甘温。

主咳逆上气，明目益精，安五藏，通百节，利九窍，下乳汁（《御览》引云，一名留公乳，《大观本》，作一名公乳，黑字）。生山谷。

《吴普》曰：钟乳，一名虚中，神农辛，桐君黄帝医和甘，扁鹊甘无毒（《御览》引云李氏，大寒）。生山谷（《御览》引云，太山山谷）。阴处岸下，溜汁成（《御览》引作溜汁所成聚），如乳汁，黄白色，空中相通。二月三月采，阴干（凡《吴普》本草，掌禹锡所引者不复注，惟注其出《御览》诸书者）。

《名医》曰：一名公乳，一名芦石，一名夏石，生少室及太山，采无时。

案《范子计然》云：石钟乳出武都，黄白者善（凡引计然，多出事文类聚，文选注，《御览》，及《大观本草》）。《列仙传》云：印疏，煮石髓而服之，谓之石钟乳，钟当为潼。《说文》云乳汁也，钟假音字。

上经（上品）玉石——涅石

味酸寒。

主寒热泄利，白沃阴蚀，恶创，目痛，坚筋骨齿。炼饵服之，轻身不老，增年。一名羽涅，生山谷。

《吴普》曰：矾石一名羽涅，一名羽泽。神农岐伯酸，扁鹊咸，雷公酸，无毒。生河西，或陇西，或武都，石门。采无时，岐伯，久服伤人骨（《御览》）。

《名医》曰：一名羽泽，生河西，及陇西，武都，石门，采无时。

案《说文》无矾字，玉篇云：矾石也，涅，矾石也、《西山经》云：女床之山，其阴多涅石。郭璞云即矾石也，楚人名为涅石，秦名为羽涅也。《本草经》亦名曰涅石也，《范子计然》云：矾石出武都。《淮南子》俶真训云：以涅染缁。高诱云：涅，矾石也，旧，涅石作矾石，羽涅作羽涅非。

上经（上品）玉石——消石

味苦寒。

主五藏积热，胃张闭，涤去蓄结饮食，推陈致新，除邪气。炼之如膏，久服轻身（《御览》引云一名芒硝，《大观本》作黑字）。生山谷。

《吴普》曰：消石，神农苦，扁鹊甘（凡出掌禹锡所引，亦见《御览》者，不箸所出）。

《名医》曰：一名芒硝，生益州，及五都，陇西，西羌，采无时。

案《范子计然》云：硝石出陇道，据《名医》，一名芒硝，又别出芒消条，非。北山经云：京山，其阴处有元礵，疑礵，即硝异文。

上经（上品）玉石——朴消

味苦寒。

主百病，除寒热邪气，逐六府积聚，结固，留癖，能化七十二种石。炼饵服之，轻身神仙。生山谷。

《吴普》曰：朴硝石，神农岐伯雷公无毒，生益州，或山阴，入土，千岁不变，炼之不成，不可服（《御览》）。

《名医》曰：一名消石朴，生益州，有盐水之阳，采无时。

案《说文》云：朴，木皮也，此盖消石外裹如玉璞耳，旧作硝，俗字。

上经（上品）玉石——滑石

味甘寒。

主身热泄澼，女子乳难，癃闭；利小便，荡胃中积聚寒热，益精气；久服，轻身，耐饥，长年。生山谷。

《名医》曰：一名液石、一名共石、一名脱石、一名番石，生赭阳，及太山之阴，或掖北，白山，或卷山，采无时。

案《范子计然》云：滑石，白滑者善；南越志云：營城县出營石，即滑石也。

上经（上品）玉石——石胆

味酸寒。

主明目，目痛，金创，诸痫痓，女子阴蚀，痛，石淋，寒热，崩中下血，诸邪毒气，令人有子。炼饵服之，不老，久服，增寿神仙。能化铁为铜，成金银（《御览》引作合成）。一名毕石，生山谷。

《吴普》曰：石胆神农酸，小寒。李氏，大寒。桐君辛有毒。扁鹊苦无毒（《御览》引云，一名黑石，一名铜勒，生羌道或句青山，二月庚子辛丑采）。

《名医》曰：一名黑石，一名碁石，一名铜勒，生羌道，羌里，句青山，二月庚子辛丑日采。

案《范子计然》云：石胆出陇西羌道。陶宏景云：仙经一名立制石，《周礼》疡医，凡疗疡以五毒攻之。郑云：今医方有五毒之药，作之合黄，置石胆丹沙、雄黄、矾石、慈石，其中，烧之三日三夜，其烟上著，以鸡羽扫取之，以注创，恶肉破骨则尽出。图经曰：故翰林学士杨亿尝笔记直史馆杨嵎，有疡生于颊，人语之，依郑法合烧，药成。注之疮中，遂愈。信古方攻病之速也。

上经（上品）玉石——空青

味甘寒。

主眚盲，耳聋。明目，利九窍，通血脉，养精神。久服，轻身延年不老。能化铜铁铅锡作金。生山谷。

《吴普》曰：空青，神农甘，一经酸，久服，有神仙玉女来时，使人志高（《御览》）。

《名医》曰：生益州及越巂山有铜处，铜精熏则生空青，其腹中空，三月中旬，采，亦无时。

案《西山经》云：皇人之山，其下多青。郭璞云：空青曾青之属。《范子计然》云：空青出巴郡。《司马相如赋》云：丹青，张揖云青，青也。颜师古云：青，今之丹青也。

上经（上品）玉石——曾青

味酸小寒。

主目痛止泪，出风痹，利关节，通九窍，破症坚积聚。久服轻身不老。能化金铜，生山谷。

《名医》曰：生蜀中及越巂，采无时。

案管子揆度篇云：秦明山之曾青。《荀子》云：南海则有曾青，杨倞注，曾青，铜之精。《范子计然》云：曾青山宏农豫章，白青出新涂，青色者善。《淮南子》地形训云：青天八百岁生青曾。高诱云：青曾，青石也。

上经（上品）玉石——禹余粮

味甘寒。

主咳逆寒热，烦满下（《御览》有痢字），赤白，血闭，症瘕，大热。炼饵服之，不饥，轻身延年。生池泽及山岛中。

《名医》曰：一名白余粮，生东海及池泽中。

案《范子计然》云：禹余粮出河东。《列仙传》云：赤斧，上华山取禹余粮。《博物志》云：世传昔禹治水，弃其所余食于江中，而为药也，按此出神农经，则禹非夏禹之禹，或本名白余粮，《名医》等移其名耳。

上经（上品）玉石——太乙余粮

味甘平。

主咳逆上气，症瘕，血闭，漏下，余邪气。久服耐寒署，不饥，轻身，飞行千里，神仙（《御览》引作若神仙）。一名石脑，生山谷。

《吴普》曰：太一禹余粮，一名禹哀，神农岐伯雷公甘平，李氏小寒，扁鹊甘无毒，生太山上，有甲，甲中有白，白中有黄，如鸡子黄色，九月采，或无时。

《名医》曰：生太白，九月采。

案《抱朴子》金丹篇云：灵丹经，用丹沙、雄黄、雌黄、石硫黄、曾青、矾石、磁石、戎盐、太一禹余粮，亦用六一泥，及神室祭醮，合之，三十六日成。

上经（上品）玉石——白石英

味甘，微温。

主消渴，阴痿，不足，咳逆（《御览》引作呕），胸鬲间久寒，益气，除风湿痹（《御览》引作阴淫痹）。久服，轻身（《御览》引作身轻健），长年。生山谷。

《吴普》曰：白石英，神农甘，岐伯黄帝雷公扁鹊无毒，生太山，形如紫石英，白泽，长者二三寸，采无时（《御览》引云，久服，通日月光）。

《名医》曰：生华阴及太山。

案《司马相如赋》，有白附，苏林云白附，白石英也，司马山云，出鲁阳山。

上经（上品）玉石——紫石英

味甘温。

主心腹咳逆（《御览》引作呕逆），邪气，补不足。女子风寒在子宫，绝孕，十年无子。久服，温中，轻身延年。生山谷。

《吴普》曰：紫石英，神农扁鹊味甘平，李氏大寒，雷公大温，岐伯甘无毒，生太山，或会稽，采无时，欲令如削，紫色达头如樗蒲者。

又曰青石英，形如白石英，青端赤后者是。赤石英形如白石英，赤端白后者是，赤泽有光，味苦，补心气。黄石英形如白石英，黄色如金，赤端者是。黑石英，形如白石英，黑泽有光（《御览》掌禹锡引此节文）。

《名医》曰：生太山，采无时。

上经（上品）玉石——青石、赤石、黄石、白石、黑石脂等

味甘平。

主黄疸、泄利、肠澼、脓血、阴蚀、下血、赤白、邪气、痈肿、疽痔、恶创、头疡、疥搔。久服，补髓益气，肥健，不饥，轻身延年。五石脂，各随五色补五脏。生山谷中。

《吴普》曰：五色石脂，一名青、赤、黄、白、黑符。青符神农甘，雷公酸无毒，桐君辛无毒，李氏小寒，生南山，或海涯，采无时；赤符，神农雷公甘，黄帝扁鹊无毒，李氏小寒，或生少室、或生太山，色绛，滑如脂；黄符，李氏小寒，雷公苦，或生嵩山，色如钝脑，雁雏，采无时；白符，一名随髓，岐伯雷公酸无毒，李氏小寒，桐君甘无毒，扁鹊辛，或生少室天娄山，或太山；黑符，一名石泥，桐君甘无毒，生洛西山空地。

《名医》曰：生南山之阳，一本作南阳，又云黑石脂，一名石涅，一名石墨。

案《吴普》引神农甘云云：五石脂各有条，后世合为一条也。《范子计然》云：赤石脂出河东，色赤者善，《列仙传》云，赤须子好食石脂。

上经（上品）玉石——白青

味甘平。

主明目，利九窍，耳聋，心下邪气，令人吐，杀诸毒，三虫。久服通神明，轻身，延年不老。生山谷。

《吴普》曰：神农甘平，雷公酸无毒，生豫章，可消而为铜（《御览》）。

《名医》曰：生豫章，采无时。

案《范子计然》云：白青，出巴郡。

上经（上品）玉石——扁青

味甘平。

主目痛，明目，折跌，痈肿，金创不疗，破积聚，解毒气（《御览》引作辟毒），利精神。久服，轻身不老。生山谷。

《吴普》曰：扁青，神农雷公小寒无毒，生蜀郡，治丈夫内绝，令人有子（《御览》引云，治痈脾风痹，久服轻身）。

《名医》曰：生朱崖武都朱提，采无时。

案《范子计然》云：扁青出宏农豫章。

上，玉、石，上品一十八种，旧同。

上经（上品）草——菖蒲

味辛温。

主风寒湿痹，咳逆上气，开心孔，补五脏，通九窍，明耳目，出声音。久服轻身，不忘不迷或延年。一名昌阳（《御览》引云，生石上，一寸九节者，久服轻身云云，《大观本》，无生石上三字，有云一寸九节者良，作黑字），生池泽。

《吴普》曰：菖蒲一名尧韭（艺文类聚引云，一名昌阳）。

《名医》曰：生上洛，及蜀郡严道，五月十二日采根，阴干。

案《说文》云：䒧，菖蒲也，益州生，也，《广雅》云，邛昌阳，菖蒲也，《周礼》醢人云，菖本，郑云菖本，菖蒲根，切之四寸为菹，春秋左《传》云，食以菖歜。杜预云：菖歜，菖蒲菹；吕氏春秋云：冬至后五旬七日，菖始生，菖者百草之先，于是始耕；《淮南子》说山训云：菖羊去蚤虱而来蛉穷。高诱云：菖羊，菖蒲；《列仙传》云：商邱子胥食菖蒲根，务光服蒲韭根，《离骚》草木疏云，沈存中云：所谓兰荪，即今菖蒲是也。

上经（上品）草——鞠华

味苦平。

主风，头眩肿痛，目欲脱，泪出，皮肤死肌，恶风湿痹。久服，利血气，轻身，耐老延年。一名节华，生川泽及田野。

《吴普》曰：菊华一名白华（初学记），一名女华，一名女茎。

《名医》曰：一名日精、一名女节、一名女华、一名女茎、一名更生、一名周盈、一名傅延年、一名阴成，生雍州。正月采根，三月采叶，五月采茎，九月采花，十一月采实，皆阴干。

案《说文》云：蘜治墙也，蘜日精也，似秋华，或省作，《尔雅》云，蘜治墙；郭璞云：今之秋华菊，则蘜、蘜、蘜皆秋华，字、惟今作菊，《说文》以为大菊瞿麦，假音用之也。

上经（上品）草——人参

味甘微寒。

主补五脏，安精神，定魂魄，止惊悸，除邪气，明目，开心益智。久服，轻身延年。一名人衔，一名鬼盖。生山谷。

《吴普》曰：人参一名土精、一名神草、一名黄参、一名血参、一名人微、一名玉精，神农甘小寒，桐君雷公苦，岐伯黄帝甘无毒，扁鹊有毒，生邯郸，三月生叶，小兑，核黑，茎有毛，三月九月采根，根有头足手面目如人（《御览》）。

《名医》曰：一名神草、一名人微、一名土精、一名血参。如人形者有神，生上党及辽东，二月四月八月上旬采根，竹刀刮，暴干，无令见风。

案《说文》云：参，人参，药草，出上党。《广雅》云：地精，人参也。《范子计然》云：人参出上党，状类人者善。刘敬叔异苑云：人参一名土精，生上党者佳，人形皆具，能作儿啼。

上经（上品）草——天门冬

味苦平。

主诸暴风湿偏痹，强骨髓，杀三虫，去伏尸。久服轻身，益气延年。一名颠勒（《尔雅》注引云，门冬一名满冬，今无文）。生山谷。

《名医》曰：生奉高山，二月七月八月采根，暴干。

案《说文》云墙，墙蘼，满冬也。《中山经》云：条谷之山，其草多宜冬。《尔雅》云：墙蘼，满冬。《列仙传》云：赤须子食天门冬。《抱朴子·仙药》云：天门冬，或名地门冬，或名筳门冬、或名颠棘、或名淫羊食、或名管松。

上经（上品）草——甘草

味甘平。

主五脏六府寒热邪气，坚筋骨，长肌肉，倍力，金创，解毒。久服轻身延年（《御览》引云一名美草，一名密甘，《大观本》，作黑字）。生川谷。

《名医》曰：一名密甘、一名美草、一名密草、一名蕗（当作蘦）草，生河西积沙山，及上郡，二月八日除日，采根暴干，十日成。

案《说文》云：苷，甘草也，蘦，大苦也，苦，大苦苓也。《广雅》云：美草，甘草也，《毛诗》云隰有苓，《传》云，苓，大苦。《尔雅》云：蘦，大苦；郭璞云：今甘草，蔓延生，叶似荷，青黄，茎赤黄，有节，节有枝相当，或云蘦似地黄，此作甘，省字，蘦，苓通。

上经（上品）草——干地黄

味甘寒。

主折跌绝筋，伤中，逐血痹，填骨髓，长肌肉，作汤，除寒热积聚，除痹，生者尤良。久服，轻身不老。一名地髓，生川泽。

《名医》曰：一名芐、一名芑，生咸阳，黄土地者佳，二

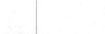

月八日采根阴干。

案《说文》云：芐，地黄也，礼曰钘毛牛藿，羊芐，豕徽。《广雅》云：地髓，地黄也。《尔雅》云：芐，地黄。郭璞云：一名地髓，江东呼芐。《列仙传》云：吕尚服地髓。

上经（上品）草——术

味苦温。

主风寒湿痹死肌，痉疸，止汗，除热，消食，作煎饵。久服，轻身延年，不饥。一名山蓟（艺文类聚引作山筋），生山谷。

《吴普》曰：术，一名山连，一名山芥，一名天苏，一名山姜（艺文类聚）。

《名医》曰：一名山姜、一名山连，生郑山，汉中，南郑，二月三月八月九月，采根暴干。

案《说文》云：术，山蓟也。《广雅》云：山姜，术也，白术，牡丹也。《中山经》云：首山草多术。郭璞云：术，山蓟也。《尔雅》云：术，山蓟。郭璞云：今术似蓟，而生山中。《范子计然》云：术出三辅，黄白色者善。《列仙传》云：涓子好饵术；《抱朴子·仙药》云：术一名山蓟，一名山精，故神药经曰：必欲长生，长服山精。

上经（上品）草——菟丝子

味辛平。

主续绝伤，补不足，益气力，肥健，汁，去面皯。久服明目，轻身延年。一名菟芦，生川泽。

《吴普》曰：菟丝，一名玉女、一名松萝、一名鸟萝、一名鸭萝、一名复实、一名赤网，生山谷（《御览》）。

《名医》曰：一名菟缕、一名唐蒙、一名玉女、一名赤网、一名菟累，生朝鲜田野，蔓延草木之上，色黄而细为赤网，色浅而大为菟累，九月，采实暴干。

案《说文》云：蒙，玉女也。《广雅》云：菟邱，菟丝也，女萝，松萝也。《尔雅》云：唐蒙，女萝，女萝，菟丝，又云蒙，玉女。《毛诗》云：爱采唐矣，《传》云唐蒙，菜名，又茑与女萝，《传》云，女萝，菟丝松萝也。陆玑云：今菟丝蔓连草上生，黄赤如金，今合药，菟丝子是也，非松萝，松萝自蔓松上，枝正青，与菟丝异。《楚词》云：被薜荔兮带女萝。王逸云：女萝，菟丝也；《淮南子》云：千秋之松，下有茯苓，上有菟丝，高诱注云，茯苓，千岁松脂也，菟丝生其上，而无根，旧作菟，非。

上经（上品）草— 牛膝

味苦酸（《御览》作辛）。

主寒（《御览》作伤寒），湿痿痹，四肢拘挛，膝痛不可屈伸，逐血气伤，热，火烂，堕胎。久服轻身耐老（《御览》作能老）。

一名百倍，生川谷。

《吴普》曰：牛膝，神农甘，一经酸，黄帝扁鹊甘，李氏温，雷公酸无毒，生河内，或临邛，叶如夏蓝，茎，本赤，二月八月采（《御览》）。

《名医》曰：生河内及临朐，二月八月十月，采根，阴干。

案《广雅》云：牛茎牛膝也。陶宏景云：其茎有节似膝，故以为名也，膝当为膝。

上经（上品）草——充蔚子

味辛微温。

主明目益精，除水气。久服轻身，茎生瘾疹痒，可作浴汤。一名益母，一名益明，一名大札。生池泽。

《名医》曰：一名贞蔚，生海滨，五月采。

案《说文》云：萑，蓷也，《广雅》云：益母，充蔚也。《尔雅》云：萑，蓷。郭璞云：今茺蔚也。《毛诗》云：中谷有蓷，《传》云，蓷；鵻也。陆玑云：旧说及魏博士济阴周元明，皆云庵闾，是也，韩诗及三苍说，悉云益母，故曾子见益母而感。刘歆曰萑，臭秽，臭秽即茺蔚也，旧作茺，非。

上经（上品）草——女萎

味甘平。

主中风暴热，不能动摇，跌筋结肉，诸不足。久服，去面黑皯，好颜色，润泽，轻身不老。生山谷。

《吴普》曰：女萎一名葳蕤、一名玉马、一名地节、一名虫蝉、一名乌萎、一名荧、一名玉竹，神农苦，一经甘，桐君雷公扁鹊甘无毒，黄帝辛，生太山山谷，叶青黄相值如姜，二月七月采，治中风暴热，久服轻身（《御览》），一名左眄，久服轻身耐老（同上）。

《名医》曰：一名荧、一名地节、一名玉竹、一名马熏，生太山及邱陵，立春后采，阴干。

案《尔雅》云：荧委萎。郭璞云：药草也，叶似竹，大者如箭，竿，有节，叶狭而长，表白裹青，根大如指，长一二尺，可啖。陶宏景云：按本经有女萎，无萎蕤，别录有萎蕤，而为用正同，疑女萎即萎蕤也，惟名异耳。陈藏器云：魏志樊阿传，青粘，一名黄芝，一名地节，此即萎蕤。

上经（上品）草——防葵

味辛寒。

主疝瘕、肠泄、膀胱热结、溺不下、咳逆、温疟、癫、痫、惊邪、狂走。久服，坚骨髓，益气轻身。一名梨盖。生川谷。

《吴普》曰：房葵一名梨盖、一名爵离、一名房苑、一名晨草、一名利如、一名方盖，神农辛，小寒，桐君扁鹊无毒，岐伯雷公黄帝苦，无毒，茎叶如葵，上黑黄，二月生根，根大如桔梗，根中红白，六月花白，七月八月实白，三月三日采根（《御览》）。

《名医》曰：一名房慈、一名爵离、一名农果、一名利茹、一名方盖，生临淄，及嵩高太山少室，三月三日，采根暴干。

案《博物志》云：防葵与狼毒相似。

上经（上品）草——柴胡

味苦平。

主心腹，去肠胃中结气，饮食积聚，寒热邪气，推陈致新。久服，轻身明目益精。一名地熏。

《吴普》曰：茈葫，一名山菜、一名茹草，神农岐伯雷公苦无毒，生冤句，二月八月采根（《御览》）。

《名医》曰：一名山菜、一名茹草、叶一名芸蒿，辛香可食，生宏农及冤句，二月八月采根暴干。

案《博物志》云：芸蒿叶似邪蒿，春秋有白蒻，长四五寸，香美可食，长安及河内并有之。《夏小正》云：正月采芸，月令云仲春芸始生。吕氏春秋云：菜之美者，华阳之芸，皆即此也，急就篇有芸。颜师古注云：即今芸蒿也，然则是此茈胡叶矣，茈柴前声相转，《名医》别录，前胡条，非。陶宏景云：本经上品，有茈胡而无此，晚来医乃用之。

上经（上品）草——麦门冬

味甘平。

主心腹，结气伤中伤饱，胃络脉绝，羸瘦短气。久服轻身，不老不饥。生川谷及堤阪。

《吴普》曰：一名马韭、一名衅冬、一名忍冬、一名忍陵、一名不死药、一名仆垒、一名随脂（太平《御览》引云，一名羊韭，秦，一名马韭，一名禹韭，韭，越一名羊齐，一名麦韭，一名禹韭，一名衅韭，一名禹余粮），神农岐伯甘平，黄帝桐君雷公甘无毒，李氏甘小温，扁鹊无毒，生山谷肥地，叶如韭，肥泽丛生，采无时，实青黄。

《名医》曰：秦名羊韭，齐名麦韭，楚名马韭，越名羊蓍，一名禹葮，一名禹余粮，叶如韭，冬夏长生，生函谷肥土，石间久废处，二月三月八月十月采，阴干。

案《说文》云：荵，荵冬草。《中山经》云：青要之山，是多仆累，据《吴普》说，即麦门冬也，忍，荵，垒，累，音同。陶宏景云：实如青珠，根似穬麦，故谓麦门冬。

中华藏书 《神农本草经》 中国书房

上经（上品）草——独活

味苦平。

主风寒所击，金疮止痛，贲豚，痫痓，女子疝瘕。久服，轻身耐老。一名羌活，一名羌青，一名护羌使者。生川谷。

《吴普》曰：独活一名胡王使者，神农黄帝苦无毒，八月采，此药有风花不动，无风独摇（《御览》）。

《名医》曰：一名胡王使者，一名独摇草，此草得风不摇，无风自动，生雍州，或陇西南安，二月八月采根暴干。

案《列仙传》云：山图服羌活独活，则似二名，护羌胡王皆羌字缓声，犹专诸为专设诸，庚公差为痪公之斯，非有义也。

上经（上品）草——车前子

味甘寒无毒。

主气癃，止痛，利水道小便，除湿痹。久服轻身耐老。一名当道（《御览》有云一名牛舌，《大观本》作牛遗，黑字），生平泽。

《名医》曰：一名芣苢、一名虾蟆衣、一名牛遗、一名胜舄，生真定邱陵阪道中，五月五日采，阴干。

案《说文》云：芣一曰芣苢，苢，芣苢，一名马舄，其实如李，令人宜子，周书所说，《广雅》云当道马舄也。《尔雅》云：舄苢马，舄，马舄车前；郭璞云：今车前草，大叶长穗，好生道边，江东呼为虾蟆衣，又蕑，牛蕲。孙炎云：车前一名牛蕲，《毛诗》云采采芣苢，《传》云芣苢，马舄，马舄，车前也。陆玑云：马舄一名车前，一名当道，喜在牛迹中生，故曰车前当道也，今药中车前子，是也，幽州人谓之牛舌草。

上经（上品）草——木香

味辛。

主邪气，辟毒疫温鬼，强志，主淋露（《御览》引云，主气不足，《大观本》，作黑字）。久服，不梦寤魇寐（《御览》

引云，一名密青，又云轻身，致神仙，《大观本》，俱作黑字）。生山谷。

《名医》曰：一名蜜香，生永昌。

上经（上品）草——署豫

味甘温。

主伤中，补虚羸，除寒热邪气，补中益气力，长肌肉。久服耳目聪明，轻身不饥，延年。一名山芋，生山谷。

《吴普》曰：薯蓣，一名诸署（《御览》作署豫，作诸署，艺文类聚，亦作诸），齐越名山芋，一名修脆，一名儿草（《御览》引云，秦楚名玉延，齐越名山芋，郑赵名山芋，一名玉延）神农甘小温，桐君雷公甘（御引作苦），无毒，或生临朐钟山，始生，赤茎细蔓，五月华白，七月实青黄，八月熟落，根中白，皮黄，类芋（《御览》引云，二月八月采根，恶甘遂）。

《名医》曰：秦楚名玉延，郑越名土诸，生嵩高，二月八月采根，暴干。

案《广雅》云：玉延，薯豫，署蓣也。北山经云：景山草多薯豫。郭璞云：根似羊蹄可食，今江南单呼为薯，语有轻重耳；《范子计然》云：薯豫本出三辅，白色者善；本章衍义云：山药上一字犯宋英庙讳，下一字曰蓣，唐代宗名豫，故改下一字为药。

上经（上品）草——薏苡仁

味甘微寒。

主筋急，拘挛不可屈伸，风湿痹，下气。久服轻身益气。其根下三虫，一名解蠡。生平泽及田野。

《名医》曰：一名屋菼、一名起实、一名赣，生真定，八月采实，采根无时。

案《说文》云：薏，薏苢，一曰英，赣，一曰薏苢。《广雅》云：赣，起实，目也，吴越春秋，鲧娶于有莘氏之女，名曰女嬉，年壮未孳，嬉于砥山，得薏苡而吞之，意若为人所感，因而妊孕，后汉书马援传，援在交趾，常饵薏苡实，用能轻身省欲以胜瘴，薏，俗作薏，非。

上经（上品）草——泽泻

味甘寒。

主风寒湿痹，乳难消水，养五脏，益气力，肥健。久服耳目聪明，不饥，延年轻身，面生光，能行水上。一名水泻，一名芒芋，一名鹄泻。生池泽。

《名医》曰：生汝南，五六八月采根，阴干。

案《说文》云：水写也。《尔雅》云：蕍蕮。郭璞云：今泽蕮，又，牛肤。郭璞云，《毛诗》《传》云：水蕮也，如续断，寸寸有节，拔之可复《毛诗》云，言采其蕍，《传》云，蕍，水蕮也。陆玑云：今泽蕮也，其叶如车前草大，其味亦相似，徐州广陵人食之。

上经（上品）草——远志

味苦温。

主咳逆，伤中，补不足，除邪气，利九窍，益智慧，耳目聪明，不忘，强志倍力。久服，轻身不老。叶名小草，一名棘菀（陆德明《尔雅》音义引作荙），一名棘绕（《御览》作要绕），一名细草。生川谷。

《名医》曰：生太山及宛句，四月采根叶，阴干。

案《说文》云：荙，棘荙也。《广雅》云：蕀苑，远志也，其上谓之小草。《尔雅》云：绕，蕀荙。郭璞云：今远志也，似麻黄，赤华，叶锐而黄。

上经（上品）草——龙胆

味苦涩。

主骨间寒热，惊痫，邪气续绝伤，定五脏，杀蛊毒。久服，益智，不忘，轻身，耐老。一名陵游，生山谷。

《名医》曰：生齐朐及宛句，二月八月十一月十二月，采根，阴干。

上经（上品）草——细辛

味辛温。

主咳逆，头痛，脑动，百节拘挛，风湿，痹痛，死肌。久服明目，利九窍，轻身长年。一名小辛，生山谷。

《吴普》曰：细辛一名细草（《御览》引云，一名小辛），神农黄帝雷公桐君辛小温，岐伯元毒，李氏小寒，如葵叶，色赤黑，一根一叶相连（《御览》引云，三月八月采根）。

《名医》曰：生华阴，二月八月采根，阴干。

案《广雅》云：细条，少辛，细辛也；《中山经》云：浮戏之山，上多少辛；郭璞云：细辛也；《管子·地员篇》云：小辛大蒙；《范子计然》云：细辛出华阴，色白者善。

上经（上品）草——石斛

味甘平。

主伤中，除痹，下气，补五脏虚劳，羸瘦，强阴。久服厚肠胃，轻身延年。一名林兰（《御览》引云，一名禁生，观本，作黑字），生山谷。

《吴普》曰：石斛，神农甘平，扁鹊酸，李氏寒（《御览》）。

《名医》曰：一名禁生、一名杜兰、一名石蓫，生六安水傍石上，七月八月，采茎，阴干。

案《范子计然》云：石斛，出六安。

上经（上品）草——巴戟天

味辛微温。

主大风邪气，阴痿不起，强筋骨，安五脏，补中，增志，益气。生山谷。

《名医》曰：生巴郡及下邳，二月八月，采根，阴干。

上经（上品）草——白英

味甘寒。

中華藏書

黄帝内经·最新整理珍藏版

中国书店

主寒热，八疸，消渴，补中益气。久服，轻身延年。一名谷菜（元本误作黑字），生山谷。

《名医》曰：一名白草，生益州，春采叶，夏采茎，秋采花，冬采根。

案《尔雅》云：苻，鬼目。郭璞云：今江东有鬼目草茎似葛，叶圆而毛，子如耳珰也，赤色丛生，《唐本》注。白英云，此鬼目草也。

上经（上品）草——白蒿

味甘平。

主五脏邪气，风寒温痹，补中益气，长毛发，令黑，疗心悬，少食，常饥。久服，轻身，耳目聪明，不老。生川泽。

《名医》曰：生中山，二月采。

案《说文》云：蘩，白蒿也，艾，冰台也。《广雅》云：蘩，母，旁勃也。《尔雅》云：艾，冰台。郭璞云：今艾，白蒿。《夏小正》云：二月采蘩。《传》云：蘩，由胡，由胡者，繁母也，繁母者，旁勃也。《尔雅》云：蘩，皤蒿。郭璞云：白蒿，又蘩，由胡。郭璞云：未详。《毛诗》云：于以采蘩，《传》云蘩，皤蒿也，又采蘩祁祁。《传》云：蘩，白蒿也。陆玑云：凡艾，白色者为皤蒿。《楚词》王逸注云：艾，白蒿也，按皤白，音义皆相近，艾，是药名，《本草经》无者，即白蒿是也，《名医》别出艾条，非。

上经（上品）草——赤箭

味辛温。

主杀鬼，精物蛊毒恶气。久服益气力，长阴，肥健，轻身，增年。一名离母，一名鬼督邮。生川谷。

《吴普》曰：鬼督邮，一名神草，一名阎狗，或生太山，或少室，茎箭赤无叶，根如芋子。三月四月八月，采根，日干，治痈肿（《御览》）。

《名医》曰：生陈仓雍州，及太山少室，三月四月八月采根，暴干。

案《抱朴子》云：按仙方中，有合离草，一名独摇，一名离母，所以谓之合离，离母者，此草为物，下根如芋魁，有游子十二枚，周环之，去大魁数尺，虽相须，而实不相连，但以气相属耳，别说云：今医家见用天麻，即是此赤箭根。

上经（上品）草——奄闾子

味苦微寒。

主五脏淤血、腹中水气、胪张留热、风寒湿痹、身体诸痛。久服，轻身延年不老。生川谷。

《吴普》曰：奄闾，神农雷公桐君岐伯苦小温无毒，李氏温，或生上党，叶青厚两相当，七月花曰，九月实黑，七月九月十月采，驴马食仙去（《御览》）。

《名医》曰：䮕䮫食之神仙，生雍州，亦生上党，及道边，十月采实，阴干。

案《司马相如赋》，有奄闾，张揖云奄闾，蒿也，子可治疾。

上经（上品）草——析蓂子

味辛微湿。

主明目，目痛泪出，除痹，补五脏，益精光。久服，轻易不老。一名蔑析，一名大蕺，一名马辛。生川泽及道旁。

《吴普》曰：析蓂一名析目、一名荣冥、一名马骄，雷公神农扁鹊辛，李氏小温，四月采干，二十日生道旁，得细辛良，畏干姜，苦参荠实，神农无毒，生野田，五月五日采阴干，治腹胀（《御览》）。

《名医》曰：一名大荠，生咸阳，四月五月采，暴干。

案《说文》云：蓂，析蓂，大荠也。《广雅》云：析蓂，马辛也。《尔雅》云：析蓂大荠。郭璞云：荠叶细，俗呼之曰老荠，旧作蒫，非。

上经（上品）草——蓍实

味苦平。

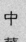

主益气，充肌肤，明目，聪慧先知。久服，不饥不老，轻身。生山谷。

《吴普》曰：蓍实味苦酸平无毒，主益气，充肌肤，明目聪慧，先知，久服，不饥不老，轻身，生少室山谷，八月九月采实暴干（《御览》）。

《名医》曰：生少室，八月九月采实，日干。

案《说文》云：蓍，蒿属，生千岁，三百茎；《史记》龟策《传》云：蓍，百茎共一根。

上经（上品）草——六芝（赤芝、黑芝、青芝、白芝、黄芝、紫芝）

赤芝，味苦平。主胸中结，益心气，补中，增慧智，不忘。久食，轻身不老，延年神仙。一名丹芝。

黑芝，味咸平。主癃，利水道，益肾气，通九窍，聪察。久食，轻身不老，延年神仙。一名元芝。

青芝，味酸平。主明目，补肝气，安精魂，仁恕，久食，轻身不老延年神仙。一名龙芝。

白芝，味辛平。主咳逆上气，益肺气，通利口鼻，强志意，勇悍，安魄。久食，轻身不老延年神仙。一名玉芝。

黄芝，味甘平。主心腹五邪，益脾气，安神，忠信和乐。久食，轻身不老延年神仙。一名金芝。

紫芝，味甘温。主耳聋，利关节，保神，益精气，坚筋骨，好颜色。久服，轻身不老延年。一名木芝。生山谷（旧作六种，今并）。

《吴普》曰：紫之一名木芝。

《名医》曰：赤芝生霍山，黑芝生恒山，青芝生太山，白芝生华山，黄芝生嵩山，紫芝生高夏地上，色紫，形如桑（《御览》），六芝皆无毒，六月八月采。

案《说文》云：芝，神草也、《尔雅》云：茵芝；郭璞云：芝一岁三华，瑞草。礼内则云：芝栭。卢植注云：芝，木芝也。《楚词》云：采三秀于山间。王逸云：三秀谓芝草。后汉书华陀传：有漆叶青面。注引陀传曰：青面者，一名地节，一名黄芝，主理五脏，益精气，本字书无面字，相传音女廉

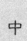

反。《列仙传》云：吕尚服泽芝。《抱朴子·仙药》云：赤者如珊瑚，白者如截肪，黑者如泽漆，青者如翠羽，黄者如紫金，而皆光明洞彻如坚冰也。

上经（上品）草——卷柏

味辛温。

生山谷。主五脏邪气、女子阴中寒热、痛、症瘕、血闭、绝子。久服轻身，和颜色。一名万岁。生山谷石间。

《吴普》曰：卷柏，神农辛，桐君雷公甘（《御览》引云，一名豹足、一名求股、一名万岁、一名神枝，时，生山谷）。

《名医》曰：一名豹足、一名求股、一名交时，生常山，五月七月采，阴干。

案《范子计然》云：卷柏，出三辅。

上经（上品）草——蓝实

味苦寒。

主解诸毒，杀蛊蚊，注鬼，螫毒。久服，头不白，轻身。生平泽。

《名医》曰：其茎叶可以染青，生河内。

案《说文》云：葴马蓝也，蓝，染青草也。《尔雅》云：葴，马蓝。郭璞云：今大叶冬蓝也，《周礼》掌染草。郑注云：染草，蓝茜，象斗之属，《夏小正》五月启灌蓝。《毛诗》云：终朝采蓝，《笺》云，蓝，染草也。

上经（上品）草——芎䓖

味辛温。

主中风入脑，头痛，寒痹，筋挛，缓急，金创，妇人血闭，无子。生川谷。

《吴普》曰：芎䓖（《御览》引云一名香果），神农黄帝岐伯雷公辛无毒，扁鹊酸无毒，李氏生温熟寒，或生胡无桃山阴，或太山（《御览》作或斜谷西岭，或太山），叶香细青黑，文赤如藁本，冬夏丛生，五月华赤，七月实黑，茎端两叶，三

中華藏書

黄帝内经·最新整理珍藏版

中国书店

月采，根有节，似马衔状。

《名医》曰：一名胡䓖，一名香果，其叶名蘼芜，生武功斜谷西岭，三月四月，采根暴干。

案《说文》云：营，营䓖，香草也，芎，司马相如说或从弓。春秋左《传》云：有山鞠穷乎。杜预云：鞠穷所以御湿。《西山经》云：号山，其草多芎䓖。郭璞云：芎䓖一名江蓠。《范子计然》云：芎䓖生始无，祜者善（有脱字）。《司马相如赋》：有芎䓖；司马贞引司马彪云：芎䓖似藁本。郭璞云：今历阳呼为江离。

上经（上品）草——蘼芜

味辛温。

主咳逆，定惊气，辟邪恶，除蛊毒鬼注，去三虫，久服通神。一名薇芜。生川泽。

《吴普》曰：蘼芜，一名芎䓖（《御览》）。

《名医》曰：一名茳蓠，芎䓖苗也，生雍州及冤句，四月五月，采叶暴干。

案《说文》云：蘪，蘪芜也，蓠，茳蓠，蒚芜。《尔雅》云：靳莣蘪芜。郭璞云：香草，叶小如委状。《淮南子》云：似蛇床。《山海经》云：臭如蘪芜，《司马相如赋》，有江离蘪芜。司马贞引樊光云：藁本，一名蘪芜，根名勒芷。

上经（上品）草——黄连

味苦寒。

主热气，目痛，眦伤，泣出，明目（《御览》引云，主茎伤，《大观本》，无），肠澼，腹痛，下利，妇人阴中肿痛。久服，令人不忘。一名王连。生川谷。

《吴普》曰：黄连，神农岐伯黄帝雷公苦无毒，李氏小寒，或生蜀郡，太山之阳（《御览》）。

《名医》曰：生巫阳及蜀郡，太山，二月八月采。

案《广雅》云：王连，黄连也。《范子计然》云：黄连出蜀郡，黄肥坚者善。

中华藏书

《神农本草经》

中国书店

上经（上品）草——络石

味苦温。

主风热，死肌，痈伤，口干舌焦，痈肿不消，喉舌肿，水浆不下。久服，轻身明目，润泽，好颜色，不老延年。一名百鲮。生川谷。

《吴普》曰：落石，一名鳞石、一名明石、一名县石、一名云华、一名云珠、一名云英、一名云丹，神农苦小温，雷公苦无毒，扁鹊桐君甘无毒，李氏大寒，云药中君，采无时（《御览》）。

《名医》曰：一名石磋、一名略石、一名明石、一名领石、一名县石，生太山或石山之阴，或高山岩石上，或生人间，正月采。

案《西山经》云：上申之山多硌石，疑即此。郭璞云：硌，磊硌大石儿，非也。《唐本》注云：俗名耐冬，山南人谓之石血，以其包络石木而生，故名络石，别录谓之石龙藤，以石上生者良。

上经（上品）草——蒺藜子

味苦温。

主恶血，破症结积聚，喉痹，乳难。久服，长肌肉，明目轻身。一名旁通、一名屈人、一名止行、一名豺羽、一名升推（《御览》引云、一名君水香，《大观本》，无文）。生平泽，或道旁。

《名医》曰：一名即藜，一名茨，生冯翊，七月八月，采实，暴干。

案《说文》云：荠，蒺藜也。诗曰：墙上有荠，以茨为茅苇，开屋字。《尔雅》云：茨，蒺藜。郭璞云：布地蔓生细叶，子有三角刺人。《毛诗》云：墙上有茨。《传》云：茨，蒺藜也，旧本作蒺藜，非。

上经（上品）草——黄耆

味甘微温。

主痈疽久败创，排脓止痛，大风，痢疾，五痔，鼠瘘，补虚，小儿百病。一名戴糁。生山谷。

《名医》曰：一名戴椹、一名独椹、一名芰草、一名蜀脂、一名百本，生蜀郡白水汉中，二月十月采，阴干。

上经（上品）草——肉松蓉

味甘微温。

主五劳七伤，补中，除茎中寒热痛，养五脏，强阴，益精气，多子，妇人症瘕。久服轻身。生山谷。

《吴普》曰：肉苁蓉，一名肉松蓉，神农黄帝咸，雷公酸小温（《御览》作李氏小温），生河西（《御览》作东），山阴，地，长三四寸丛生，或代郡（览御下有雁门二字），二月至八月，采（《御览》引云，阴干用之）。

《名医》曰：生河西及代郡雁门，五月五日采，阴干。

案《吴普》云：一名肉松蓉，当是古本，蓉即是容字，俗写苁蓉，非正字也。

陶宏景云：是野马精落地所生，生时似肉，旧作肉苁蓉，非。

上经（上品）草——防风

味甘温，无毒。

主大风，头眩痛，恶风，风邪，目盲无所见，风行周身，骨节疼痹（《御览》作痛），烦满。久服轻身。一名铜芸（《御览》作芒）。生川泽。

《吴普》曰：防风一名回云、一名回草、一名百枝、一名蕳根、一名百韭、一名百种，神农黄帝岐伯桐君雷公扁鹊甘无毒，李氏小寒，或生邯郸上蔡，正月生叶，细圆，青黑黄白，五月花黄，六月实黑，三月十月采根，日干，琅邪者良（《御览》）。

《名医》曰：一名茴草、一名百枝、一名屏风、一名蕳根、一名百蜚，生沙苑，及邯郸，琅邪，上蔡，二月十月采根，暴干。

案《范子计然》云：防风出三辅，白者善。

上经（上品）草——蒲黄

味甘平。

主心腹旁光寒热，利小便，止血，消淤血。久服，轻身益气力，延年神仙。生池泽。

《名医》曰：生河东，四月采。

案玉篇云：蒿，谓今蒲头，有台，台上有重台，中出黄，即蒲黄。陶宏景云：此即蒲厘花上黄粉也，仙经亦用此，考《尔雅》苻离，其上蒿，苻离与蒲厘声相近，疑即此。

上经（上品）草——香蒲

味甘平。

主五脏，心下邪气，口中烂臭，坚齿明目聪耳。久服轻身耐老（《御览》作能老）。一名睢（《御览》云睢蒲）。生池泽。

《吴普》曰：睢，一名睢石，一名香蒲，神农雷公甘，生南海，池泽中（《御览》）。

《名医》曰：一名醮，生南海。

案《说文》云：菩，草也。玉篇云：菩，香草也，又音蒲。本草图经云：香蒲，蒲黄苗也，春初生嫩叶，未出水时，红白色茸茸然，《周礼》以为菹。

上经（上品）草——续断

味苦微温。

主伤寒，补不足，金创痈伤，折跌，续筋骨，妇人乳难（《御览》作乳痈云崩中，漏血，《大观本》，作黑字）。久服益气力。一名龙豆，一名属折。生山谷。

《名医》曰：一名接骨、一名南草、一名槐，生常山，七月八月采，阴干。

案《广雅》云：襄，续断也；《范子计然》云：续断，出三辅：桐君药录云：续断生蔓延，叶细，茎如荏大，根本黄白有汁，七月八月采根。

上经（上品）草——漏芦

味苦咸寒。

主皮肤热，恶创，疽痔，湿痹，下乳汁。久服轻身益气，耳目聪明，不老延年。一名野兰。生山谷。

《名医》曰：生乔山，八月采根，阴干。

案《广雅》云：飞廉，漏芦也。陶宠景云：俗中取根，名鹿骊。

上经（上品）草——营实

味酸温。

主痈疽恶创，结肉，跌筋，败创，热气，阴蚀不疗，利关节。一名墙薇，一名墙麻，一名牛棘。生川谷。

《吴普》曰：蔷薇，一名牛勒、一名牛膝、一名蔷薇、一名山枣（《御览》）。

《名医》曰：一名牛勒、一名蔷蘼、一名山棘，生零陵及蜀郡，八月九月采，阴干。

案陶宏景云：即是墙薇子。

上经（上品）草——天名精

味甘寒。

主淤血，血瘕欲死，下血，止血，利小便。久服轻身耐老。一名麦句姜，一名虾蟆蓝，一名豕首。生川泽。

《名医》曰：一名天门精、一名玉门精、一名彘颅、一名蟾蜍兰、一名觐。生平原，五月采。

案《说文》云：薽，豕首也；《尔雅》云：茢薽豕首；郭璞云：今江东呼豨首，可以焰蚕蛹。陶宏景云：此即今人呼为豨莶。《唐本》云：鹿活草是也，别录一名天蔓菁，南文呼为地松。掌禹锡云：陈藏器别立地菘条，后人不当仍其谬。

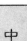

上经（上品）草——决明子

味咸平。

主青盲，目淫，肤赤，白膜，眼赤痛，泪出。久服益精光（太平《御览》引作理目珠精，理，即治字），轻身。生川泽。

《吴普》曰：决明子，一名草决明，一名羊明（《御览》）。

《名医》曰：生龙门，石决明生豫章，十月采，阴干百日。

案《广雅》云：羊，英光也，又决明，羊明也。《尔雅》云：英光。郭璞云：英，明也，叶黄锐，赤华，实如山茱萸；陶宏景云：形似马蹄决明。

上经（上品）草——丹参

味苦微寒。

主心腹邪气，肠鸣幽幽如走水，寒热积聚，破症除瘕，止烦满，益气。一名却蝉草。生川谷。

《吴普》曰：丹参，一名赤参、一名木羊乳、一名却蝉草，神农桐君黄帝雷公扁鹊苦无毒，李氏大寒，岐伯咸，生桐柏，或生太山山陵阴，茎华小方如荏，毛，根赤，四月华紫，五月采根阴干，治心腹痛（《御览》）。

《名医》曰：一名赤参，一名木羊乳，生桐柏山及太山，五月采根，暴干。

案《广雅》云：却蝉，丹参也。

上经（上品）草——茜根

味苦寒。

主寒湿，风痹，黄疸，补中。生川谷。

《名医》曰：可以染绛，一名地血、一名茹虑、一名茅搜、一名茜，生乔山，二月三月，采根，暴干。

案《说文》云：茜，茅搜也，搜，茅搜，茹藘，人血所生，可以染绛，从草从鬼。《广雅》云：地血，茹藘，茜也。《尔雅》云：茹藘茅鬼。郭璞云：今茜也，可以染绛。《毛诗》云：茹藘在阪。《传》云：茹藘，茅搜也。陆玑云：一名地血，齐人谓之茜，徐州人谓之牛蔓，徐广注《史记》云：茜一名红蓝，其花染绘，赤黄也，按《名医》别出红蓝条，非。

上经（上品）草——飞廉

味苦平。

主骨节热，胫重酸疼。久服，令人身轻。一名飞轻（已上四字，原本黑字）。生川泽。

《名医》曰：一名伏兔、一名飞雉、一名木禾，生河内，正月采根，七月八月采花，阴干。

案《广雅》云：伏猪，木禾也，飞廉，漏芦也。陶宠景云：今既别有漏芦，则非，此别名耳。

上经（上品）草——五味子

味酸温。

主益气，咳逆上气，劳伤羸瘦，补不足，强阴，益男子精（《御览》引云，一名会及，《大观本》，作黑字）。生山谷。

《吴普》曰：五味子，一名元及（《御览》）。

《名医》曰：一名会及，一名元及，生齐山及代郡，八月，采实，阴干。

案《说文》云：菋，荎猪也，荎，荎猪草也，藸，荎藸也。《广雅》云：会及，五味也。《尔雅》云：菋，荎藸。郭璞云：五味也，蔓生子，丛在茎头。《抱朴子·仙药》云：五味者五行之精，其子有五味，移门子服五味子十六年，色如玉女，入水不沾，入火不灼也。

上经（上品）草——旋华

味甘温。

主益气，去面皯（《御览》作），黑，色媚好（《御览》作令人色悦泽），其根，味辛，主腹中寒热邪气，利小便。久服不饥轻身。一名筋根华，一名金沸（《御览》引云一名美草，《大观本》，作黑字）。生平泽。

《名医》曰：生豫州，五月采，阴干。

案陶宏景云：东人呼为山姜，南人呼为美草。本草衍义云：世又谓之鼓子花。

上经（上品）草——兰草

味辛平。

主利水道，杀蛊毒，辟不祥。久服，益气轻身，不老，通神明。一名水香。生池泽。

《名医》曰：生大吴，四月五月采。

案《说文》云：兰，香草也。《广雅》云：茼，兰也，易，其臭如兰，郑云兰，香草也，《夏小正》，五月蓄兰。《毛诗》云：方秉茼分，《传》云茼，兰也。陆玑云：茼即兰，香草也，其茎叶似药草泽兰。《范子计然》云：大兰出汉中三辅，兰出河东，宏农，白者善，元杨齐贤注李白诗，引本草云：兰草，泽兰，二物同名，兰草一名水香，云，都梁是也，水经，零陵郡，都梁县西，小山上，有淳水，其中悉生兰草，绿叶紫茎，泽兰，如薄荷，微香，荆湘岭南人家多种之，与兰大抵相类，颜师古以兰草为泽兰，非也。

上经（上品）草——蛇床子

味苦平。

主妇人阴中肿痛，男子阴痿，湿痒，除痹气，利关节，癫痫恶创。久服轻身。一名蛇米。生川谷及田野。

《吴普》曰：蛇床一名蛇珠（《御览》）。

《名医》曰：一名蛇粟、一名虺床、一名思盐、一名绳毒、一名枣棘、一名墙蘼，生临淄，五月采实，阴干。

案《广雅》云：蛇粟，马床，蛇床也，《尔雅》云：盱虺床，《淮南子》氾论训云：乱人者若蛇床之与蘼芜。

上经（上品）草——地肤子

味苦寒。

主旁光热，利小便，补中益精气。久服，耳目聪明，轻身耐老。一名地葵（《御览》引云，一名地华，一名地脉，《大观本》无一名地华四字，脉作麦，皆黑字）。生平泽及田野。

古医曰：一名地麦，生荆州，八月十月采实，阴干。

案《广雅》云：地葵，地肤也。《列仙传》云：文宾服地肤。郑樵云：地肤曰落帚，亦曰地扫。《尔雅》云：荓，马帚，即此也，今人亦用为帚。

上经（上品）草——景天

味苦平。

主大热，火创，身热，烦邪恶气，华主女人漏下赤白，轻身明目。一名戒火，一名慎火（《御览》引云，一名水母，《大观本》，作黑字，水作火）。生川谷。

《名医》曰：一名火母、一名救火、一名据火，生太山，四月四日，七月七日采，阴干。

案陶宏景云：今人皆盆养之于屋上，云以辟火。

上经（上品）草——茵陈

味苦平。

主风湿寒热，邪气，热结黄疸。久服轻身，益气耐老（《御览》作能老）。生邱陵阪岸上。

《吴普》曰：因尘，神农岐伯雷公苦无毒，黄帝辛无毒，生田中，叶如蓝，十一月采（《御览》）。

《名医》曰：白兔食之仙，生太山，五月及立秋采，阴干。

案《广雅》云：因尘，马先也。陶宏景云：仙经云，白蒿，白兔食之仙，而今茵陈乃云此，恐非耳。陈藏器云：茵陈，经冬不死，因旧苗而生，故名茵陈，后加蒿字也，据此，知旧作茵陈篙，非。又按《广雅》云：马先，疑即马新蒿，亦白蒿之类。

上经（上品）草——杜若

味辛微温。

主胸胁下逆气，温中，风入脑户，头肿痛，多涕泪出。

久服，益精（艺文类聚引作益气），明目轻身。一名杜衡

（艺文类聚引作蘅，非）。生川泽。

《名医》曰：一名杜连、一名白连、一名白苓、一名若芝，生武陵及冤句，二月八月采根，暴干。

案《说文》云：若，杜若，香草。《广雅》云：楚蘅，杜蘅也。《西山经》云：天帝之上有草焉，其状如葵，其臭如蘼芜，名曰杜蘅。《尔雅》云：杜，土卤。郭璞云：杜蘅也，似葵而香。《楚词》云：采芳州兮杜若。《范子计然》云：杜若生南郡汉中又云秦蘅，出于陇西天水。沈括补笔谈云：杜若，即今之高良姜，后人不识，又别山高良姜条，按经云一名杜蘅，是《名医》别出杜蘅条，非也，衡正字，俗加草。

上经（上品）草——沙参

味苦微寒。

主血积惊气，除寒热，补中，益肺气。久服利人。一名知母。生川谷。

《吴普》曰：白沙参，一名苦心、一名识美、一名虎须、一名白参、一名志取、一名文虎，神农黄帝扁鹊无毒，岐伯咸，李氏大寒，生河内川谷，或般阳渎山，三月生如葵，叶青，实白如芥，根大白如芜菁，三月采（《御览》）。

《名医》曰：一名苦心、一名志取、一名虎须、一名白参、一名识美、一名文希，生河内及冤句，般阳续山，二月八月采根，暴干。

案《广雅》云：苦心，沙参也，其蒿，青蘘也。《范子计然》云：白沙参，出洛阳，白者善。

上经（上品）草——白兔藿

味苦平。

主蛇虺，蜂虿，猘狗，菜肉蛊毒注。一名白葛。生山谷。

《吴普》曰：白兔藿，一名白葛谷（《御览》）。

《名医》曰：生交州。

案陶宏景云：都不闻有识之者，都富似葛耳。《唐本》注云：此草荆襄山谷大有，俗谓之白葛。

上经（上品）草——徐长卿

味辛温。

主鬼物，百精，蛊毒，疫疾邪恶气，温疟。久服，强悍轻身。一名鬼督邮。生山谷。

《吴普》曰：徐长卿，一名石下长卿，神农雷公辛，或生陇西，三月采（《御览》）。

《名医》曰：生太山及陇西，三月采。

案《广雅》云：徐长卿，鬼督邮也。陶宏景云：鬼督邮之名甚多，今俗用徐长卿者，其根正如细辛，小短扁扁尔，气亦相似。

上经（上品）草——石龙刍

味苦微寒。

主心腹邪气，小便不利，淋闭，风湿，鬼注，恶毒。久服，补虚羸，轻身，耳目聪明，延年。一名龙须，一名草续断，一名龙珠。生山谷。

《吴普》曰：龙刍，一名龙多、一名龙须、一名续断、一名龙本、一名草毒、一名龙华、一名悬莞，神农李氏小寒，雷公黄帝苦无毒，扁鹊辛无毒，生梁州，七月七日采（《御览》此条，误附续断）。

《名医》曰：一名龙华、一名悬莞、一名草毒，生梁州湿地，五月七月，采茎，暴干。

案《广雅》云：龙木，龙须也。《中山经》云：贾超之山，其中多龙修。郭璞云：龙须也，似莞而细，生山石穴中，茎列垂，可以为席。别录云：一名方宾；郑樵云：《尔雅》所为鼠莞也，旧作ú，非。

上经（上品）草——薇衔

味苦平。

主风湿痹，历节痛，惊痫，吐舌，悸气，贼风，鼠瘘，痈肿。一名麋衔。生川泽。

《吴普》曰：薇，一名糜、一名无颠、一名承膏、一名丑、一名无心（《御览》）。

《名医》曰：一名承膏、一名承肌、一名无心、一名无颠，生汉中及冤句邯郸，七月采茎。叶，阴干。

上经（上品）草——云实

味辛温。主泄利（旧作痢，《御览》作泄利），肠澼，杀虫，蛊毒，去邪毒结气，止痛除热，平主见鬼精物，多食令人狂走。久服，轻身通神明。生川谷。

《吴普》曰：云实，一名员实，一名天豆，神农辛小温，黄帝咸，雷公苦，叶如麻，两两相值，高四五尺，大茎空中，六月花，八月九月实，十月采（《御览》）。

《名医》曰：一名员实、一名云英、一名天豆，生河间，十月采，暴干。案《广雅》云：天豆，云实也。

上经（上品）草——王不留行

味苦平。

主金创，止血逐痛，出刺，除风痹内寒。久服，轻身耐老（《御览》作能老），增寿。生山谷。

《吴普》曰：王不留行，一名王不流行，神农苦平，岐伯雷公甘，三月八月采（《御览》）。

案郑樵云：王不留行，曰禁宫花，曰剪金花，叶似花，实作房。

上经（上品）草——升麻

味甘辛（《大观本》作甘平）。

主解百毒，杀百老物殃鬼，辟温疾，障，邪毒蛊。久服不夭（《大观本》作主解百毒，杀百精老物殃鬼，辟瘟疫瘴气邪气虫毒，此用《御览》文）。一名周升麻（《大观本》，作周麻）。生山谷（旧作黑字，据《吴普》有云，神农甘，则本经当有此，今增入）。

《吴普》曰：升麻，神农甘（《御览》）。

中华藏书

黄帝内经·最新整理珍藏版

中国书店

《名医》曰：生益州，二月八月采根，日干。

案《广雅》云：周麻，升麻也（此据《御览》）。

上经（上品）草——青襄

味甘寒。

主五脏邪气，风寒湿痹，益气，补脑髓，坚筋骨。久服耳目聪明，不饥不老，增寿，巨胜苗也。生川谷（旧在米谷部，非）。

《吴普》曰：青襄，一名梦神，神农苦，雷公甘（《御览》）。

《名医》曰：生中原。

案《抱朴子·仙药》云：孝经援神契曰，巨胜延年，又云巨胜，一名胡麻，饵服之不老，耐风湿，补衰老也。

上经（上品）草——姑活

味甘温。

主大风邪气，湿痹寒痛。久服轻身益寿耐老。一名冬葵子（旧在《唐本草》中无毒，今增）。

《名医》曰：生河东。

案水经注解县，引《神农本草》云：地有固活，女疏，铜芸，紫苑之族也。陶宏景云：方药亦无用此者，乃有固活丸，即是野葛，一名，此又名冬葵子，非葵菜之冬葵子，疗体乖异。

上经（上品）草——别羁

味苦微温。

主风寒湿痹，身重，四肢疼酸，寒邪，历节痛。生川谷（旧在《唐本草》中无毒，今增）。

《名医》曰：一名别枝、一名别骑、一名鳖羁，生蓝田，二月八月采。案陶宏景云：方家时有用处，今俗亦绝耳。

上经（上品）草——屈草

味苦。主胸胁下痛，邪气，腹间寒热阴痹。久服，轻身益气，耐老（《御览》作补益能老）。生川泽（旧在《唐本草》中无毒，今增）。

《名医》曰：生汉中，五月采。

案陶宏景云：方药不复用，俗无识者。

上经（上品）草——淮木

味苦平。

主久咳上气，肠中虚羸，女子阴蚀，漏下赤白沃。一名百岁城中木。生山谷（旧在《唐本草》中无毒，今增）。

《吴普》曰：淮木，神农雷公无毒，生晋平阳河东平泽，治久咳上气，伤中羸虚，补中益气（《御览》）。

《名医》曰：一名炭木，生太山，采无时。

案李当之云：是樟树上寄生树，大衔枝在肌肉，今人皆以胡桃皮当之，非也。桐君云：生上洛，是木皮状如厚朴，色似桂白，其理一纵一横，今市人皆削乃以厚朴，而无正纵横理，不知此复是何物，莫测真假，何者为是也。

上草，上品七十三种，旧七十二种，考六芝当为一，升麻当白字，米谷部误入青襄，《唐本草》六种，姑活，屈草，淮木，皆当入此

上经（上品）木——牡桂

味辛温。

主上气咳逆，结气喉痹，吐吸，利关节，补中益气。久服通神，轻身不老。生山谷。

《名医》曰：生南海。

案《说文》云：桂，江南木，百药之长，梫桂也。南山经云：招摇之山多桂。郭璞云：桂，叶似枇杷，长二尺余，广数寸，味辛，白花，丛生山峰，冬夏常青，间无杂木。《尔雅》云：梫，木桂。郭璞云：今人呼桂皮厚者，为木桂，及单名桂

者，是也，一名肉桂、一名桂枝、一名桂心。

上经（上品）木——菌桂

味辛，温。

主百病，养精神，和颜色，为诸药先聘通使。久服轻身不老，面生光华，媚好常如童子。生山谷。

《名医》曰：生交址桂林岩崖间，无骨，正圆如竹，立秋采。

案《楚词》云：杂申椒与菌桂兮。王逸云：桂皆香木。《列仙传》云：范蠡好服桂。

上经（上品）木——松脂

味苦温。

主疽，恶创头疡，白秃，疥搔，风气，五藏，除热。久服，轻身不老，延年。一名松膏，一名松肪。生山谷。

《名医》曰：生太山，六月采。

案《说文》云：松木也，或作。《范子计然》云：松脂出陇西，松胶者善。

上经（上品）木——槐实

味苦寒。

主五内邪气热，止涎唾，补绝伤，五痔，火创，妇人乳瘕，子藏急痛。生平泽。

《名医》曰：生河南。

案《说文》云：槐木也。《尔雅》云：欀，槐大叶而黑。郭璞云：槐树叶大色黑者，名为欀，又守宫槐叶，昼聂宵炕。郭璞云：槐叶昼日聂合，而夜炕布者，名为守宫槐。

上经（上品）木——枸杞

味苦寒。

主五内邪气，热中，消渴，周痹。久服，坚筋骨，轻身不老（《御览》作耐老）。一名杞根，一名地骨，一名枸忌，一名地辅。生平泽。

《吴普》曰：枸杞，一名枸己、一名羊乳。（《御览》）

《名医》曰：一名羊乳、一名却暑、一名仙人杖、一名西王母杖，生常山，及诸邱陵阪岸，冬采根，春夏采叶，秋采茎实，阴干。

案《说文》云：继，枸杞也，杞，枸杞也。《广雅》云：地筋，枸杞也。《尔雅》云：杞，枸。郭璞云：今枸杞也。《毛诗》云：集于苞杞。《传》云：杞，枸也。陆玑云：苦杞秋熟，正赤，服之轻身益气。《列仙传》云：陆通食橐卢木实。《抱朴子·仙药》云：象柴，一名托卢，是也。或名仙人杖，或云西王母杖，或名天门精，或名却老，或名地骨，或名枸杞也。

上经（上品）木——柏实

味甘平。主惊悸，安五藏，益气，除湿痹。久服，令人悦泽美色，耳目聪明，不饥不老，轻身延年。生山谷。

《名医》曰：生太山，柏叶尤良，田四时各依方面采，阴干。

案《说文》云：柏，鞠也。《广雅》云：栝柏也。《尔雅》云：柏椈。郭璞云：礼《记》曰，鬯，日以椈。《范子计然》云：柏脂出三辅，上升价七千，中三千一斗。

上经（上品）木——伏苓

味甘平。

主胸胁逆气（《御览》作疝气），忧恚，惊邪，恐悸，心下结痛，寒热烦满，咳逆，口焦舌干，利小便。久服安魂养神，不饥延年。一名茯菟，（《御览》作茯神，案元本云：其有抱根者，名茯神，作黑字）生山谷。

《吴普》曰：茯苓通神，桐君甘，雷公扁鹊甘无毒，或生茂州，大松根下，人地三丈一尺，二月七月采。（《御览》）

《名医》曰：其有抱根者名茯神，生太山大松下，二月八月采，阴干。

案《广雅》云：茯神，茯苓也。《范子计然》云：茯苓，出嵩高三辅，《列仙传》云：昌容采茯苓，饵而食之。《史记》褚先生云：传曰，下有伏灵，上有兔丝，所谓伏灵者，在兔丝之下，状似飞鸟之形，伏灵者，千岁松根也，食之不死。《淮南子》说林训云：茯苓掘，兔丝死，旧作茯，非。

上经（上品）木——榆皮

味甘平。

主大小便不通，利水道，除邪气，久服，轻身不饥，其实尤良。一名零榆。生山谷。

《名医》曰：生颍川，三月采皮，取白，暴干，八月采实。

案《说文》云：榆，白枌，榆也。《广雅》云：柘榆，梗榆也。《尔雅》云：榆，白枌。郭璞云：枌榆先生叶，却着荚，皮色白，又工茎。郭璞云：令云刺榆。《毛诗》云：东门之枌，《传》云枌，白榆也；又山有《传》云：枢荎也。陆玑云：其针刺如柘，其叶如榆。渝为茹，美滑如白榆之类，有十种，叶皆相似，皮及木理异矣。

上经（上品）木——酸枣

味酸平。

主心腹寒热，邪结气聚，四肢酸疼，湿痹。久服安五藏，轻身延年。生川泽。

《名医》曰：生河东，八月采实，阴干，四十日成。

案《说文》云：樲，酸枣也。《尔雅》云：樲，酸枣。郭璞云：味小实酢。孟子云：养其樲棘。赵岐云：樲棘，小棘，所谓酸枣是也。

上经（上品）木——蘗木

味苦寒。

主五藏，肠胃中结热，黄疸，肠痔，止泄利，女子漏下赤白，阴阳蚀创。一名檀桓。生山谷。

《名医》曰：生汉中及永昌。

案《说文》云：檗，黄木也，蘗木也，《司马相如赋》有蘗。张揖云：檗木可染者。颜师古云：蘖，黄薛也。

上经（上品）木——干漆

味辛温无毒。

主绝伤补中，续筋骨填髓脑，安五藏，五缓六急，风寒湿痹，生漆去长虫。久服轻身耐老。生川谷。

《名医》曰：生汉中，夏至后采，干之。

案《说文》云：柒木汁可以物，象形，如水滴而下，以漆为漆水字。《周礼》载师云：漆林之征，郑元云：故书漆林为柒林。杜子春云：当为漆林。

上经（上品）木——五加皮

味辛温。

主心腹疝气，腹痛，益气疗躄，小儿不能行，疽创阴蚀。一名豺漆。

《名医》曰：一名豺节，生汉中及冤句，五月十月采茎，十月采根，阴干。

案《大观本草》，引东华真人煮石经云：舜常登苍梧山曰，厥金玉之香草，朕那偃息正道，此乃五加也。鲁定公母，单服五加酒，以致不死。

上经（上品）木——蔓荆实

味苦微寒。

主筋骨间寒热痹，拘挛，明目坚齿，利九窍，去白虫。久服轻身耐老，小荆实亦等。生山谷。

《名医》曰：生河间南阳冤句，或平寿都乡，高岸上，及田野中，八月九月采实，阴干。

案《广雅》云：牡荆，蔓荆也。广志云：楚，荆也。牡荆，蔓荆也。据牡曼声相近，故本经于蔓荆，不载所出州土，以其见牡荆也。今或别为二条，非。

上经（上品）木——辛夷

味辛温。

主五脏，身体寒风，头脑痛，面皯。久服，下气轻身，明目，增年耐老。一名辛矧（《御览》作引），一名侯桃，一名房木。生川谷。

《名医》曰：九月采实，暴干。

案汉书扬雄赋云：列新雉于林薄。师古云：新雉即辛夷耳，为树甚大，其木枝叶皆芳，一名新矧。《史记·司马相如传》：杂以流夷。注《汉书音义》曰：流夷，新夷也。陶宏景云：小时气辛香，即《离骚》所呼辛夷者。陈藏起云：初发如笔，北人呼为木笔，其花最早，南人呼为迎春。按唐人名为玉蕊，又曰玉兰。

上经（上品）木——桑上寄生

味苦平。

主腰痛，小儿背强，痈肿，安胎，充肌肤，坚发齿，长须眉，其实明目，轻身通神。一名寄屑，一名寓木，一名宛童。生川谷。

《名医》曰：一名茑，生宏农桑树上，三月三日，采茎，阴干。

案《说文》云：茑，寄生也。诗曰：茑与女萝，或作樢。《广雅》云：宛童，寄生樢也，又寄屏，寄生也。《中山经》云：龙山上多寓木。郭璞云：寄生也。《尔雅》云：寓木宛童。郭璞云：寄生树一名茑。《毛诗》云：茑与女萝。《传》云：茑，寄生山也。陆玑云：茑，一名寄生，叶似当卢，子如覆盆子，赤黑甜美。

上经（上品）木——杜仲

味辛平。

主腰脊痛，补中，益精气，坚筋骨，强志，除阴下痒湿，小便余沥。久服轻身耐老。一名思仙。生山谷。

《吴普》曰：杜仲，一名木绵，一名思仲。（《御览》）

《名医》曰：一名思仲，一名木绵，生上虞及上党汉中，二月五月六月九月采皮。

案《广雅》云：杜仲，曼榆也。《博物志》云：杜仲，皮中有丝，折之则见。

上经（上品）木——女贞实

味苦平。

主补中，安五藏，养精神，除百疾。久服肥健，轻身不老。生山谷。

《名医》曰：生武陵，立冬采。

案《说文》云：桢，刚木也。东山经云：太山上多桢木。郭璞云：女桢也，叶冬不凋。《毛诗》云：南山有杞。陆玑云：木杞，其树如樗（陈藏器作栗），一名狗骨，理白滑，其子为木虻子，可合药，《司马相如赋》有女贞。师古曰：女贞树，冬夏常青，未尝凋落，若有节操，故以名为焉。陈藏器云：冬青也。

上经（上品）木——木兰

味苦寒。

主身大热在皮肤中，去面热，赤疱，酒皶，恶风癫疾，阴下痒湿，明耳目。一名林兰。生川谷。

《名医》曰：一名杜兰，皮似桂而香，生零陵及太山，十二月采皮，阴干。

案《广雅》云：木栏桂栏也。刘逵注蜀都赋云：木兰，大树也，叶似长生，冬夏荣，常以冬华，其实如小柿，甘美。南人以为梅，其皮可食。颜师古注汉书云：

皮似椒而香，可作面膏药。

上经（上品）木——蕤核

味甘温。

主心腹邪气，明目，目赤痛伤泪出。久服轻身益气，不饥。生川谷。

《吴普》曰：蕤核，一名，神农雷公甘平无毒，生池泽，八月采，补中，强志，明目，久服不饥。（《御览》）

《名医》曰：生函谷，及巴西。

案《说文》云：楔，白楔，槻。《尔雅》云：槻，白楔。郭璞云：楔，小木。丛生有刺，实如耳珰，紫赤可啖。一切经音义云：本草作蕤，今楔核是也。

上经（上品）木——橘柚

味辛温。

主胸中瘕热逆气，利水谷。久服，去臭下气通神，一名橘皮。生川谷。（旧在果部，非）

《名医》曰：生南山，江南，十月采。

案《说文》云：橘果出江南，柚条也。似橙而酢。《尔雅》云：柚条。郭璞云：似橙实酢，生江南。禹贡云：厥包橘柚。伪孔云：大曰橘，小曰柚。列子汤问篇云：吴楚之国有木焉，其名为，碧树而冬生，实丹而味酸，食其皮汁，已愤厥之疾，《司马相如赋》，有橘柚。张揖曰：柚，即橙也。似橘而大，味酢皮厚。

上木，上品二十种，旧一十九种，考果部，橘柚当入此。

上经（上品）人——发髲

味苦温。

主五癃、关格不通、利小便水道、疗小儿痫、大人痓，仍自还神化。

案《说文》云：发，根也。髲鬄也。鬄髲也。或作髢。《毛诗》云：不屑髢。《笺》云：髢髲也。仪礼云：主妇被锡。注云：被锡，读为髲鬄。古者或剔贱者刑者之发，以被妇人之为饰，因名髲鬄焉。李当之云：是童男发，据汉人说：发髲，当是剃刑人发，或童男发本经不忍取人发用之。故用剃余也。方家至用天灵盖，害及枯骨，卒不能治病。古人所无矣。

右人一种，旧同。

上经（上品）兽——龙骨

味甘平。

主心腹，鬼注、精物老魅、咳逆、泄利、脓血、女子漏下、症瘕坚结，小儿热气惊痫、齿主、小儿大人惊痫瘨疾狂走、心下结气、不能喘息、诸痉、杀精物。久服，轻身通神明，延年。生山谷。

《吴普》曰：龙骨生晋地，山谷阴，大水所过处，是龙死骨也，青白者善，十二月采，或无时，龙骨畏干漆，蜀椒，理石，龙齿神农李氏大寒，治惊痫，久服轻身。（《御览》《大观本》节文）

《名医》曰：生晋地及太山，岩水岸土穴中死龙处，采无时。

案《范子计然》云：龙骨生河东。

上经（上品）兽——麝香

味辛温。

主辟恶气，杀鬼精物，温疟，蛊毒，痫痓，去三虫。久服除邪，不梦寤厌寐。生川谷。

《名医》曰：生中台及益州雍州山中，春风取之，生者益良。

案《说文》云：麝如小麇，脐有香，黑色獐也（《御览》引多三字）。《尔雅》云：麝父麇足。郭璞云：脚似麇有香。

上经（上品）兽——牛黄

味苦平。

主惊痫，寒热，热盛狂痓，除邪逐鬼。生平泽。

《吴普》曰：牛黄

味苦无毒。牛出入呻（《御览》作鸣吼）者有之，夜有光（《御览》作夜视有光），走（《御览》有牛字），角中，牛死入胆中，如鸡子黄。（汉后书延笃传注）

《名医》曰：生晋地，于牛得之，即阴干，百日，使时躁，无令见日月光。

上经（上品）兽——熊脂

味微寒。

主风痹不仁，筋急五藏腹中积聚，寒热羸瘦，头疡，白秃，面䵟疱。久服，强志不饥。轻身。生山谷。

《名医》曰：生雍州，十一月取。

案《说文》云：熊兽似豕，山居，冬蛰。

上经（上品）兽——白胶

味甘平。

主伤中劳绝，腰痛，羸瘦，补中益气，妇人血闭无子，止痛，安胎。久服轻身延年。一名鹿角胶。

《名医》曰：生云中，煮鹿角作之。

案《说文》云：胶，昵也，作之以皮。考工记云：鹿胶青白，牛胶火赤。郑云：皆谓煮，用其皮，或用角。

上经（上品）兽——阿胶

味甘平。

主心腹，内崩，劳极，洒洒如疟状，腰腹痛，四肢酸疼，女子下血安胎，久服轻身益气，一名傅致胶。

《名医》曰：生平东郡煮牛皮作之，出东阿。

案二胶，本经不着所出，疑本经但作胶，《名医》增白字阿字，分为二条。

上兽，上品六种，旧同。

上经（上品）禽——丹雄鸡

味甘微温。

主女人崩中漏下，赤白沃，补虚，温中，止血，通神，杀毒辟不祥，头主杀鬼，东门上者尤良。

肪，主耳聋。肠，主遗溺。

肶胵，裹黄皮，主泄利。尿白，主消渴伤寒，寒热。黑雌鸡，主风寒湿痹，五缓六急，安胎。翩羽，主下血闭。鸡子，主除热，火疮痫痉，可作虎魄，神物。鸡白蠹，肥脂。

生平泽。

《吴普》曰：丹鸡卵可作琥珀。（《御览》）

《名医》曰：生朝鲜。

案《说文》云：鸡知时畜也。籀文作鸡，肪，肥也。肠，大小肠也。膍鸟胵，胵鸟胃也。工菌，粪也。翩羽，茎也。羽，鸟长毛也，此作肬，省文，尿，即菌字，古文，从。亦菌假音字也。

上经（上品）禽——雁肪

味甘平。主风挛，拘急，偏枯，气不通利，久服，益气不饥，轻身耐老。一名鹜肪。生池泽。

《吴普》曰：雁肪神农岐伯雷公甘无毒（《御览》有鹜肪二字，当作一名鹜肪），杀诸石药毒。（《御览》引云：采无时）

《名医》曰：生江南，取无时。

案《说文》云：雁，鹅也。鹜，舒凫，也。《广雅》云：鹅，仓雁也。凫，鹜鸭也。《尔雅》云：舒雁，鹅。郭璞云：礼《记》曰，出如舒雁。今江东呼，又舒凫，鹜。

郭璞云：鸭也。方言云：雁，自关而东，谓之鹅。南楚之外，谓之鹅，或谓之仓。据《说文》云：别有雁，以为鸿雁字无鸭字，鸭，即雁之急音，此雁肪，即鹅鸭脂也。当作雁字，《名医》不晓，别出鹜肪条，又出白鸭鹅条，反疑此为鸿雁，何其谬也。陶苏皆乱说之。

上禽，上品二种，旧同。

上经（上品）虫鱼——石蜜

味甘平。

主心腹邪气，诸惊痫痉，安五藏，诸不足，益气补中，止痛解毒，除众病，和百药。久服，强志轻身，不饥不老。一名石饴。生山谷。

《吴普》曰：石蜜，神农雷公甘气平，生河源或河梁。（《御览》又一引云：生武都山谷）

《名医》曰：生武都河源及诸山石中，色白如膏者，良。

案《说文》云：蜂，甘饴也，一曰螟子，或作蜜；《中山经》云：平逢之山多沙石，实惟蜂蜜之庐；郭璞云：蜜，赤蜂名；西京杂记云：南越王献高帝石蜜五斛。

玉篇云：蠭，甘饴也。苏恭云：当去石字。

上经（上品）虫鱼——蜂子

味甘平。

主风头，除蛊毒，补虚羸伤中。久服，令人光泽，好颜色，不老，大黄蜂子，主心腹，复满痛，轻身益气，土蜂子，主痈肿。一名蜚零。生山谷。

《名医》曰：生武都。

案《说文》云：蜂，飞虫螫人者。古文省作蜂；《广雅》云：蠓，蜂也，又上蜂，蝤也；《尔雅》云：土蜂；郭璞云：今江南大蜂在地中作房者为土蜂，噉其子即马蜂，今荆巴间呼为蟺，又木蜂；郭璞云：似土蜂而小，在树上作房，江东亦呼为木蜂，又食其子；礼记檀弓云：范则冠；郑云：范蜂也；方言云：蜂，燕赵之间，谓之蠓蝤，其小者，谓之蝤，或谓之蚴蜕，其大而蜜，谓之壶蜂。郭璞云：今黑蜂，穿竹木作孔，亦有蜜者，或呼笛师，按蜂名为范者声相近，若《司马相如赋》，以泛为枫。左传：沨沨即汎汎也。

上经（上品）虫鱼——蜜蜡

味甘微温。

主下利脓血，补中续绝伤金创，益气不饥耐老。生山谷。

《名医》曰：生武都蜜房木石间。

案西京杂记云：南越王献高帝蜜蜡，二百枚；玉篇云：蜡，蜜滓；陶宏景云：白蜡生于蜜中。故谓蜜蜡。《说文》无蜡字。张有云：腊别蜡，非，旧作蜡，今据改。

上经（上品）虫鱼——牡蛎

味咸平。

主伤寒寒热，温疟洒洒，惊恚怒气，除拘缓鼠瘘，女子带下赤白。久服，强骨节，杀邪气，延年。一名蛎蛤，生池泽。

《名医》曰：一名牡蛤，生东海，采无时。

案《说文》云：蛤，蚌属。似螊，微大，出海中，今民食之，读苦赖又云：蜃属，有三，皆生于海，蛤厉，千岁雀所化，秦谓之牡蛎。

上经（上品）虫鱼——龟甲

味咸平。

主漏下赤白，破症瘕，痎疟，五痔，阴蚀，湿痹，四肢重弱，小儿囟不合。久服，轻身不饥。一名神屋。生池泽。

《名医》曰：生南海及湖水中，采无时。

案《广雅》云：介，龟也。高诱注淮南云：龟壳，龟甲也。

上经（上品）虫鱼——桑螵蛸

味咸平。

主伤中，疝瘕，阴痿，益精生子，女子血闭，腰痛，通五淋，利小便水道。一名蚀疣，生桑枝上，采，蒸之。

《吴普》曰：桑蛸条，一名（今本脱此二字），蚀疣，一名害焦，一名致，神农咸无毒。（《御览》）

《名医》曰：螳螂子也，二月三月采，火炙。

案《说文》云：螵，螵蛸也，或作蜱蛸，虫蛸，蜋子；《广雅》云：蟭，乌涕，冒焦，螵蛸也；《尔雅》云：不过螳蠰，其子蜱蛸；郭璞云：一名焦，螳蠰卵也。范子计然云：螵蛸出三辅，上价三百，旧作螵，声相近，字之误也。

玉篇云：蜱同螵。

上经（上品）虫鱼——海蛤

味苦平。

主咳逆上气，喘息烦满，胸痛，寒热。一名魁蛤。

《吴普》曰：海蛤，神农苦，岐伯甘，扁鹊咸，大节头有文，文如磨齿，采无时。

《名医》曰：生南海。

案《说文》云：蛤，蜃属，海蛤者，百岁燕所化，魁蛤，一名复累老服翼所化；《尔雅》云：魁陆。郭璞云：本草云，魁，状如海蛤，园而厚朴有理纵横，即今之蚶也；《周礼》鳖人供蠃郑司农云：蠃，蛤也；杜子春云：蠃蜯也。周书王会云：东越海蛤；孔晁云：蛤，文蛤。按《名医》别出海蛤条云：一名魁陆，一名活东，非。

上经（上品）虫鱼——文蛤

主恶疮，蚀（《御览》作除阴蚀），五痔（《御览》下有大孔出血，《大观本》，作黑字）。

《名医》曰：生东海，表有文，采无时。

上经（上品）虫鱼——鳢鱼

味甘寒。

主湿痹，面目浮肿，下大水。一名鲖鱼。生池泽。

《名医》曰：生九江，采无时。

案《说文》云：，鲖也。鲖，也。读若裤栊；《广雅》云：鲤，鳎鲖也；《尔雅》云：鳢；郭璞云：鲖也；《毛诗》云：鲂鳢；《传》云：鳢鲖也；据《说文》云：鳢鳠也。与不同，而毛苌。郭璞以鲖释鳢，与许不合。然初学记引此亦作鳢，盖二字音同，以舛，不可得详。《广雅》又作鲡，亦音之。又广志云：豚鱼，一名鲖（《御览》），更异解也。

又陆玑云：鳢即鲍鱼也。似鳢，狭厚，今京东人犹呼鳢鱼，又本草衍义曰。鳢鱼，今人谓之黑鲤鱼，道家以为头有星为厌，据此诸说，若作鲤字，《说文》所云鲖。

广志以为江豚，本草衍义以为黑鲤鱼，若作鲤字，《说文》以为鳢；《广雅》以为鳗鲡；陆玑以为鲍鱼，说各不同，难以详究。

上经（上品）虫鱼——鲤鱼胆

味苦寒。

主目热赤痛青盲，明目。久服，强悍益志气。生池泽。

《名医》曰：生九江，采无时。

案《说文》云：鲤，鳣也。鳣，鲤也；《尔雅》云：鲤鳣. 舍人云：鲤，一名鳣；郭璞注鲤云：今赤鲤鱼；注鳣云：大鱼似鳣；《毛诗》云：鳣鲔发发；《传》云：鳣，鲤也，据此知郭璞别为二，非矣。古今注云：兖州人呼赤鲤为赤骥，谓青鲤为青马，黑鲤为元驹，白鲤为白骐，黄鲤为黄雉。

上虫，鱼。上品一十种，旧同。

上经（上品）果——藕实茎

味甘平。

主补中养神，益气力，除百疾。久服，轻身耐老，不饥延年。一名水芝丹。生池泽。

《名医》曰：一名莲，生汝南，八月采。

案《说文》云：藕，夫渠根。莲，夫渠之实也。茄，夫渠茎；《尔雅》云：荷，芙渠；郭璞云：别名芙蓉，江东呼荷，又其茎茄，其实莲；郭璞云：莲谓房也，又其根藕。

上经（上品）果——大枣

味甘平。

主心腹邪气，安中养脾肋十二经，平胃气，通九窍，补少气，少津液，身中不足，大惊，四肢重，和百药。久服轻身长年，叶覆麻黄，能令出汗。生平泽。

《吴普》曰：枣主调中，益脾气，令人好颜色，美志气。（《大观本草》引吴氏本草）

《名医》曰：一名干枣、一名美枣、一名良枣，八月采，曝干，生河东。

案《说文》云：枣，羊枣也；《尔雅》云：遵羊枣；郭璞云：实小而圆，紫黑色，今俗呼之为羊矢枣，又洗大枣；郭璞云：今河东猗氏县，出大枣子，如鸡卵。

上经（上品）果——葡萄

味甘平。

主筋骨湿痹，益气，倍力，强志，令人肥健，耐饥忍风寒。久食轻身，不老延年，可作酒。生山谷。《名医》曰：生陇西五原敦煌。

案史纪大宛列《传》云：大宛左右，以葡萄为酒，汉使取其实来，于是天子始种苜蓿，葡萄，肥饶地，或疑此本经不合有葡萄，《名医》所增，当为黑字。

然《周礼》场人云：树之查柿，珍异之物；郑元云：珍异，葡萄枇杷之属，则古中国本有此，大宛种类殊常，故汉特取来植之，旧作葡，据《史记》作蒲。

上经（上品）果——蓬蘽

味酸平。

主安五脏，益精气，长阴令坚，强志，倍力有子。久服轻身不老。一名覆盆。生平泽。

《吴普》曰：缺盆，一名决盆（《御览》）。甄氏本草曰：覆盆子，一名马瘘，一名陆荆。（同上）

《名医》曰：一名陵蘽，一名阴药，生荆山及冤句。

案《说文》云：蘽，木也。茥，缺盆也；《广雅》云：蕺盆陆英，莓也；《尔雅》云：茥蕻盆；郭璞云：覆盆也，实似莓而小，亦可食；《毛诗》云：葛苗苗之；陆玑云：一名巨瓜，似燕薁，亦连蔓，叶似艾，白色，其子赤可食；《列仙传》云：昌容食蓬蘽根；李当之云：即是人所食莓；陶宏景云：蓬蘽是根名，覆盆是实名。

上经（上品）果——鸡头实

味甘平。

主湿痹，腰脊膝痛，补中除暴疾，益精气，强志令耳目聪明。久服，轻身不饥，耐老，神仙。一名雁啄实。生池泽。

《名医》曰：一名芡，生雷泽，八月采。

案《说文》云：芡，鸡头也；《广雅》云：芡，鸡头也，《周礼》，笾人加笾之实芡；郑元云：芡，鸡头也；方言云：芡，鸡头也，北燕谓之，青徐淮泗之间，谓之芡。

南楚江湘之间，谓之鸡头，或谓之雁头，或谓之乌头。《淮南子》说山川云：鸡头已瘘。高诱云：水中芡，幽州谓之雁头。古今注云：叶似荷而大，叶上蹙绉如沸，实有芒刺，其中有米，可以度饥，即今莴子也。

上果，上品五种，旧六种，今以橘柚入木。

上经（上品）米谷——胡麻

味甘平。

主伤中虚嬴，补五内（《御览》作藏），益气力，长肌肉，填髓脑。久服，轻身不老。一名巨胜。叶名青蘘。生川泽。

《吴普》曰：胡麻一名方金，神农雷公甘无毒，一名狗虱，立秋采。

《名医》曰：一名狗虱、一名方茎、一名鸿藏、生上党。

案《广雅》云：狗虱，巨胜，藤苽，胡麻也；孝经援神契云：钜胜延年；宋均云：世以钜胜为苟杞子；陶宏景云：本生大宛，故曰胡麻。按本经已有此，陶说非也，且与麻蕡并列，胡之言大或以叶大于麻，故名之。

上经（上品）米谷——麻蕡

味辛平。

主五劳七伤，利五藏，下血，寒气，多食，令人见鬼狂走。久服，通神明，轻身。一名麻勃。麻子，味甘平，主补中益气，肥健不老神仙。生川谷。

中華藏書

黄帝内经·最新整理珍藏版

中国书店

《吴普》曰：麻子中仁，神农岐伯辛，雷公扁鹊无毒，不欲牡蛎白薇，先藏地中者食杀人，麻蓝一名麻贲，一名青欲，一名青葛，神农辛，岐伯有毒，雷公甘，畏牡蛎白薇，叶上有毒，食之杀人，麻勃，一名花，雷公辛无毒，畏牡蛎。（《御览》）

《名医》曰：麻勃，此麻花上勃勃者，七月七日采。良，子九月采，生太山。

案《说文》元：麻与同，人所治在屋下，枲麻也，葩枲实也，或作荸，麻母也，孝也，以贲为杂香草；《尔雅》云：，枲实，枲，麻孙；炎云：筊麻子也；郭璞云：别二名，又芋，麻母；郭璞云：苴，麻盛子者，《周礼》，笾朝事之笾，其实麢，郑云：麢枲实也，郑司农云麻麻曰麢；《淮南子》齐俗训云：胡人见筊，不知其可以为布；高诱云：麢，麻实也，据此则宏景以为牡麻无实，非也，《唐本》以为麻实，是。

上米，谷，上品二种，旧三种，今以青蘘入草。

上经（上品）菜——冬葵子

味甘寒。

主五脏六腑，寒热羸瘦，五癃，利小便。久服坚骨长肌肉，轻身延年。

《名医》曰：生少室山，十二月采之。

案《说文》云：升，古文终，葵菜也。《广雅》云：，葵也，考升与终形相近，当即《尔雅》蒸葵，《尔雅》云蒸，葵繁露。郭璞云：承露也，大茎小叶，华紫黄色。

本草图经云：吴人呼为繁露，俗呼胡燕支，子可妇人涂面及作口脂，按《名医》别有落葵条，一名繁露，亦非也，陶宏景以为终冬至春作子，谓之冬葵，不经甚矣。

上经（上品）菜——苋实

味甘寒。

主青盲，明目除邪，利大小便，去寒热。久服，益气力，不饥，轻身。一名马苋。

《名医》曰：一名莫实，生淮阳及田中，叶如蓝，十一月采。

案《说文》云：苋，苋菜也；《尔雅》云黄，赤苋；郭璞云：今苋叶之赤茎者。

李当之云：苋实，当是今白苋，《唐本》注云：赤苋一名苋，今名莫实字误。

上经（上品）菜——瓜蒂

味苦寒。

主大水身面四肢浮肿，下水，杀蛊毒，咳逆上气，及食诸果，病在胸腹中，皆吐下之。生平泽。

《名医》曰：生嵩高，七月七日采，阴干。

案《说文》云：瓜，㼦也，象形。蒂，瓜当也；《广雅》云：水芝，瓜也；陶宏景云：甜瓜蒂也。

上经（上品）菜——瓜子

味甘平。

主令人说泽，好颜色，益气不饥。久服轻身耐老。一名水芝。（《御览》作土芝）生平泽。

《吴普》曰：瓜子一名瓣，七月七日采，可作面脂。（《御览》）

《名医》曰：一名白瓜子，生嵩高，冬瓜仁也，八月采。

案《说文》云：瓣，瓜中实；《广雅》云：冬瓜蓏也，其子谓之瓤；陶宏景云：白当为甘，旧有白字；据《名医》云：一名白瓜子，则本名当无。

上经（上品）菜——苦菜

味苦寒。

主五脏邪气，厌谷，胃痹。久服，安心益气，聪察少卧，轻身耐老。一名荼草，一名选。生川谷。

《名医》曰：一名游冬，生益州山陵道旁，凌冬不死，三月三日采，阴干。

案《说文》云：荼，苦菜也；《广雅》云：游冬，苦菜也；《尔雅》云：荼，苦菜，又槚，苦荼；郭璞云：树小如栀子，冬生叶，可煮作羹，今呼早采者为荼，晚取者为茗，一名荈，蜀人名之苦菜；陶宏景云：此即是今茗，茗一名荼又令人不眠，亦凌冬不凋而兼其止，生益州，《唐本》注驳之非矣，选与荈，音相近。

上菜，上品五种旧同。

中经（中品）

中药一百二十种为臣，主养性以应人，无毒有毒，斟酌其宜，欲遏病补羸者，本中经。

雄黄、石流黄、雌黄、水银、石膏、慈石、凝水石、阳起石、孔公孽、殷孽、铁精、理石、长石、肤青（右玉，石，中品十四种，旧十六种）。

干姜、枲耳实、葛根、栝楼银、苦参、当归、麻黄、通草、芍药、蠡实、瞿麦、元参、秦艽、百合、知母、贝母、白芷、淫羊藿、黄芩、狗脊、石龙芮、茅根、紫菀、紫草、败酱、白鲜、酸酱、紫参、藁本、石韦、萆薢、白薇、水萍、王瓜、地榆、海藻、泽兰、防己、款冬花、牡丹、马先蒿、积雪草、女菀、王孙、蜀羊泉、爵床、假苏、翘根（上草，中品四十九种，旧四十六种）。

桑根白皮、竹叶、吴茱萸、卮子、芜荑、枳实、厚朴、秦皮、秦菽、山茱萸、紫葳、猪苓、白棘、龙眼、松萝、卫矛、合欢（上木，中品一十七种，旧同）。

马茎、鹿茸、牛角䚡、羖羊角、牡狗阴茎、羚羊角、犀角（上兽，中品七种，旧同）。

燕尿、天鼠尿（上禽，中品二种，旧三种）。

猬皮、露蜂房、鳖甲、蟹、柞蝉、蛴螬、乌贼鱼骨、白僵蚕、蛇鱼甲、椿鸡、蛞蝓、石龙子、木虻、蜚虻、蜚廉、蟅虫、伏翼（上虫，鱼，中品一十七种，旧十六种）。

梅实（上果，中品一种，旧同）。

大豆黄卷、赤小豆、粟米、黍米（上米，谷，中品三种，旧二种）。

蓼实、葱实、水苏（上菜，中品三种，旧同）。

中经（中品）玉石——雄黄

味苦平寒。

主寒热，鼠瘘恶创，疽痔死肌，杀精物，恶鬼，邪气，百虫毒，胜五兵。炼食之，轻食神仙。一名黄食石。生山谷。

《吴普》曰：雄黄，神农苦，山阴有丹雄黄，生山之阳，故曰雄，是丹之雄，所以名雄黄也。

《名医》曰：生武都敦煌山之阳，采无时。

案《西山经》云：高山其下多雄黄；郭璞云：晋太兴三年，高平郡界有山崩，其中出数千斤雄黄；《抱朴子·仙药》云：雄黄当得武都山所出者，纯而无杂，其赤如鸡冠，光明晔晔乃可用耳，其但纯黄似雄黄，色无赤光者，不任以作仙药，可以合理病药耳。

中经（中品）玉石——石流黄

味酸温。

主妇人阴蚀，疽痔恶血，坚筋骨，除头秃，能化金银铜铁奇物（《御览》引云：石流青、白色，主益肝气明目，石流赤，生羌道山谷）。生山谷。

《吴普》曰：硫黄一名石留黄，神农黄帝雷公咸有毒，医和扁鹊苦无毒，或生易阳，或河西，或五色，黄是潘水石液也（潘，即矾，古字），烧令有紫焰者，八月九日采，治妇人血结（《御览》云：治妇人绝阴，能合金银铜铁）。

《名医》曰：生东海牧羊山，及太山河西山，矾石液也。

案《范子计然》云：石流黄出汉中，又云刘冯饵石流黄而更少；刘逵注吴都赋云：流黄，土精也。

中经（中品）玉石——雌黄

味辛平。

主恶创头秃痂疥，杀毒虫虱，身痒，邪气诸毒。炼之，久服，轻身增年不老。生山谷。

《名医》曰：生武都，与雄黄同山生，其阴山有金，金精熏，则生雌黄，采无时。

中经（中品）玉石——水银

味辛寒。

主疥瘘痂疡白秃，杀皮肤中虱，堕胎，除热，杀金银铜锡毒。熔化还复为丹，久服神仙不死。生平土。

《名医》曰：一名汞，生符陵，出于丹砂。

案《说文》云：澒，丹沙所化为水银也；《广雅》云：水银谓之汞；《淮南子》地形训云：白澒，九百岁生白澒，白礜，九百岁生百金；高诱云：白澒，水银也。

中经（中品）玉石——石膏

味辛微寒。

主中风寒热，心下逆气惊喘，口干，苦焦，不能息，腹中坚痛，除邪鬼，产乳，金创。生山谷。

《名医》曰：一名细石，生齐山及齐卢山，鲁蒙山，采无时。

中经（中品）玉石——慈石

味辛寒。

主周痹，风湿，肢节中痛不可持物，洗洗，酸消，除大热烦满及耳聋。一名元石。生山谷。

《吴普》曰：慈石，一名磁君。

《名医》曰：一名处石，生太山，及慈山山阴，有铁处则生其阳，采无时。

案北山经云：灌题之山其中，多磁石；郭璞云：可以取铁。管子地数篇云：山上有慈石者，下必有铜；吕氏春秋精通篇云：慈石召铁；《淮南子》说山训云：慈石能引铁，只作慈，旧作磁，非，《名医》别出元石条，亦非。

中经（中品）玉石——凝水石

味辛寒。

主身热，腹中积聚，邪气，皮中如火烧，烦满，水饮之。久服不饥。一名白水石。生山谷。

《吴普》曰：神农辛，岐伯医和扁鹊甘无毒。李氏大寒，或生邯郸，采无时，如云母色（《御览》引云，一名寒水石）。

《名医》曰：一名寒水石，一名凌水石，盐之精也，生常案及凝山，又中水县邯郸。

《范子计然》云：水石出河东，色泽者善。

中经（中品）玉石——阳起石

味咸微温。

主崩中漏下，破子臧中血，症瘕结气，寒热，腹痛无子，阴痿不起（《御览》引，作阴阳不合），补不足（《御览》引，有句挛二字）。一名白石。生山谷。

《吴普》曰：阳起石，神农扁鹊酸无毒，桐君雷公岐伯咸无毒，李氏小寒，或生太山（《御览》引云，或阳起山，采无时）。

《名医》曰：一名石生，一名羊起石，云母根也，生齐山及琅邪，或云山阳起山，采无时。

中经（中品）玉石——孔公蘖

味辛温。

主伤食不化，邪结气，恶创，疽瘘痔，利九窍，下乳汁（《御览》引云，一名通石，《大观本》，作黑字）。生山谷。

《吴普》曰：孔公蘖，神农辛，岐伯咸，扁鹊酸无毒，色青黄。

《名医》曰：一名通石，殷蘖根也，青黄色生梁山。

中经（中品）玉石——殷蘖

味辛温。

主烂伤淤血，泄利寒热，鼠寒瘘症瘕结气。一名姜石。生山谷（按此当与孔公孽为一条）。

《名医》曰：钟乳根也生赵国，又梁山及南海，采无时。

中经（中品）玉石——铁精

平。

主明目化铜。

铁落，味辛平，主风热，恶创，疡疽创痂，疥气在皮肤中。

铁，主坚肌耐痛，生平泽（旧为三条，今并）。

《名医》曰：铁落一名铁液，可以染皂，生牧羊及祊城或析城，采无时；案《说文》云：铁，黑金也，或省作铁，古文作铁。

中经（中品）玉石——理石

味辛寒。

主身热，利胃解烦，益精明目，破积聚，去三虫。一名石立制石。生山谷。

《名医》曰：一名饥石，如石膏，顺理而细，生汉中，及卢山，采无时。

中经（中品）玉石——长石

味辛寒。

主身热，四肢寒厥，利小便，通血脉，明目，去翳，眇，下三虫，杀蛊毒。久服不饥。一名方石。生山谷。

《吴普》曰：长石一名方石，一名直石，生长子山谷，如马齿，润泽玉色长鲜，服之不饥（《御览》）。

《名医》曰：一名土石，一名直石，理如马齿，方面润泽，玉色，生长子山，及太山临溜采无时。

中经（中品）玉石——肤青

味辛平。

主蛊毒，及蛇菜肉诸毒，恶创。生川谷。

《名医》曰：一名推青，一名推石，生益州；案陶宏景云：俗方及仙经，并无用此者，亦相与不复识。

上玉石，中品一十四种，旧十六种，考铁落、铁，宜与铁精为一。

中经（中品）草——干姜

味辛温。

主胸满咳逆上气，温中止血，出汗，逐风，湿痹，肠澼，下利。生者尤良，久服去臭气，通神明。生川谷。

《名医》曰：生楗为及荆州扬州，九月采；案《说文》云：姜，御湿之菜也；《广雅》云：葰廉姜也；吕氏春秋本味篇云：和之美者，阳朴之姜，高诱注，阳朴地名在蜀郡，司马相如上林赋，有菹姜云云。

中经（中品）草——枲耳实

味甘温。

主风头，寒痛，风湿，周痹，四肢拘挛，痛，恶肉死肌。久服益气，耳目聪明，强志轻身。一名胡枲，一名地葵。生川谷。

《名医》曰：一名葹，一名常思，生安陆及六安田野，实熟时采。

案《说文》云：苏，卷耳也。苓，卷耳也；《广雅》云：苓，耳葹，常枲，胡枲，枲耳也；《尔雅》云：苍耳，苓耳；郭璞云：江东呼为常枲，形似鼠耳，丛生如盘；《毛诗》云：采采卷耳；《传》云：卷耳，苓耳也；陆玑云：叶青，白色，似胡荽，白华，细茎蔓生，可煮为茹，滑而少味，四月中生子，正如妇人耳珰，今或谓之耳珰草，郑康成谓是白胡荽，幽州人谓之爵耳；《淮南子》览冥训云：位贱尚枲。高诱云：枲者，枲耳，菜名也。幽冀谓之檀菜，雒下谓之胡枲。

中经（中品）草——葛根

味甘平。

主消渴，身大热，呕吐，诸痹，起阴气，解诸毒，葛谷，主下利，十岁已上。一名鸡齐根。生川谷。

《吴普》曰：葛根，神农甘，生太山（《御览》）。

《名医》曰：一名鹿藿，一名黄斤，生汶山，五月采根，暴干。

中经（中品）草——括楼根

味苦寒。

主消渴，身热，烦满，大热，补虚安中，续绝伤。一名地楼。生川谷，及山阴。

《吴普》曰：括楼，一名泽巨，一名泽姑（《御览》）。

《名医》曰：一名果裸、一名天瓜、一名泽姑，实名黄瓜，二月八月，采根，暴干，三十日成，生宏农。

案《说文》云：菩，菩萎，果蓏也。《广雅》云：王白，赀也。（党为王菩）《尔雅》云：果裸之实，括楼。郭璞云：今齐人呼之为天瓜。《毛诗》云：果裸之实，亦施于宇。《传》云：果裸，括楼也。吕氏春秋云：王善生。高诱云：善或作瓜，瓟，瓠也。案吕氏春秋善字乃菩之误。

中经（中品）草——苦参

味苦寒。

主心腹结气，症瘕积聚，黄疸，溺有余沥，逐水，除痈肿，补中，明目，止泪。一名水槐，一名苦识。生山谷及田野。

《名医》曰：一名地槐、一名菟槐、一名骄槐、一名白茎、一名虎麻、一名芩茎、一名禄曰、一名陵郎，生汝南，三月八月十月，采根，暴干。

中经（中品）草——当归

味甘温。

主咳逆上气，温虐，寒热，洗在皮肤中（《大观本》，洗音癣）。妇人漏下绝子，诸恶创疡金创。煮饮之。一名干归。生川谷。

《吴普》曰：当归，神农黄帝桐君扁鹊甘无毒，岐伯雷公辛无毒，李氏小温，或生羌胡地。《名医》曰：生陇西，二月八月，采根阴干。案《广雅》云：山靳，当归也。《尔雅》云：薜，山靳。郭璞云：今似靳而粗大，又薜，白靳。郭璞云：即上山靳。《范子计然》云：当归，出陇西，无枯者善。

中经（中品）草——麻黄

味苦温。

主中风伤寒头痛温疟，发表，出汗，去邪热气，止咳逆上气，除寒热，破症坚积聚。一名龙沙。

《吴普》曰：麻黄一名卑相，一名卑坚，神农雷公苦无毒，扁鹊酸无毒，李氏平，或生河东，四月，立秋采（《御览》）。《名医》曰：一名卑相，一名卑盐，生晋地及河东，立秋采茎，阴干今青。案《广雅》云：龙沙，麻黄也。麻黄茎，狗骨也。《范子计然》云：麻黄出汉中三辅。

中经（中品）草——通草

味辛平。

主去恶虫，除脾胃寒热，通利九窍，血脉关节，令人不忘。一名附支。生山谷。

《吴普》曰：蓪草，一名丁翁，一名附支，神农黄帝辛，雷公苦，生石城山谷，叶菁蔓延，止汗，自正月采（《御览》）。《名医》曰：一名丁翁，生石城及山阳，正月采枝，阴干。

案《广雅》云：附支，蓪草也；《中山经》云：升山其草多寇脱；郭璞云：寇脱草，生南方，高丈许，似荷叶，而茎中有瓤，正白，零陵人植而日灌之，以为树也；《尔雅》云：离南活苋．郭璞注同，又倚商，活脱。郭璞云：即离南也；《范子计然》云：蓪草，出三辅。

中经（中品）草——芍药

味苦平。

主邪气腹痛，除血痹，破坚积寒热，疝瘕，止痛，利小便，益气（艺文类聚引云：一名白术，《大观本》，作黑字）。生川谷及丘陵。

《吴普》曰：芍药，神农苦，桐君甘，无毒，岐伯咸。李氏小寒，雷公酸，一名甘积，一名解仓，一名诞，一名余容，一名白术，三月三日采。（《御览》）

《名医》曰：一名白术，一名余容，一名犁食，一名解食，一名铤，生中岳，二月八月，采根，暴干。

案《广雅》云：挛夷，芍药也。白术、牡丹也；北山经云：绣山其草多芍药；郭璞云：芍药一名辛夷，亦香草属；《毛诗》云：赠之以芍药；《传》云：芍药，香草；《范子计然》云：芍药出三辅；崔豹古今注云：芍药有三种，有草芍药，有木芍药，木有花，大而色深，俗呼为牡丹，非也。又云：一名可离。

中经（中品）草——蠡实

味甘平。

主皮肤寒热，胃中热气，寒湿痹，坚筋骨，今人嗜食。久服轻身。花叶，去白虫。一名剧草，一名三坚一名豕首。生川谷。

《吴普》曰：蠡实，一名剧草，一名三坚，一名剧荔华（《御览》），一名泽蓝，一名豕首，神农黄帝甘辛无毒，生宛句，五月采。（同上）

《名医》曰：一名荔实，生河东，五月采，实阴干。

案《说文》云：荔，草也，似蒲而小，根可作刷；《广雅》云：马薤，荔也；月令云：仲冬之月，荔挺出；郑云：荔挺，马薤也；高诱注《淮南子》云：荔马，荔草也；通俗文云：一名马兰。颜之推云：此物河北平泽率生之，江东颇多种于阶庭，但呼为旱蒲，故不识马薤。

中经（中品）草——瞿麦

味苦寒。

主关格，诸癃结，小便不通，出刺，决痈肿，明目去翳，破胎堕子，下闭血。一名巨句麦。生川谷。

《名医》曰：一名大菊，一名大兰，生太山，立秋，采实，阴干。

案《说文》云：蘧，蘧麦也；菊，大菊，蘧麦；《广雅》云：茈葳，陵苕，蘧麦也；《尔雅》云：大菊，蘧麦；郭璞云：一名麦句姜，即瞿麦；陶宏景云：子颇似麦，故名瞿麦。

中经（中品）草——元参

味苦微寒。

主腹中寒热积聚，女子产乳余疾，补肾气，令人目明。一名重台。生川谷。

《吴普》曰：元参，一名鬼藏，一名正马，一名重台，一名鹿腹，一名端，一名元台，神农桐君黄帝雷公扁鹊苦无毒，岐伯咸，李氏寒，或生冤朐山阳，二月生叶如梅毛，四四相值似芍药，黑茎方高四五尺，华赤，生枝间，四月，实黑。（《御览》）

《名医》曰：一名元台，一名鹿肠，一名正马，一名减，一名端，生河间及冤句，三月四月采根，暴干。

案《广雅》云：鹿肠，元参也。《范子计然》云：元参出三辅，青色者善。

中经（中品）草——秦艽

味苦平。

主寒热邪气，寒湿，风痹，肢节痛，下水，利小便。生山谷。

中華藏書

黄帝内经·最新整理珍藏版

《名医》曰：生飞乌山，二月八月，采根，暴干。

案《说文》云：荠草之相芋者，玉篇作苇，居包切。云秦芫，药芫同。萧炳云：本经名秦瓜，然则今本经名，亦有《名医》改之者。

中经（中品）草——百合

味甘平。

主邪气腹张心痛，利大小便，补中益气。生川谷。

《吴普》曰：百合一名重迈，一名中庭，生冠胸及荆山。（艺文类聚引云：一名重匡）

《名医》曰：一名重箱，一名摩罗，一名中逢花，一名强瞿，生荆州，二月八月，采根，暴干。

案玉篇云：蹒，百合蒜也。

中经（中品）草——知母

味苦寒。

主消渴，热中，除邪气，肢体浮肿，下水，补不足，益气。

一名蚳母，一名连母，一名野蓼，一名地参，一名水参，一名水浚，一名货母，一名蝭母。生川谷。

《吴普》曰：知母，神农桐君无毒，补不足益气。（《御览》引云：一名提母）

《名医》曰：一名女雷、一名女理、一名儿草、一名鹿列、一名韭蓬、一名儿踵草、一名东根、一名水须、一名沈燔、一名薚，生河内，二月八月，采根暴干。

案《说文》云：芪，芪母也。莐，芫藩也，或从炎作薚。《广雅》云：芪母儿踵，东根也。《尔雅》云：薚，芫藩。郭璞云：生山上，叶如韭，一曰蝭母。《范子计然》云：蝭母，出三辅，黄白者善。玉篇作（上艹下是）母。

中经（中品）草——贝母

味辛平。

主伤寒烦热，淋沥邪气，疝瘕，喉痹，乳难，金创，风痉。一名空草。

《名医》曰：一名药实、一名苦花、一名苦菜、一名商（菌字）草、一名勤母，生晋地，十月采根暴干。

案《说文》云：菌，贝母也；《广雅》云：贝父，药实也；《尔雅》云：菌，贝母。郭璞云：根如小贝，圆而白华，叶似韭；《毛诗》云：言采其虻；《传》云：虻，贝母也；陆玑云：其叶如括楼而细小，其子在根下如芋子，正白，四方连累相着有分解也。

中经（中品）草——白芷

味辛温。

主女人漏下赤白，血闭，阴肿，寒热，风头，侵目，泪出，长肌肤、润泽，可作面脂。一名芳香。生川谷。

《吴普》曰：白芷，一名薷，一名苻离，一名泽芬，一名蒚（《御览》）。

《名医》曰：一名白芷，一名蒚，一名莞，一名苻离，一名泽芬，叶一名蒚麻，可作浴汤，生河东下泽，二月八月，采根，暴干。

案《说文》云：芷，蒚也。蒚，楚谓之篱。晋谓之蒚，齐谓之芷。《广雅》云：白芷，其叶谓之药。《西山经》云：号山，其草多药蒚。郭璞云：药，白芷，别名蒚，香草也。《淮南子》修务训云：身苦秋药被风。高诱云：药，白芷，香草也。王逸注《楚词》云：药，白芷，按《名医》一名莞云云，似即《尔雅》莞，苻离，其上蒚，而《说文》别有，夫离也。蒚，夫离上也，是非一草。舍人云：白蒲一名苻离，楚谓之莞，岂蒲与芷相似，而《名医》误合为一乎。或《说文》云：楚谓之篱，即夫篱也，未可得详，旧作芷，非。

中经（中品）草——淫羊藿

味辛寒。

主阴痿绝伤，茎中痛，利小便，益气力，强志。一名刚前。生山谷。

《吴普》曰：淫羊藿，神农雷公辛，李氏小寒，坚骨（《御览》）。

《名医》曰：生上山郡阳山。

中经（中品）草——黄芩

味苦平。

主诸热黄疸，肠澼，泄利，逐水，下血闭，恶创恒蚀，火疡。一名腐肠。生川谷。

《吴普》曰：黄芩，一名黄文、一名妒妇、一名虹胜、一名红芩、一名印头、一名内虚，神农桐君黄帝雷公扁鹊苦无毒。李氏小温，二月生赤黄叶，两两四四相值，茎空中，或方员，高三四尺，四月花紫红赤，五月实黑根黄，二月至九月采。（《御览》）

《名医》曰：一名空肠、一名内虚、一名黄文、一名经芩、一名妒妇，生秭归及冤句，三月三日，采根阴干。

案《说文》云：荃，黄荃也。《广雅》云：荮葿，黄文，内虚，黄芩也。《范子计然》云：黄芩出三辅，色黄者，善。

中经（中品）草——狗脊

味苦平。

主腰背强关机，缓急，周痹，寒湿，膝痛，颇利老人。一名百枝。生川谷。

《吴普》曰：狗脊一名狗青，一名赤节，神农苦，桐君黄帝岐伯雷公扁鹊甘无毒李氏小温，如萆薢，茎节如竹，有刺，叶圆赤，根黄白，亦如竹根，毛有刺。岐伯经云：茎长节，叶端员青赤，皮白有赤脉。

《名医》曰：一名强膂，一名扶盖，一名扶筋，生常山，二月八月，采根暴干。

案《广雅》云：洁，狗脊也；玉篇云：狗脊根也；《名医》别出契条，非。

中经（中品）草——石龙芮

味苦平。

主风寒湿痹，心腹邪气，利关节，止烦满。久服，轻身明目，不老。一名鲁果能（《御览》作食果），一名地椹，生川泽石边。

《吴普》曰：龙芮一名姜苔，一名天豆，神农苦平岐伯酸，扁鹊李氏大寒，雷公咸无毒，五月五日采。（《御览》）

《名医》曰：一名石能、一名彭根、一名天豆，生太山，五月五日采子，二月八月采皮，阴干。

案《范子计然》云：石龙芮，出三辅，色黄者善。

中经（中品）草——茅根

味甘寒。

主劳伤虚羸，补中益气，除瘀血，血闭寒热，利小便，其苗，主下水。一名兰根，一名茹根。生山谷田野。

《名医》曰：一名地管、一名地筋、一名兼杜，生楚地，六月采根。

案《说文》云：茅，菅也。菅，茅也；《广雅》云：菅，茅也；《尔雅》云：白华野菅；郭璞云：菅，茅属；《诗》云：白华菅兮，白茅束兮；《传》云：白华，野菅也，已沤，为菅。

中经（中品）草——紫菀

味苦温。

主咳逆上气，胸中寒热结气，去蛊毒痿蹶，安五藏。生山谷。

《吴普》曰：紫菀，一名青菀。（《御览》）

《名医》曰：一名紫茜，一名青苑，生房陵及真定邯郸，二月三月，采根，阴干。

案《说文》云：菀，茈菀，出汉中，房陵；陶宏景云：白者名白菀；《唐本》注云：白菀，即女菀也。

中经（中品）草——紫草

味苦寒。

主心腹邪气五疸，补中益气，利九窍，通水道。一名紫丹，一名紫芙（《御览》引云：一名地血，《大观本》，无文）。生山谷。

《吴普》曰：紫草节赤，二月花。（《御览》）

《名医》曰：生砀山及楚地，三月采根，阴干。

案《说文》云：茈，草也，藐，茈草也，草也，可以染留黄；《广雅》云：茈，草也；《山海经》云：劳山多茈草；郭璞云：一名紫，中染紫也；《尔雅》云：藐，茈草；郭璞云：可以染紫。

中经（中品）草——败酱

味苦平。

主暴热火创，赤气，疥搔，疸痔，马鞍，热气。一名鹿肠。生川谷。

《名医》曰："一名鹿首，一名马草，一名泽败，生江夏，八月采根曝干。

案《范子计然》云：败酱出三辅；陶宏景云：气如败酱。故以为名。

中经（中品）草——白鲜

味苦寒。

主头风，黄疸，咳逆，淋沥，女子阴中肿痛，湿痹死肌，不可屈伸，起止行步。生川谷。

《名医》曰：生上谷及冤句，四月五月，采根阴干。

案陶宏景云：俗呼为白羊鲜，气息正似羊膻或名白膻。

中经（中品）草——酸酱

味酸平。

主热烦满，定志益气，利水道，产难吞其实立产。一名醋酱。生川泽。

《吴普》曰：酸酱，一名酢酱。（《御览》）

《名医》曰：生荆楚，及人家田园中，五月采，阴干。

案《尔雅》云：葴，寒酱；郭璞云：今酸酱草，江东呼曰苦葴。

中经（中品）草——紫参

味苦辛寒。

主心腹积聚，寒热邪气。通九窍，利大小便。一名牡蒙。生山谷。

《吴普》曰：伏蒙，一名紫参、一名泉戎、一名音腹、一名伏菟、一名重伤。神农黄帝苦，李氏小寒，生河西山谷或宛句商山，圆聚生，根黄赤有文，皮黑中紫，五月花紫，赤实黑，大如豆，三月采根。（《御览》《大观本》节文）

《名医》曰：一名众戎、一名童肠、一名马行，生河西及冤句，三月采根，火炙使紫色。

案《范子计然》云：紫参出三辅，赤青色者善。

中经（中品）草——藁本

味辛温。

主妇人疝瘕，阴中寒肿痛，腹中急，除风头痛，长肌肤：说颜色。一名鬼卿，一名地新。生山谷。

《名医》曰：一名微茎，生崇山，正月二月采根暴干，三十日成。

案《广雅》云：山芷蔚香，藁本也；《管子·地员篇》云：五臭畴生藁本；《荀子·大略篇》云：兰芷藁本，渐于蜜醴，一佩易之；樊光注《尔雅》云：藁本一名麋芜，根名靳芷，归作藁，非。

中经（中品）草——石韦

味苦平。

主劳热邪气，五癃闭不通，利小便水道。一名石。生山谷石上。

《名医》曰：一名石皮，生华阴山谷，不闻水及人声者，良，二月采叶，阴干。

中经（中品）草——萆薢

味苦平。

主腰背痛，强骨节，风寒湿，周痹，恶创不瘳，热气。生山谷。

《名医》曰：一名赤节，生真定，八月采根曝干。

案《博物志》云：芨葜与萆薢相乱。

中经（中品）草——白薇

味苦平。

主暴中风，身热肢满，忽忽不知人，狂惑，邪气，寒热酸疸，温疟、洗洗发作有时。生川谷。

《名医》曰：一名白幕、一名薇草、一名春草、一名骨美，生平原，三月三日，采根阴干。

中经（中品）草——水萍

味辛寒。

主暴热身痒（艺文类聚初学记痒，此是），下水气胜酒，长须发（艺文类聚作乌发），消渴。久服轻身。一名水华（艺文类聚引云：一名水廉）。生池泽。

《吴普》曰：水萍一名水廉，生泽水上，叶员小，一茎，一叶，根入水，五月华白，三月采，日干。（《御览》）

《名医》曰：一始水白，一名水苏，生雷泽，三月采，曝干。

案《说文》云：萍，苹也，无根，浮水而生者。萍，苹也，蓂，大萍也。《广雅》云：薸，萍也。《夏小正》云：七月湟潦生苹。《尔雅》云：萍苹。郭璞云：水中浮萍，江东谓之薸．又其大者苹。《毛诗》云：于以采苹。《传》云：苹，大萍也。

《范子计然》曰：水萍出三辅，色青者善，《淮南子·原道训》云：萍树根于水；高诱云：萍，大苹也。

中经（中品）草——王瓜

味苦寒。

主消渴内痹淤血，月闭，寒热，酸疼，益气，俞聋。一名土瓜。生平泽。

《名医》曰：生鲁地田野，及人家垣墙间，三月采根，阴干。

案《说文》云：萯，王萯也；《广雅》云：葵菇，瓜（瓟），王瓜也；《夏小正》云：四月王萯秀。《尔雅》云：钩葵菇；郭璞云：钩，瓟也。一名王瓜，实如夗瓜，正赤，味苦，月令，王瓜生；郑元云：月令云，王萯生，孔颖连云：疑王萯，则王瓜也；《管子·地员篇》，剽土之次，曰：五沙：其种大萯细萯，白茎青秀以蔓；本草图经云：大，即王萯也。亦谓之土瓜，自别是一物。

中经（中品）草——地榆

味苦微寒。

主妇人乳痓痛，七伤带下病，止痛。除恶肉，止汗，疗金创（《御览》引云：主消酒，又云明目，《大观本草》，消酒作黑字，而无明目）。生山谷。

《名医》曰：生桐柏及冤句，二月八月，采根，暴干。

案《广雅》云：菰蒤，地榆也；陶宏景云：叶似榆而长，初生布地，而花子紫黑色如豉，故中玉豉。

中经（中品）草——海藻

味苦寒。

主瘿瘤气，颈下核，破散结气，痈肿症瘕坚气，腹中上下鸣，下水十二肿。一名落首。生池泽。

《名医》曰：一名薄，生东海，七月七日采，暴干。

案《说文》云：藻，水草也，或作藻；《广雅》云：海萝，海藻也；《尔雅》云：薅，海藻也；郭璞云：药草也。一名海萝，如乱发，生海中；本草云：又藻石衣。

郭璞云：水苔也，一名石发，江东食之，或曰薄，叶似而大，生水底也，亦可食。

中经（中品）草——泽兰

味苦微温。

主乳妇内（《御览》作衄血），中风余疾，大腹水肿，身面四肢浮肿，骨节中水，金创痈肿创脓。一名虎兰，一名龙枣。生大泽傍。

《吴普》曰：泽兰，一名水香，神农黄帝岐伯桐君酸无毒，李氏温，生下地水傍，叶如兰，二月生，香，赤节，四叶相值枝节间。《名医》曰：一名虎蒲，生汝南，三月三日采，阴干。案《广雅》云：虎兰，泽兰也。

中经（中品）草——防己

味辛平。

主风寒温疟热气诸痫，除邪，利大小便。一名解离（《御览》作石解引云：通凑理，利九窍，《大观本》，六字黑）。生川谷。

《吴普》曰：木防己，一名解离，一名解燕，神农辛，黄帝岐伯桐君苦无毒，李氏大寒，如芎，茎蔓延，如芄，白根外黄似桔梗，内黑又如车辐解，二月八月十月，采根。（《御览》）《名医》曰，生汉中，二月八月，采根阴干。案《范子计然》云：防已出汉中旬阳。

中经（中品）草——款冬花

味辛温。

主咳逆上气，善喘，喉痹，诸惊痫，寒热邪气。一名橐吾（《御览》作石），一名颗东（《御览》作颗冬），一名虎须，一名兔奚。生山谷。

《吴普》曰：款冬十二月，花黄白。（艺文类聚）

《名医》曰：一名氐冬，生常山及上党水傍，十一月，采花阴干。

案《广雅》云：苦萃款东也；《尔雅》云：菟奚颗东；郭璞云：款冬也。紫赤华生水中；西京杂记云：款冬，华于严冬；傅咸款冬赋序曰：仲冬之月，冰凌积雪，款冬独敷华艳。

中经（中品）草——牡丹

味苦辛寒。

主寒热，中风，瘛疭，痉，惊痫，邪气，除症坚，淤血留舍肠胃，安五脏，疗痈创。一名鹿韭，一名鼠姑。生山谷。

《吴普》曰：牡丹，神农岐伯辛，李氏小寒，雷公桐君苦无毒，黄帝苦有毒，叶如蓬相植，根如柏，黑中有核，二月采，八月采，日干，人食之，轻身益寿。（《御览》）《名医》曰：生巴郡及汉中，二月八月，采根阴干。案《广雅》云：白术，牡丹也。《范子计然》云：牡丹出汉中河内，赤色者亦善。

中经（中品）草——马先蒿

味平。

主寒热，鬼注，中风湿痹，女子带下病，无子。一名马尿蒿。生川泽。

《名医》曰：生南阳。案《说文》云：蔚，牡蒿也。《广雅》云：因尘，马先也。《尔雅》云：蔚，牡菣。

郭璞云：无子者；《毛诗》云：匪莪伊蔚；《传》云：菣，牡菣也；陆玑云：三月始生，七月华，华似胡麻华而紫赤，八月为角，角似小豆，角锐而长，一名马新蒿，案新先声相近。

中经（中品）草——积雪草

味苦寒。

主大热，恶创痈疽，浸淫，赤熛，皮肤赤，身热。生川谷。

《名医》曰：生荆州。案陶宏景云：荆楚人以叶如钱，谓为地钱草，徐仪药图名连钱草。本草图经云：咸洛二京亦有，或名胡薄荷。

中经（中品）草——女菀

味辛温。

主风，洗洗，霍乱，泄利，肠鸣上下无常处，惊痫，寒热百疾。生川谷，或山阳。

《吴普》曰：女菀，一名白菀，一名识女苑。（《御览》）《名医》曰：一名白菀，一名织女菀，一名茆，生汉中，正月二月采，阴干。

案《广雅》云：女肠，女菀也。

中经（中品）草——王孙

味苦平。

主五臟邪气，寒湿痹，四肢疼酸，膝冷痛。生川谷。

《吴普》曰：黄孙一名王孙、一名蔓延、一名公草、一名海孙，神农雷公苦无毒。黄帝甘无毒，生西海山谷，及汝南城郭垣下，蔓延，赤文，茎叶相当。（《御览》）

《名医》曰：吴名白功草，楚名王孙，齐名长孙，一名黄孙、一名黄昏、一名海孙、一名蔓延，生海西及汝南城郭下。案陶宏景云：今方家皆呼王昏，又云壮蒙。

中经（中品）草——蜀羊泉

味苦微寒。

主头秃恶创，热气，疥搔，痂癣虫，疗龋齿。生川谷。

《名医》曰：一名羊泉，一名饴，生蜀郡。案《广雅》云：菞姑，艾但鹿何，泽也。《唐本》注云：此草，一名漆姑。

中经（中品）草——爵床

味咸寒。

主腰脊痛，不得着床，俯仰艰难，除热，可作浴汤。生川谷及田野。

《吴普》曰：爵床，一名爵卿。（《御览》）《名医》曰：生汉中。案别本注云：今人名为香苏。

中经（中品）草——假苏

味辛温。

主寒热，鼠瘘，瘰疬生创，破结聚气，下淤血，除湿痹，一名鼠蓂，生川泽。（旧在菜部，今移）

《吴普》曰：假苏一名鼠实，一名姜芥也。（《御览》）名荆芥，叶似落藜而细，蜀中生啖之。（蜀本注）《名医》曰：一名姜芥，生汉中。

案陶宏景云：即荆芥也，姜荆声讹耳，先居草部中，令人食之，录在菜部中也。

中经（中品）草——翘根

味甘寒平（《御览》作味苦平）。

主下热气，益阴精，令人面说好，明目。久服轻身耐老。生平泽。（旧在《唐本》退中，今移）

《吴普》曰：翘根，神农雷公甘有毒，三月八月采，以作蒸，饮酒病人。（《御览》）《名医》曰：生蒿高，二月八月采。案陶宏景云：方药不复用，俗无识者。

上草中品四十九种，旧四十六种，考菜部假苏，及《唐本》退中，翘根，宜入此。

中经（中品）木——桑根白皮

味甘寒。

主伤中，五劳六极，羸瘦，崩中，脉绝，补虚益气。

叶主除寒热出汗。桑耳黑者，主女子漏下，赤白汁，血病，症瘕积聚，阴补阴阳，寒热，无子。五木耳名糯，益气不饥，轻身强志。生山谷。

《名医》曰：桑耳一名桑菌，一名木麦，生犍为，六月多雨时采，即暴干。案《说文》云：桑，蚕所食叶，木蒌，木耳也。葚，桑萸。《尔雅》云：桑瓣有葚栀；舍人云：桑树一半有葚，半无葚，名栀也；郭璞云：瓣，半也，又女桑，桋桑；郭璞云：今俗呼桑树小而条长者，为女桑树，又（㮇）山桑；郭璞云：似桑材中作弓及草辕，又桑柳槐条。郭璞云：阿那垂条。

中经（中品）木——竹叶

味苦平。

主咳逆上气溢筋急，恶疡，杀小虫。

根，作汤，益气止渴，补虚下气。汁，主风痓．实，通神明，轻身益气。

《名医》曰：生益州。案《说文》云：竹，冬生草也，象形，下者，箁，箬也。

中经（中品）木——吴茱萸

味辛温。

主温中，下气，止痛，咳逆，寒热，除湿血痹，逐风邪，开凑（旧作腠，《御览》作涛，是）理根杀三虫。一名藙。生山谷。

《名医》曰：生冤句，九月九日采，阴干。

案《说文》云：茱，茱萸，属，萸，茱萸也。煎茱萸，汉律，会稽献藙一斗。

《广雅》云：（木尻），榝，档，樾，茱萸也；三苍云：莍，茱萸也；（《御览》）《尔雅》云：椒、榝，丑莍；郭璞云：茱萸子，聚生成房貌，今江东亦呼榝，似茱萸而小，赤色；礼记云：三牲用藙；郑云：藙煎茱萸也。汉律会稽献焉，《尔雅》谓之榝；《范子计然》云：茱萸，出三辅；陶宏景云：礼记名藙而作俗中呼为藙子，当是不识藙字似杂字，仍以相传。

中经（中品）木——厄子

味苦寒。

主五内邪气，胃中热气面赤，酒炮，皶鼻，白赖，赤癞，创疡。一名木丹。生川谷。

《名医》曰：一名樾桃，生南阳，九月采实，暴干。案《说文》云：栀，黄木可染者；《广雅》云：栀子，桃也；《史记》货殖《传》云：巴蜀地饶卮；集解云：徐广曰音支，烟支也。紫，赤色也，据《说文》当为栀。

中经（中品）木——芜荑

味辛。

主五内邪气散，皮肤骨节中，淫，淫温行毒，去三虫，化食。一名无姑，一名殿塘（《御览》引云：逐寸白，散雞中，温温喘息，《大观本》作黑字）。生川谷。

《名医》曰：一名殿塘，生晋山，三月采实，阴干。案《说文》云：梗，山枌榆，有束荚可为芜荑者。《广雅》云：山榆，母估也。

《尔雅》云：莁荑蓝蘠。郭璞云：一名白蕡，又无姑，其实夷。郭璞云：无姑，姑榆也。生山中，叶圆而厚，剥取皮合渍之，其味辛香，所谓芜荑。《范子计然》云：芜荑在地，赤心者善。

中经（中品）木——枳实

味苦寒。

主大风在皮肤中，如麻豆苦痒（《御览》作痰，非），除寒热结，止利（旧作痢，《御览》作利，是），长肌肉，利五脏，益气轻身。生川泽。

《吴普》曰：枳实苦，雷公酸无毒，李氏大寒，九月十月采，阴干。（《御览》）《名医》曰：生河内，九月十月采，阴干。

案《说文》云：枳木似橘。《周礼》云：橘逾淮而化为枳。沈括补笔谈云：六朝以前，医方，唯有枳实，无枳壳，后人用枳之小嫩者为枳实，大者为枳壳。

中经（中品）木——厚朴

味苦温。

主中风，伤寒，头痛，寒热，惊悸气，血痹，死肌，去三虫。

《吴普》曰：厚朴，神农岐伯雷公苦无毒，李氏小温。（《御览》引云，一名厚皮，生交址）《名医》曰：一名厚皮，一名赤朴，其树名榛，其子名逐，生交址宛句，九月十月采皮。阴干。

案《说文》云：朴，木皮也，榛木也；《广雅》云：重皮，厚朴也；《范子计然》云：厚朴出宏农，按今俗以榛为亲，不知是厚朴，《说文》榛栗，字作亲。

中经（中品）木——秦皮

味苦微寒。

主风寒湿痹，洗洗，寒气，除热，目中青翳白膜。久服，头不白，轻身。生川谷。

《吴普》曰：岑皮，一名秦皮，神农雷公黄帝岐伯酸无毒，李氏小寒，或生宛句水边，二月八日采。（《御览》）《名医》曰：一名岑皮，一名石檀，生庐江及宛句，二月八月采皮，阴干。

案《说文》云：梣、青皮木，或作檆；《淮南子》俶真训云：梣木，色青翳；高诱云：梣木，苦历木也，生于山，剥取其皮，以水浸之，正青，用洗眼，愈人目中肤翳；据《吴普》云：岑皮，名秦皮，本经作秦皮者，后人以俗称改之，当为岑皮。

中经（中品）木——秦萩

味辛温。

主风邪气，温中除寒痹，坚齿发，明目。久服，轻身，好颜色，耐老增年，通神。生川谷。

《名医》曰：生太山及秦岭上，或琅邪，八月九月采实。

案《说文》云：菽，菽藋．菜菽椒实菜裹如裘者，椒似茱萸，出淮南；《广雅》云：椒（木卡），茱萸也；北山经云：景山多秦椒。郭璞云，子似椒面细叶草也。

《尔雅》云：（木毁），大椒。郭璞云：今椒树丛生实大者，名为椒，又椒丑菜．郭璞云：裘萸子聚成房貌，今江东亦呼茱椒，似茱萸而小，赤色；《毛诗》云：椒聊之实；《传》云：椒卿，椒也；陆玑云：椒树似茱萸，有针刺，叶坚而滑泽，蜀人作茶，吴人作茗，皆合煮其叶以为香；《范子计然》云：秦椒出天水陇西，细者善；《淮南子》人间训云：申椒杜茝，美人之所怀服，旧作椒，非，据《山海经》，有秦椒，生闻喜景山，则秦非秦地之秦也。

中经（中品）木——山茱萸

味酸平。

主心下邪气，寒热，温中，逐寒湿痹，去三虫。久服轻身。一名蜀枣。生山谷。

《吴普》曰，山茱萸，一名魃实、一名鼠矢、一名鸡足，神农黄帝雷公扁鹊酸无毒，岐伯辛，一经酸，或生冤句琅邪，或东海承县，叶如梅，有刺毛，二月，华如杏四月实如酸枣，赤，五月采实。（《御览》）

《名医》曰，一名鸡足，一名魃实，生汉中及琅邪冤句，东海承县，九月十月采实，阴干。

中经（中品）木——紫葳

味酸，（《御览》作咸）微寒。

主妇人产乳余疾，崩中，症瘕，血闭，寒热，羸瘦，养胎。生川谷。

《吴普》曰，紫葳一名武威，一名瞿麦，一名陵居腹，一名鬼目，一名茏华，神农雷公酸，岐伯辛，扁鹊苦咸，黄帝甘无毒，如麦根黑，正月八月采，或生真定（《御览》）。《名医》曰，一名陵苕，一名茏华，生西海及山阳。

案《广雅》云：苉葳，陵苕，蘧麦也；《尔雅》云：苕。

陵苕；郭璞云：一名陵时；本草云：又黄华蒵，白华苀；郭璞云：苕、华、色异，名亦不同；《毛诗》云：苕之华；《传》云：苕，陵苕也；《范子计然》云：紫葳出三辅；李当之云：是瞿麦根据李说与《广雅》合，而《唐本》注引《尔雅》注，有一名陵霄四字，谓即陵霄花，陆玑以为鼠尾，疑皆非，故不采之。

中经（中品）木——猪苓

味甘平。

主痎疟，解毒蛊，注。（《御览》作蛀）不祥利水道。久服轻身耐老。（《御览》作能老。）一名猳猪尿。生山谷。

《吴普》曰：猪苓，神农甘，雷公苦无毒。（《御览》引云，如茯苓，或生冤句，八月采。）《名医》曰：生衡山及济阴冤句，二月八月采，阴干。

案庄子云：豕零，司马彪注，作豕囊云，一名猪苓，根似猪卵，可以治渴。

中经（中品）木——白棘

味辛寒。

主心腹痛，痈肿溃脓，止痛。一名棘针。生川谷。

《名医》曰：一名棘刺，生雍州。案《说文》云：棘，小枣丛生者；《尔雅》云：髦颠棘；孙炎云：一名白棘；李当之云：此是酸枣树针，今人用天门冬苗代之，非是真也；《案经》云：天门冬一名颠勒，勒棘声相近，则今人用此，亦非无因也。

中经（中品）木——龙眼

味甘平。

主五脏邪气，安志厌食。久服，强魂聪明，轻身，不老，通神明。一名益智。生山谷。

《吴普》曰：龙眼一名益智，要术一名比目。（《御览》）

《名医》曰：其大者似槟榔，生南海松树上，五月采，阴干。

案《广雅》云：益智，龙眼也。刘达注吴都赋云：龙眼，如荔枝而小，圆如弹丸，味甘，胜荔枝，苍梧，交址，南海，合浦皆献之，山中人家亦种之。

中经（中品）木——松罗

味苦平。

主瞋怒邪气，止虚汗头风，女子阴寒肿病。一名女萝。生山谷。

《名医》曰：生熊耳山；案《广雅》云：女萝松萝也；《毛诗》云：茑与女萝；《传》云：女萝菟丝，松萝也；陆玑云：松萝自蔓松上，枝正青，与兔丝异。

中经（中品）木——卫矛

味苦寒。

主女子崩中下血，腹满汗出，除邪，杀鬼毒虫注。一名鬼箭。生山谷。

《吴普》曰：鬼箭一名卫矛，神农黄帝桐君苦无毒，叶如桃如羽，正月二月七月采，阴干，或生野田（《御览》）；《名医》曰：生霍山，八月采，阴干；案《广雅》云：鬼箭，神箭也；陶宏景云：其茎有三羽，状如箭羽。

中经（中品）木——合欢

味甘平。

主安五脏，利心志，（艺文类聚作和心志，《御览》作和心气。）令人献乐无忧。久服轻身明目得所欲。生山谷。

《名医》曰：生益州；案《唐本》注云：或曰合昏，欢昏音相近；日华子云：夜合。

上木，中品一十七种，旧同。

中经（中品）兽——白马茎

味咸平。

主伤中脉绝，阴不起，强志益气，长肌肉，肥健，生子。

眼，主惊痫，腹满，疟疾，当杀用之。

悬蹄，主惊邪，瘛疭，乳难，辟恶气鬼毒蛊注，不祥，生平泽。《名医》曰：生云中。

中经（中品）兽——鹿茸

味甘温。

主漏下恶血，寒热，惊痫，益气强志，生齿不老。

角，主恶创痈肿，逐邪恶气，留血在阴中。

《名医》曰：茸，四月五月解角时取阴干使时躁，角七月采。

中经（中品）兽——牛角（角思）

下闭血，淤血，疼痛，女人带下血。

髓，补中填骨髓。久服增年。胆可丸药。

案《说文》云：（角思），角中骨也。

中经（中品）兽——羖羊角

味咸温。

主青盲明目，杀疥虫，止寒泄，辟恶鬼虎狼，止惊悸。久服，安心益气，轻身。生川谷。

《名医》曰：生河西，取无时。案《说文》云：羖夏羊，牡曰羖；《尔雅》云：羊牡，羖；郭璞云：今人便以牂，羖，为黑白羊名。

中经（中品）兽——牡狗阴茎

味咸平。

主伤中，阴痿不起，令强热大，生子，除女子带下十二疾。一名狗精。胆主明目。

《名医》曰，六月上伏，取阴干百日。

中经（中品）兽——羚羊角

味咸寒。

主明目，益气起阴，去恶血注下，辟蛊毒恶鬼不祥，安心气，常不厌寐。生川谷。

《名医》曰：生石城及华阴山，采无时。

案《说文》云：羚大羊而细角；《广雅》云：美皮冷角；《尔雅》云：羚大羊；郭璞云：羚羊似羊而大，角园锐，好在山崖间；陶宏景云：《尔雅》名羱羊；据《说文》云：莧山羊细角也；《尔雅》云：羱如羊；郭璞云：羱似吴羊而大角，角椭，出西方，莧即羱正字，然本经羚字，实羚字俗写，当以羚为是《尔雅》释文，引本草作羚。

中经（中品）兽——犀角

味苦寒。

主百毒虫注，邪鬼，障气杀钩吻鸩羽蛇毒，除不迷或厌寐。久服轻身。生山谷。

《名医》曰：生永昌及益州。案《说文》云：犀南徼外牛，一角在鼻，一角在顶，似豕。《尔雅》云：犀似豕。

郭璞云：形似水牛，猪头大腹，痹脚，脚有三蹄，黑色，三角，一在顶上，一在鼻上，一在额上，鼻上者，即食角也，小而不椭，好食棘，亦有一角者。

《山海经》云：琴鼓之山多白犀。郭璞云：此与辟寒，蠲忿，辟尘，辟暑，诸犀，皆异种也。《范子计然》云：犀角出南郡，上价八千，中三千，下一千。

上兽，中品七种，旧同。

中经（中品）禽——燕屎

味辛平。

主蛊毒鬼注，逐不样邪气，破五癃，利小便。生平谷。

《名医》曰：生高山。

案《说文》云：燕、元鸟也，尔口、布翅枝尾，象形作巢，避戊已，乙元鸟也，齐鲁谓之乙，取其名自呼，象形或作乱；《尔雅》云：燕乱；《夏小正》云，二月来降，燕乃睇；《传》云：燕、乙也，九月陟元鸟，蛰；《传》云：元鸟者，燕也。

中经（中品）禽——天鼠屎

味辛寒。

主面痈肿，皮肤洗洗，时痛，肠中血气，破寒热积聚，除惊悸。一名鼠泫，一名石肝。生山谷。

《名医》曰：生合浦，十月十二月取。案李当之云：即伏翼屎也。李云：天鼠，方言，一名仙鼠。案今本方言云：或谓之老鼠，当为天字之误也。

上禽，中品二种，旧同。

中经（中品）虫鱼——猬皮

味苦平。

主五痔阴蚀下血，赤白五色，血汁不止，阴肿痛引要背，酒煮杀之。生川谷。

《名医》曰：生楚山田野，取无时。案《说文》云：似豪猪者，或作猬；《广雅》云：虎王，猬也；《尔雅》云：汇毛刺；郭璞云：今谓状似鼠；《淮南子》说山训云：鹊矢中猬。

中经（中品）虫鱼——露蜂房

味苦平。主惊痫瘛疭，寒热邪气，癫疾，鬼精，蛊毒肠痔。火熬之，良。一名蜂肠。生山谷。

《名医》曰：一名百穿，一名蜂。生牂柯，七月七日采，阴干。

案《淮南子》氾论训云：蜂房不容卵。高诱云：房巢也。

中经（中品）虫鱼——鳖甲

味咸平。

主心腹症瘕坚积，寒热，去痞息肉，阴蚀，痔恶肉。生池泽。

《名医》曰：生丹阳，取无时。案《说文》云：鳖，甲虫也。

中经（中品）虫鱼——蟹

味咸寒。

主脑中邪气，热结痛，㖞僻面肿败漆。烧之致鼠。生池泽。

《名医》曰：生伊洛诸水中，取无时。案《说文》云：蟹有二敖八足旁行，非蛇鳝之穴无所庇，或作，蛫蟹也。

《荀子》勤学扁云：蟹六跪而二螯，非蛇蟺之穴无所寄托；《广雅》云：蛫蟹，蛫也。《尔雅》云：蝵蛫，小者；郭璞云：或曰即螯蝵也，似蟹而小。

中经（中品）虫鱼——柞蝉

味咸寒。

主小儿惊痫，夜啼，癫病，寒热，生杨柳上。

《名医》曰：五月采，蒸干之。

案《说文》云：蝉以旁鸣者，蜩蝉也；《广雅》云：蠉蛄，蝉也，复育，蜕也，旧作蚱蝉；别录云：蚱者，鸣蝉也，壳一名楉蝉，又名伏蜟，案蚱即柞字；《周礼》考工记云：侈则柞；郑元云：柞读为咋咋然之咋，声大外也；《说文》云：诸、大声也，音同柞，今据作柞。柞蝉即五月鸣蜩之蜩，《夏小正》云：五月良蜩鸣，传良蜩也，五采具；《尔雅》云：蜩、蜋、蜩；《毛诗》云：如蜩。《传》云：蜩、蝉也。方言云：楚谓之蜩，宋卫之间，谓之螗蜩，陈郑之间，谓之螂蜩，秦晋之间，谓之蝉，海岱之间，谓之；论衡云：蝉生于复育，开背而出。而玉扁云：蚱蝉，七月生。陶宏景音蚱作云：痄蝉，是为月令之寒蝉，《尔雅》所云矣，《唐本》注非之也。

中经（中品）虫鱼——蛴螬

味咸微温。

主恶血，血淤，（《御览》作血瘕）痹气，破折血在胁下坚满痛，月闭，目中淫肤，青翳，白膜。一名蟗蛴。生平泽。

《名医》曰：一名蟹齐，一名勃齐，生河内人家积粪草中，取无时，反行者，良。

案《说文》云：（蚕）、（蚕）蠹也，蝤，蝤蚕也，蝎、蝤蚕也。《广雅》云：蛭蛒，螓蝚，地蚕，蠹蟥，蛴蟥。《尔雅》云：蟥、蛴蟥。郭璞云：在粪土中，又蟗蛴，蝎。

郭璞云：在木中，今虽通名蝎，所在异，又蝎，蛣蝚；郭璞云：木中蠹虫，蝎、桑蠹；郭璞云：即拮掘；《毛诗》云：领如蝤蛴；《传》云：蝤蛴，蝎虫也；方言云：蛴蟥，谓之蟥，自关而东，谓之蝤蛴，或谓之蚕蠋，或谓之蚕蠋，梁益之间，谓之蛒，或谓之蝎或谓之蛭蛒，秦晋之间，谓之蠹，或谓之天蝼。

列子天瑞篇云：乌足根为蛴蟥。《博物志》云：蛴蟥以背行，快于足用，《说文》无蟥字，当借蟹为之，声相近，字之误也。

中经（中品）虫鱼——乌贼鱼骨

味咸微温。

主女子漏下，赤白经汁，血闭，阴蚀，肿痛，寒热，症瘕，无子。生池泽。

《名医》曰：生东海，取无时。案《说文》云：鰂、乌鰂，鱼名，或作鲗，左思赋，有乌贼；刘逵注云：乌贼鱼，腹中有墨；陶宏景云：此是（暴鸟）乌所化作，今其口脚具存，犹相似尔。

中经（中品）虫鱼——白僵蚕

味咸。

主小儿惊痫夜蹄，去三虫，减黑皯，令人面色好，男子阴疡病。生平泽。

《名医》曰：生颍川，四月取自死者。

案《说文》云：蚕任丝也。《淮南子》说林训云：蚕食而不饮，二十二日而化。

《博物志》云：蚕三化，先孕而后交，不交者亦生子，子后为，皆无眉目，易伤，收采亦薄，玉篇作僵蚕，正当为僵，旧作殭，非。

中经（中品）虫鱼——蛇鱼甲

味辛微温。

主心腹症瘕，伏坚，积聚，寒热，女子崩中，下血五色，小腹阴中相引痛，创疥，死肌。生池泽。

《名医》曰：生南海，取无时。案《说文》云：鳝、鱼名，皮可为鼓鼍，鼍、水虫似蜥，易长大。陶宏景云：蛇即鼍甲也。

中经（中品）虫鱼——樗鸡

味苦平。

主心腹邪气，阴痿，益精，强志，生子好色，补中轻身。生川谷。

《名医》曰：生河内樗树上，七月采，暴干。

案《广雅》云：樗鸠，樗鸡也；《尔雅》云：翰、天鸡；李巡云：一名酸鸡；郭璞云：小虫，黑身赤头，一名莎鸡，又曰樗鸡；《毛诗》云：六月莎鸡振羽；陆玑云：莎鸡，如蝗而班色，毛翅数重，某翅正赤，或谓之天鸡，六月中，飞而振羽，索索作声，幽州人谓之蒲错，是也。

中经（中品）虫鱼——蛞蝓

味咸寒。

主贼风，㖞僻，轶筋，及脱肛，惊痫挛缩。一名陵蠡。生池泽。

《名医》曰：一名土蜗，一名附蜗，生大山及阴地沙石垣下，八月取。

案《说文》云：蝓，虎蝓也，蠃，一石虎蝓；《广雅》云：蠡蠃、蜗牛，蜷蝓也；《中山经》云：青要之山是多仆累；

郭璞云：仆累，蜗牛也，《周礼》鳖人，祭祀供蠃；郑云：蠃蠇蝓；《尔雅》云：蚹蠃蠇蝓。郭璞云：即蜗牛也；《名医》曰：别出蜗牛条，非。旧作蛞，《说文》所无。据玉篇云：蛞蝓东，知即活东异文，然则当为活。

中经（中品）虫鱼——石龙子

味咸寒。

主五癃邪，结气，破石淋，下血，利小便水道。一名蜥易。生川谷。

《吴普》曰：石龙子，一名守宫，一名石蜴，一名石龙子，（《御览》）。《名医》曰：一名山龙子，一名守宫，一石石蜴，生平阳及荆山石间，五月取着石上令干。

案《说文》云：蜥、虫之蜥易也，易，蜥易，蝘蜓，守宫也，象形，蝘在壁曰蝘蜓，在草曰蜥易，或作蝘，蚖、荣蚖蛇，医以注鸣者；《广雅》云：蛤蚧，㕙蝘，蚵蚾，蜥蜴也。《尔雅》云：蝾螈，蜥蜴，蜥蜴，蝘蜓，蝘蜓，守宫也。

《毛诗》云：胡为虺蜴，《传》云蜴，螈也。陆玑云：虺蜴，一名蝾螈，蜴也，或谓之蛇医，如蜥蜴，青绿色，大如指，形状可恶；方言云：守宫，秦晋西夏谓之守宫，或谓之㕙蜥蝘，或谓之蜥易，其在泽中者，谓之易锡，南楚谓之蛇医，或谓之蝾螈，东齐，海岱谓之蝾螈，北燕谓之祝蜓，桂林之中，守宫大者而能鸣，谓之蛤蚧。

中经（中品）虫鱼——木虻

味苦平。

主目赤痛，眦伤，泪出，淤血，血闭，寒热酸无子。一名魂常。生川泽。

《名医》曰：生汉中，五月取。

案《说文》云：虻啮人飞虫；《广雅》云：䗧蛧，虻也此省文；《淮南子》齐俗训云：水蚋为蟁荒；高诱云：青蛉也；又说山训云：虻、散积血。

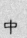

中经（中品）虫鱼——蜚虻

味苦微寒。

主逐淤血，破下血积坚痞症瘕，寒热，通利血脉及九窍。生川谷。

《名医》曰：生江夏，五月取，腹有血者良。

中经（中品）虫鱼——蜚廉

味咸寒。

主血淤，（《御览》引云逐下血），症坚，寒热，破积聚，喉咽痹，内寒，无子。生川泽。

《吴普》曰：蜚廉虫。神农黄帝云：治妇人寒热（《御览》）。《名医》曰：生晋阳及人家屋间，立秋采。

案《说文》云：蜚，卢蜚也，蜚、臭虫，负蠜也，蠜、目蠜也；《广雅》云：飞蜚，飞蠊也；《尔雅》云：蜚，蠜；郭璞云：即负盘臭虫；《唐本》注云：汉中人食之下气，名曰石美，一名卢蜚，一石负盘，旧作蠊，据刑昺疏引此作廉。

中经（中品）虫鱼——䗪虫

味咸寒。

主心腹寒热，洗洗，血积症瘕，破坚，下血闭，生子大，良。一名地鳖。生川泽。

《吴普》曰：（庶虫）虫，一名土鳖（《御览》）。《名医》曰：一名土鳖，生河东及沙中，人家墙壁下，土中湿处，十月暴干。

案《说文》云：䗪虫属蠜，目蠜也；《广雅》云：负蠜，䗪也；《尔雅》云：草虫，负蠜；郭璞云：常羊也；《毛诗》云：喓喓草虫；《传》云：草虫，常羊也；陆玑云：小大长短如蝗也，奇音，青色，好在茅草中。

中经（中品）虫鱼——伏翼

味咸平。

主目瞑，明目，夜视有精光。久服，令人喜乐，媚好无忧。一名蝙蝠。生川谷，（旧作禽部，今移）。

《吴普》曰：伏翼，或生人家屋间，立夏后，阴干。治目冥，令人夜视有光。（艺文类聚）。《名医》曰：生太山，及人家屋间，立夏后采，阴干。

案《说文》云：蝙、蝙蝠也，蝠、蝙蝠，服翼也；《广雅》云，伏翼，飞鼠，仙鼠，吡𪇆也；《尔雅》云：蝙蝠服翼；方言云：蝙蝠，自关而东，谓之伏翼，或谓之飞鼠，或谓之老鼠，或谓之仙鼠，自关而西，秦陇之间，谓之蝙蝠，北燕谓之蚅蝇，李当之云：即天鼠。

上虫、鱼，中品一十七种。旧十六种，考禽部伏翼宜入此。

中经（中品）果——梅实

味酸平。

主下气，除热，烦满，安心，肢体痛，偏枯不仁，死肌，去青黑志，恶疾。生川谷。

《吴普》曰：梅实（《大观本草》作核）。明目，益气，（《御览》）不饥（《大观本草》，引吴氏本草）。《名医》曰：生汉中，五月采，火干。

案《说文》云：檘，干梅之属，或作㮇，某、酸果也，以梅为楠；《尔雅》云：梅楠。郭璞云：似杏实酢，是以某注梅也，《周礼》笾人，馈食，笾、其实干檘；郑云：干檘，干梅也，有桃诸梅诸，是其干者；《毛诗》疏云：梅暴为腊，羹臛世中，人含之以香口（《大观本草》）。

上果，中品一种，旧同。

中经（中品）米谷——大豆黄卷

味甘平。

主湿痹，筋挛，膝痛。生大豆，涂痈肿。煮汁，饮，杀鬼毒，止痛，赤小豆。主下水，排痈肿脓血。生平泽。

《吴普》曰：大豆黄卷，神农黄帝雷公无毒，采无时，去面黚，得前胡，乌啄，杏子，牡蛎，天雄，鼠屎，共蜜和佳，不欲海藻龙胆，此法，大豆初出黄土芽是也。生大豆，神农岐伯生熟寒，九月采，杀乌豆毒，并不用元参。

中经（中品）米谷——赤小豆

神农黄帝咸，雷公甘，九月采（《御览》）。

《名医》曰：生大山，九月采。

案《说文》云：椒豆也，象豆生之形也。荅，小椒也，藿椒之少也；《广雅》云：人豆，椒也，小豆，荅也，豆角谓之荚，其叶谓之藿；《尔雅》云，戎叔，谓之荏叔，孙炎云大豆也。

中经（中品）米谷——粟米

味咸微寒。

主养肾气，去胃脾中热，益气。陈者，味苦，主胃热，消渴，利小便（《大观本草》，作黑字，据《吴普》增）。

《吴普》曰：陈粟，神农黄帝苦无毒，治脾热，渴，粟养肾气（《御览》）。案《说文》云：粟、嘉谷实也。孙炎注《尔雅》粢稷云：粟也，今关中人呼小米为粟米，是。

中经（中品）米谷——黍米

味甘温。

主益气补中，多热，令人烦（《大观本》，作黑字，据《吴普》增）。

《吴普》曰：黍，神农甘无毒，七月取，阴干，益中补气。（《御览》）

案《说文》云：黍、禾属而粘者，以大暑而种，故谓之黍；孔子曰：黍可为酒，禾入水也；《广雅》云：粢黍稻，其采谓之禾；齐氏要术引记胜之书曰：黍，忌丑，又曰黍，长于巳，壮于酉，生于戌，老于亥，死于丑，恶于丙午，忌于丑寅卯，按黍，即穈之种也。

上米谷，中品三种，旧二种，大小豆为二，无粟米黍米，今增。

中经（中品）菜——蓼实

味辛温。

主明目温中，耐风寒，下水气，面目浮肿，痈疡，马蓼，去肠中蛭虫，轻身。生川泽。

《吴普》曰，蓼实一名天蓼，一名野蓼，一名泽蓼。（艺文类聚）。《名医》曰：生雷泽。

案《说文》云：蓼、辛菜蔷虞也，蔷，蔷虞，蓼。《广雅》云：荭、茏、蘋、马蓼也；《尔雅》云：蔷虞，蓼；郭璞云：虞蓼，泽蓼，又荭，茏古，其大者，归。

郭璞云：俗呼荭草为茏鼓，语转耳；《毛诗》云：隰有游龙；《传》云：龙，红草也。

陆玑云：一名马蓼，叶大而赤色生水中，高丈余，又以薅杀蓼；《传》云：蓼，水草也。

中经（中品）菜——葱实

味辛温。

主明目补中不足，其茎可作汤，主伤寒寒热，出汗，中风面目肿。

韰，味辛温。主金创，创败，轻身不饥耐老。生平泽。

《名医》曰：生鲁山。

案《说文》云：韰菜也，叶似韭。《广雅》云：韭、韰、荞，其华谓之菁。《尔雅》云：韰、鸿荟。郭璞云：即韰菜也，又劲山贲。陶宏景云：葱韰异物，而今共条，本经既无韭，以其同类，故也。

中经（中品）菜——水苏

味辛微温。

主下气，辟口臭，去毒，辟恶。久服，通神明，轻身，耐老。生池泽。

《吴普》曰：荠苴一名水苏，一名劳祖（《御览》）。《名医》曰：一名鸡苏，一名劳祖，一名芥葙，一名芥苴，生九真，七月采。案《说文》云：苏，桂荏也。《广雅》云：芥葙，水苏也。《尔雅》云：苏、桂、荏。

郭璞云：苏荏类，故名桂荏；方言云：苏、亦荏也，关之东西或谓之苏或谓之荏，周郑之间，谓之公贲，沅湘之南，谓之蓍，其小者谓之蘸葇，按蘸葇，即香薷也，亦名香葇，《名医》别出香薷条，非，今紫苏薄荷等，皆苏类也，《名医》俱别出之。

上菜，中品三种，旧四种，考葱实宜与同条，今并假苏，宜入草部。

下经（下品）

下药一百二十五种为左使，主治病以应地，多毒，不可久服，欲除寒热邪气，破积聚，愈疾者，本下经。

石灰，礜石、铅丹、粉锡、代赭、戎盐、白垩、冬灰、青琅玕（上玉、石、下品八种、旧一十二种）。

附子、乌头、天雄、半夏、虎掌、鸢尾、大黄、葶苈、桔梗、莨荡子、草蒿、旋复花、藜芦、钩吻、射干、蛇合、恒山、蜀漆、甘遂、白敛、青葙子、藋菌、白芨、大戟、泽漆、茵芋、贯众、荛华、牙子、羊踯躅、商陆、羊蹄、萹蓄、狼毒、白头翁、鬼臼、羊桃、女青、连翘、闾茹、乌韭、鹿藿、蚤休、石长生、陆英、荩草、牛萹、夏枯草、芫华、（上草，下品四十九种，旧四十八种）。

巴豆、蜀菽、皂荚、柳华、栋实、郁李仁、莽草、雷丸、桐叶、梓白皮、石南、黄环、溲疏、鼠李、药实根、栾华、蔓椒、（上，木下品一十七种，旧一十八种）。

豚卵、麋脂、鼺鼠、六畜毛蹄甲（上兽，下品四种，旧同）。

虾蟆、马刀、蛇蜕、蚯蚓、蠮螉、蜈蚣、水蛭、班苗、贝子、石蚕、雀瓮、蜣螂、蝼蛄、马陆、地胆、鼠妇、荧火、衣鱼、（上虫、鱼，下品一十九种，旧一十八种）。

中华藏书

黄帝内经·最新整理珍藏版

中国书房

桃核仁、杏核仁（上、果下品二种，旧同）。

腐婢（上米、谷下品一种、旧同）。

苦瓠、水靳（上菜、下品二种、旧同）。

彼子（上一种、未详）。

下经（下品）玉石——石灰

味辛温。

主疽疡疥搔，热气，恶创，癞疾，死肌，堕眉，杀痔虫，去黑子息肉。一名恶疾．生山谷。

《名医》曰：一名希疾，生中山。

按恶灰，疑当为垩灰，希、石、声之缓急。

下经（下品）玉石——礜石

味辛大热。

主寒热，鼠瘘，蚀创，死肌，风痹，腹中坚，一名青分石，一名立制石，一名固羊石（《御览》引云：除热，杀百兽，《大观本》，作黑字），出山谷。

《吴普》曰：白巩石，一名鼠乡，神农岐伯辛有毒，桐君有毒，黄帝甘有毒。李氏云：或生魏兴，或生少室，十二月采（《御览》引云，一名太白，一名泽乳，一名食盐，又云李氏大寒，主温热）

《名医》曰：一名白巩石，一名太白石，一名泽乳，一名食盐，生汉中及少室，采无时。

案《说文》云：巩，毒石也，出汉中；《西山经》云：皋涂之山，有白石焉；其名曰巩，可以毒鼠。《范子计然》云：巩石出汉中，色白者善；《淮南子》地形训云：白天九百岁生白巩；高诱云：白巩，巩石也；又说林训云：人食巩石而死，蚕食之而肥。高诱云：巩石，出阴山，一曰能杀鼠；案《西山经》云：毒鼠，即治鼠瘘也。

下经（下品）玉石——铅丹

味辛微寒。

主土逆胃反，惊痫瘨疾，除热下气，炼化还成九光。久服通神明（《御览》引作吐下，云久服成仙）。生平泽。

《名医》曰：一名铅华，生蜀郡。案《说文》云：铅，青金也；陶宏景云：即今熬铅所作黄丹也。

下经（下品）玉石——粉锡

味辛寒。

主伏尸毒螫，杀三虫。一名解锡，锡镜鼻。主女子血闭，症瘕，伏肠，绝孕。生山谷（旧作二种，今并）。

《名医》曰：生桂阳。

案《说文》云：锡银铅之间也

下经（下品）玉石——代赭

味苦寒。

主鬼注，贼风，蛊毒，杀精物恶鬼，腹中毒，邪气，女子赤沃漏下。一名须丸。生山谷。

《名医》曰：一名血师，生齐国，赤红青色如鸡冠，有泽，染爪甲，不渝者良，采无时。

案《说文》云：赭，赤土也；北山经云：少阳之山，其中多美赭；管子地数篇云：山上有赭者，其下有铁；《范子计然》云：石赭出齐郡，赤色者善，蜀赭，出蜀郡；据《元和郡县志》云：少阳山在交城县，其地近代也。

下经（下品）玉石——戎盐

主明目。目痛，益气，坚肌骨，去毒蛊。

大盐，令人吐（《御览》引云，主肠胃结热，《大观本》，作黑字）。

卤盐，味苦寒，主大热，消渴狂烦，除邪及下蛊毒，柔肌肤（《御览》引云，一名寒石，明目益气）。生池泽（旧作三种，今并）。

《名医》曰戎盐，一名胡盐，生胡盐山，及西羌，北地，酒泉，福禄城东南角，北海青，南海赤，十月采，大盐，生邯郸又河东，卤盐，生河东盐池。

案《说文》云：盐咸也，古者宿沙初作煮海盐，卤，西方咸地也，从西省象盐形，安定有卤县，东方谓之斥，西方谓之卤盐，河东盐池，袤五十一里，广七里，周百十六里；北山经云：景山南望盐贩之泽；郭璞云：即解县盐池也，今在河东猗氏县，案在山西安邑运城。

下经（下品）玉石——白垩

味苦温。

主女子寒热症瘕，目闭，积聚。生山谷。

《吴普》曰：白垩一名白蟮。（一切经音义）《名医》曰：一名白善，生邯郸，采无时。案《说文》云：垩，白涂也。《中山经》云：葱聋之山，是多白垩。

下经（下品）玉石——冬灰

味辛微温。

主黑子，去疣息肉，疽蚀，疥搔。一名藜灰。生川泽。

《名医》曰：生方谷。

下经（下品）玉石——青琅玕

味辛平。

主身痒，火创，痈伤，疥搔，死肌。一名石珠。生平泽。

《名医》曰：一名青珠，生蜀郡，采无时。

案《说文》云：琅玕似珠者，古文作；禹贡云：雍州贡璆琳琅玕；郑云：琅玕珠也。

上玉石，下品九种，旧十二种，粉锡，锡镜鼻为二，戎盐，大盐，卤盐为非，三考当各为一。

下经（下品）草——附子

味辛温。

主风寒咳逆邪气，温中，金创，破症坚积聚，血瘕，寒温，蹉（《御览》作痿）。躄拘挛，脚痛，不能行步（《御览》引云：为百药之长，《大观本》，作黑字）。生山谷。

《吴普》曰：附子一名茛，神农辛，岐伯雷公甘有毒，李氏苦有毒，大温，或生广汉，八月采，皮黑肥白（《御览》）。《名医》曰：生犍为及广汉东，月采为附子，春采为乌头（《御览》）。案《范子计然》云：附子出蜀武都中，白色者善。

下经（下品）草——乌头

味辛温。

主中风，恶风，洗洗，出汗，除寒湿痹，咳逆上气，破积聚，寒热。其汁煎之，名射罔，杀禽兽。一名奚毒，一名即子，一名乌喙。生山谷。

《吴普》曰：乌头，一名茛、一名千狄、一名毒公、一名卑负（《御览》作果负）、一名耿子，神农雷公桐君黄帝甘有毒，正月始生。叶厚、茎方、中空，叶四四相当，与蒿相似。

又云：乌喙，神农雷公桐君黄帝有毒，李氏小寒，十月采，形如乌头，有两岐相合，如乌之喙，名曰乌喙也，所畏恶使，尽与乌头同，一名萴子，一名茛，神农岐伯有大毒，李氏大寒，八月采，阴干。是附子角之大者，畏恶与附子同。（《御览》，《大观本》节文）

《名医》曰：生朗陵，正月二月采，阴干，长三寸，已上为天雄。

按《说文》云：萴，乌喙也；《尔雅》云：芨，堇草；郭璞云：即乌头也，江东呼为堇；《范子计然》云：乌头出三辅中，白者善；国语云：骊姬置堇于肉；韦昭云：堇，乌头也；《淮南子》主术训云：莫凶于鸡毒；高诱云：鸡毒，乌头也，按鸡毒即奚毒，即子，即萴子侧子也，《名医》别出侧子条，非。

下经（下品）草——天雄

味辛温。

主大风，寒湿痹，沥节痛，拘挛，缓急，破积聚，邪气，金创，强筋骨，轻身健行。一名白幕。(《御览》引云，长阴气，强志，令人武勇，力作不倦，《大观本》，作黑字)生山谷。

《名医》曰：生少室，二月采根，阴干。

案《广雅》云：蕴，奚毒，附子也，一岁为萴子，二岁为乌喙，三岁为附子，四岁为乌头，五岁为天雄。《淮南子》缪称训云：天雄，乌喙，药之凶毒也，良医以活人。

下经（下品）草——半夏

味辛平。

主伤寒，寒热，心下坚，下气，喉咽肿痛，头眩胸张，咳逆肠鸣，止汗。一名地文，一名水玉（已上八字，元本黑字）。生川谷。

《吴普》曰：半夏一名和姑，生微邱，或生野中，叶三三相偶，二月始生，白华员上（《御览》）。

《名医》曰：一名示姑，生槐里，五月、八月，采根暴干。

案月令云：二月半夏生。《范子计然》云：半夏出三辅，色白者善。《列仙传》云：赤松子服水玉以教神农，疑即半夏别名。

下经（下品）草——虎掌

味苦温。

主心痛，寒热，结气，积聚，伏梁，伤筋，痿，拘缓，利水道。生山谷。

《吴普》曰：虎掌，神农雷公苦无毒，岐伯桐君辛有毒，立秋九月采之（《御览》引云，或生太山，或宛朐）。《名医》曰：生汉中及宛句，二月、八月采，阴干。案《广雅》云：虎掌，瓜属也。

下经（下品）草——鸢尾

味苦平。

主蛊毒邪气，鬼注，诸毒，破症瘕积聚，去水，下三虫。

生山谷。

《吴普》曰：鸢尾，治蛊毒（《御览》）。《名医》曰：一名乌园，生九疑山，五月采。案《广雅》云：鸢尾，乌萐，射干也（疑当作鸢尾乌园也，乌萐射干也，是二物）。《唐本》注云：与射干全别。

下经（下品）草——大黄

味苦寒。

主下淤血，血闭，寒热，破症瘕积聚，留饮，宿食，荡涤肠胃，推陈致新，通利水杀（《御览》，此下有道字），调中化食，安和五脏。生山谷。

《吴普》曰：大黄一名黄良、一名火参、一名肤如，神农雷公苦有毒，扁鹊苦无毒，李氏小寒，为中将军，或生蜀郡，北部，或陇西，二月花生，生黄赤叶，四四相当，黄茎高三尺许，三月华黄，五月实黑，三月采根，根有黄汁，切，阴干。（《御览》）

《名医》曰：一名黄良，生河西及陇西，二月八月采根，火干。案《广雅》云：黄良大黄也。

下经（下品）草——亭历

味辛寒。

主症瘕积聚，结气，饮食，寒热，破坚。一名大室，一名大适。生平泽，及田野。

《名医》曰：一名下历，一名蒿，生藁城，立夏后，采实阴干，得酒良。

案《说文》云：亭历也；《广雅》云：狗荠，大室，亭苈也；《尔雅》云：亭历；郭璞云：实叶皆似芥；《淮南子》缪称训云：亭历愈张；西京杂记云：亭历死于盛夏。

下经（下品）草——桔梗

味辛微温。

主胸胁痛如刀刺，腹满，肠鸣，幽幽惊恐悸气（《御览》

引云：一名利如，《大观本》，作黑字）。生山谷。

《吴普》曰：桔梗，一名符扈、一名白药、一名利如、一名梗草、一名卢如，神农医和苦无毒，扁鹊黄帝咸，岐伯雷公甘无毒，李氏大寒，叶如荠苨，茎如笔管，紫赤，二月生（《御览》）。

《名医》曰：一名利如、一名房图、一名白药、一名梗草、一名荠苨，生嵩高及冤句，二八月采根，暴干。

案《说文》云：桔，桔梗，药名；《广雅》云：犁如。桔梗也；《战国策》云：今求柴胡，及之睾黍梁父之阴，则郄车而载耳。桔梗于沮泽，则累世不得一焉。

《尔雅》云：苨，菧苨。郭璞云：荠苨。据《名医》云是此别名，下又出荠苨条，非，然陶宏景亦别为二矣。

下经（下品）草——莨荡子

味苦寒。

主齿痛出虫，肉痹，拘急，使人健行，见鬼，多食令人狂走。久服轻身，走及奔马，强志益力通神。一名横唐。生川谷。

《名医》曰：一名行唐，生海滨，及雍州，五月采子。

案《广雅》云：蕬萍，蔄荡也；陶宏景云：今方家多作狼蓎，旧作菪；案《说文》无菪蓎字；《史记》淳于意《传》云：灾川王美人怀子而不乳，引以莨荡药一撮，本草图经引，作浪荡，是。

下经（下品）草——草蒿

味苦寒。

主疥搔，痂痒，恶创，杀虫，留热在骨节间。明目。一名青蒿，一名方溃。生川泽。

《名医》曰：生华阴。

案《说文》云：蒿，菣也，菣，香蒿也，或作莖；《尔雅》云：蒿菣；郭璞云：今人呼青蒿香中炙啖者为菣，《史记·司马相如传》，庵藺；注《汉书音义》曰：庵藺，蒿也。陶宏景云：即今青蒿。

下经（下品）草——旋复花

味咸温。

主结气，胁下满，惊悸，除水，去五脏间寒热，补中下气。一名金沸草，一名盛椹。生川谷。

《名医》曰：一名戴椹，生平泽，五月采花，日干，二十日成。

案《说文》云：蕧，盗庚也；《尔雅》云：盗庚；郭璞云：旋复似菊。

下经（下品）草——藜芦

味辛寒。

主蛊毒，咳逆，泄利，肠澼，头疡，疥搔，恶创，杀诸蛊毒，去死肌。一名葱苒。生山谷。

《吴普》曰：藜芦，一名葱葵，一名丰芦，一名蕙葵（《御览》引云，一名山葱，一名公苒），神农雷公辛有毒（《御览》引云：玄黄帝有毒），岐伯咸有毒，李氏太寒，大毒，扁鹊苦有毒，大寒，叶根小相连（《御览》引云：二月采根）。

《名医》曰：一名葱菼，一名山葱，生太山，三月采根，阴干。

案《广雅》云：藜芦，葱（上艹下左日右冉）也。《范子计然》云：藜芦出河东，黄白者善。《尔雅》云：茖，山葱，疑非此。

下经（下品）草——钩吻

味辛温。

主金创乳痓，中恶风，咳逆上气，水肿，杀鬼注（旧作，《御览》作注，是）蛊毒。一名野葛。生山谷。

《吴普》曰：秦钩肠一名毒根，一名野葛，神农辛，雷公有毒杀人，生南越山，或益州，叶如葛，赤茎大如箭、方、根、黄，或生会稽东冶，正月采（《御览》）。《名医》曰：生傅高山，及会稽东野。

案《广雅》云：莨钩吻也；《淮南子》说林训云：蝮蛇螫人，傅以和堇则愈；高诱云：和堇，野葛，毒药；《博物志》云：钩吻毒，桂心葱叶沸解之。陶宏景云：或云钩吻是毛莨。沈括补笔谈云：闽中人呼为吻莽，亦谓之野葛，岭南人谓之胡蔓，俗谓之断肠草，此草人间至毒之物，不入药用，恐本草所出别是一物，非此钩吻也。

下经（下品）草——射干

味苦平。

主咳逆上气，喉痹咽痛不得消息，散急气，腹中邪逆，食饮大热。一名乌扇，一名乌蒲。生川谷。

《吴普》曰：射干，一名黄远也（《御览》）。

《名医》曰：一名乌痙婴、一名乌吹、一名草姜，生南阳田野，三月三日，采根阴干。

案《广雅》云：鸢尾乌蓬，射干也；《荀子》劝学篇云：西方有木焉，名曰射干，茎长四寸；《范子计然》云：射干根如安定。

下经（下品）草——蛇合

味苦微寒。

主惊痫寒热邪气，除热，金创，疽痔，鼠瘘，恶创，头疡。一名蛇衔。生山谷。

《名医》曰：生益州，八月采，阴干。

按本草图经云：或云是雀瓢，即是萝摩之别名；据陆玑云：芄兰一名萝摩，幽州谓之雀瓢，则即《尔雅》雚芄兰也，《唐本》草，别出萝摩条，非，又见女青。

下经（下品）草——恒山

味苦寒。主伤寒，寒热，热发温疟，鬼毒，胸中痰结吐逆。一名互草。生川谷。

《吴普》曰：恒山，一名漆叶，神农岐伯苦，李氏大寒，桐君辛有毒，二月八月采。《名医》曰：生盖州及汉中，八月采根，阴干。

案后汉书华陀《传》云：陀授以漆叶青黏散，漆叶屑一斗，青黏十四两，以是为率，言久服去三虫，利五脏，轻体，使人头不白。

下经（下品）草——蜀漆

味辛平。

主疟及咳逆，寒热，腹中症坚，痞结，积聚邪气，蛊毒，鬼注（旧作，《御览》作蛀）。生川谷。

《吴普》曰：蜀漆叶，一名恒山，神农岐伯雷公辛有毒，黄帝辛，一经酸，如漆叶蓝青相似，五月采（《御览》）。《名医》曰：生江陵山，及蜀汉中常山，苗也，五月采叶，阴干。案《广雅》云：恒山蜀漆也。《范子计然》云：蜀漆出蜀郡

下经（下品）草——甘遂

味苦寒。

主大腹疝瘕，腹满，面目浮肿，留饮宿食，破症坚积聚，利水谷道。一名主田。生川谷。

《吴普》曰：甘遂一名主田，一名曰泽，一名重泽，一名鬼丑，一名陵藁，一名甘槁，一名甘泽，神农桐君苦有毒，岐伯雷公有毒，须二月八月采（《御览》）。《名医》曰：一名甘藁，一名陵藁，一名陵泽，一名重泽，生中山，二月采根，阴干。案《广雅》云：陵泽，甘遂也。《范子计然》云：甘遂，出三辅。

下经（下品）草——白敛

味苦平。

主痈肿疽创，散结气，止痛除热，目中赤，小儿惊痫，温疟，女子阴中肿痛。一名免核，一名白草，生山谷。

《名医》曰：一名白根，一名昆仑，生衡山，二月八月，

采根暴干。

案《说文》云：茪，白茪也，或作菳；《毛诗》云：菳蔓于野；陆玑疏云：菳似栝楼，叶盛而细，其子正黑，如燕薁，不可食也，幽人谓之乌服，其茎叶鬻以哺牛，除热；《尔雅》云：菋，莐菋；郭璞云：未详；据《玉篇》云：菋，白菳也；《经》云：一名菟核，核与菳声相近，即此矣。

下经（下品）草——青葙子

味苦微寒。

主邪气，皮肤中热，风搔，身痒，杀三虫，子名草决明，疗唇口青。一名青蒿，一名萋蒿。生平谷。

《名医》曰：生道傍，三月三日采茎叶，阴干，五月六日，采子。案魏略云：初平中有青牛先生，常服青葙子，葙当作箱字。

下经（下品）草——藋菌

味咸平。

主心痛，温中，去长患，白疭，蛲虫，蛇螫毒，症瘕，诸虫。一名藋芦。生池泽。

《名医》曰：生东海及渤海，章武，八月采，阴干。案《尔雅》云：滇灌茵芝，文选注，引作菌；声类云：滇灌茵芝也，疑即此灌菌，或一名滇，一名芝，未敢定之。

下经（下品）草——白芨

味苦平。

主痈肿，恶创，败疽，伤阴，死肌，胃中邪气，赋风，鬼击，痱缓，不收。一名甘根，一名连及草。生川谷。

《吴普》曰：神农苦，黄帝辛，李氏大寒，雷公辛无毒，茎叶似生姜，藜芦，十月华，直上，紫赤，根白连，二月八月九月采。

《名医》曰：生北山及冤句，及越山。

案隋羊公服黄精法云：黄精一名白及亦为黄精别名，今

《名医》别出黄精条。

下经（下品）草——大戟

味苦寒。

主蛊毒，十二水肿，满，急痛，积聚，中风，皮肤疼痛，吐逆。一名印巨（案此无生川泽三字者，古或与泽漆为一条）。

《名医》曰：生常山，十二月采根，阴干；案《尔雅》云：荞，印巨；郭璞云：今药草大戟也；《淮南子》缪称训云：大戟去水。

下经（下品）草——泽漆

味苦微寒。

主皮肤热，大腹，水气，四肢面目浮肿，丈夫阴气不足。生川泽。

《名医》曰：一名漆茎，大戟苗也，生太山，三月三日，七月七日，采茎叶，阴干。案《广雅》云：黍茎，泽漆也。

下经（下品）草——茵芋

味苦温。

主五藏邪气，心腹寒热，羸瘦如疟状，发作有时，诸关节风湿痹痛。生川谷。

《吴普》曰：茵芋，一名卑共。微温有毒，状如莽草，而细软（《御览》）。《名医》曰：一名莞草，一名卑共。生太山，三月三日，采叶阴干。

下经（下品）草——贯众

味苦微寒。

主腹中邪，热气，诸毒，杀三虫。一名贯节，一名贯渠，一名百头（《御览》作白），一名虎卷，一名扁符。生山谷。

《吴普》曰：贯众一名贯来、一名贯中、一名渠母、一名贯钟、一名伯芹、一名药藻、一名扁符、一名黄钟，神农岐伯苦有毒，桐君扁鹊苦，一经甘有毒，黄帝咸酸，一经苦无毒，叶黄，两两相对，茎，黑毛聚生，冬夏不老，四月花，八月实，黑聚相连，卷旁行生，三月八月采根，五月采药（《御览》）。

《名医》曰：一名伯萍，一名药藻，此谓草鸱头，生元山及冤句，少室山，二月八月，采根阴干。

案《说文》云：苐草也；《广雅》云：贯节、贯众也；《尔雅》云：泺贯众；郭璞云：叶，圆锐，茎，毛黑，布地，冬夏不死，一名贯渠；又上云：扁符止；郭璞云：未详；据《经》云：一名篇符，即此也；《尔雅》当云：篇符，止，泺贯众。

下经（下品）草——荛花

味苦平寒。

主伤寒温疟，下十二水，破积聚，大坚，症瘕，荡涤肠胃中留癖饮食，寒热邪气，利水道。生川谷。

《名医》曰：生咸阳及河南中牟，六月采花，阴干。

下经（下品）草——牙子

味苦寒。

主邪气热气，疥搔，恶疡，创痔，去白虫。一名狼牙。生川谷。

《吴普》曰：狼牙一名支兰，一名狼齿，一名犬牙，一名抱子，神农黄帝苦有毒，桐君或咸，岐伯雷公扁鹊苦无毒，生冤句，叶青，根黄赤，六月七月华，八月实，黑，正月八月采根（《御览》）。

《名医》曰：一名狼齿，一名狼子，一名犬牙，生淮南及冤句，八月采根，暴干。案《范子计然》云：狼牙出三辅，色白者善。

下经（下品）草——羊踯躅

味辛温。

主贼风在皮肤中，淫淫痛，温疟。恶毒，诸痹。生川谷。

《吴普》曰：羊踯躅花，神农雷公辛有毒，生淮南，治贼风恶毒诸邪气（《御览》）。《名医》曰：一名玉支，生太行山，及淮南山，三月采花，阴干。

案《广雅》云：羊踯躅，英光也；古今注云：羊踯躅花，黄羊食之，则死，羊见之则踯躅分散，故名羊踯躅；陶宏景云：花苗似鹿葱。

下经（下品）草——商陆

味辛平。

主水张疝瘕痹，熨除痈肿，杀鬼精物，一名根，一名夜呼。生川谷。

《名医》曰：如人行者，有神，生咸阳。案《说文》：蓫草，枝枝相值，叶叶相当。《广雅》云：常蓼，马尾，商陆也。

《尔雅》云：蓫薚马尾；郭璞云：今关西亦呼为薚，江东为当陆；周易夬云：苋陆夬夬；郑元云：苋陆、商陆也，盖薚即俗字，商即假音。

下经（下品）草——羊蹄

味苦寒。

主主头秃疥搔，除热，女子阴蚀（《御览》此四字作无字）。一名东方宿，一名连虫陆，一名鬼目。生川泽。

《名医》曰：名蓄，生陈留。

案《说文》云：董草也，读若厘，蘬，厘草也，芨董草也；《广雅》云：董，羊蹄也；《毛诗》云：言采其蓫；《笺》云：蓫，牛蘈也；陆德明云：本又作蓄；陆玑云：今人谓之羊蹄；陶宏景云：今人呼秃菜，即是蓄音之；《诗》云：言，采其蓄，案陆英，疑即此草之花，此草一名连虫陆，又陆英，即蒴藋，一名董也，亦苦寒。

下经（下品）草——萹蓄

味辛平。

主浸淫，疥搔疽痔，杀三虫（《御览》引云：一名篇竹，

《大观本》无文）。生山谷。

《吴普》曰：萹蓄一名蓄辩，一名萹蔓（《御览》）。《名医》曰：生东莱，五月采，阴干。

案《说文》云：萹，萹茿也，茿，萹也，薄水萹，薄，读若督。《尔雅》云：竹萹，蓄。郭璞云：似水蓼，赤茎节，好生道旁，可食，又杀虫。《毛诗》云：绿竹猗猗。《传》云：竹，萹竹也。韩诗云：薄，萹茿也，石经同。

下经（下品）草——狼毒

味辛平。

主咳逆上气，破积聚饮食，寒热，水气恶创，鼠瘘，疽蚀，鬼精，蛊毒，杀飞鸟走兽。一名续毒。生山谷。

《名医》曰：生秦亭及奉高，二月八月，采根阴干。

案《广雅》云：狼毒也，疑上脱续毒二字；《中山经》云：大騩之山有草焉，其状如蓍而毛，青华而白实，其名曰，服之不夭，可以不腹病。

下经（下品）草——白头翁

味苦温。

主温疟，狂易，寒热，症瘕积聚，瘿气，逐血，止痛，疗金疮。一名野丈人，一名胡王使者。生山谷。

《吴普》曰：白头翁，一名野丈人，一名奈河草，神农扁鹊苦无毒，生嵩山川谷，破气狂寒热，止痛（《御览》）。《名医》曰：一名奈河草，生高山及田野，四月采。案陶宏景云：近根处有白茸状似人白头，故以为名。

下经（下品）草——鬼臼

味辛温。

主杀蛊毒鬼注，精物，辟恶气不祥，逐邪，解百毒。一名爵犀，一名马目毒公，一名九臼。生山谷。

《吴普》曰：一名九臼、一名天臼、一名雀犀、一名马目公、一名解毒。生九真山谷及冤句，二月八月采根（《御览》）

《名医》曰：一名天臼，一名解毒，生九真及冤句，二月八月
采根。

下经（下品）草——羊桃

味苦寒。

主熛热，身暴赤色，风水积聚，恶疡，除小儿热。一名鬼
桃，一名羊肠。生川谷。

《名医》曰：一名苌楚，一名御弋，一名铫弋，生山林及
田野，二月采，阴干。

案《说文》云：苌，苌楚铫弋，一名羊桃；《广雅》云：
鬼桃铫戈羊桃也；《中山经》云：丰山多羊桃，状如桃而方，
茎可以为皮张；《尔雅》云：长楚姚铫；郭璞云：今羊桃也，
或曰鬼桃，叶似桃华，白子如小麦，亦似桃；《毛诗》云：隰
有铫楚；《传》云：苌楚，铫弋也；陆玑云：今羊桃是也，叶
长而狭，华紫赤色，其枝茎弱过一尺，引蔓于草上，今人以为
汲灌，重而善没，不如杨柳也，近下根，刀切其皮，著热灰
中，脱之，可韬笔管。

下经（下品）草——女青

味辛平。

主蛊毒，逐邪恶气，杀鬼温疟，辟不祥。一名雀瓢（《御
览》作翾）。

《吴普》曰：女青一名霍由祇，神农黄帝辛（《御览》）。
《名医》曰：蛇衔根也，生朱崖，八月采，阴干。

案《广雅》云：女青，乌葛也；《尔雅》云：藋芄兰；郭
璞云：藋芄蔓生。断之，有白汁可啖；《毛诗》云：芄兰之支；
《传》云：芄兰草也；陆玑云：一名萝摩，幽州人，谓之雀瓢；
《别录》云：雀瓢白汁，注虫蛇毒，即女青苗汁也，《唐本》
草，别出萝摩条，非。

下经（下品）草——连翘

味苦平。

主寒热，鼠瘘，瘰疬，痈肿，恶创，瘿瘤，结热，蛊毒。一名异翘，一名兰华，一名轵，一名三廉。生山谷。

《名医》曰：一名折根，生太山，八月采，阴干。案《尔雅》云：连，异翘。郭璞云：一名连苕，又名连本草云。

下经（下品）草——兰茹

味辛寒。

主蚀恶肉，败创，死肌，杀疥虫，排脓恶血，除大风热气，善忘不乐。生川谷。

《吴普》曰：间茹一名离楼，一名屈居，神农辛，岐伯酸咸有毒，李氏大寒，二月采，叶员黄，高四五尺，叶四四相当，四月华黄，五月实黑，根黄有汁，亦同黄，三月五月采根，黑头者良（《御览》）。

《名医》曰：一名屈据，一名离娄，生代郡，五月采，阴干。案《广雅》云：屈居，芦茹也。《范子计然》云：间茹出武都，黄色者善。

下经（下品）草——乌韭

味甘寒。

主皮肤往来寒热，利小肠膀胱气。生山谷石上。

案《广雅》云：昔邪，乌韭也，在屋曰昔邪，在墙曰垣衣；《西山经》云：莤荔，状如乌韭；《唐本》注云：即石衣也，亦名石苔，又名石发；按《广雅》又云：石发，石衣也，未知是一否。

下经（下品）草——鹿藿

味苦平。

主蛊毒，女子腰腹痛，不乐肠痛，瘰疬（《御览》作历），痒气。生山谷。

《名医》曰：生汶山。案《说文》云：蘆，鹿藿也，读若剽；《广雅》云：蘆，鹿藿也；《尔雅》云：蔨，鹿藿，其实；郭璞云：今鹿豆也，叶似大豆，根黄而香，蔓延生。

下经（下品）草——蚤休

味苦微寒。

主惊痫，摇头弄舌，热气在腹中，癫疾，痈创，阴蚀，下三虫，去蛇毒。一名蚩休。生川谷。

《名医》曰：生山阳及冤句。案郑樵云：蚤休，曰螯休，曰重楼金绵，曰重台，曰草，甘遂，今人谓之紫河车，服食家所用，而茎叶亦可爱，多植庭院间。

下经（下品）草——石长牛

味咸微寒。

主寒热，恶创，火热，辟鬼气不祥（《御览》作辟恶气，不祥，鬼毒）。一名丹草（《御览》引云：丹沙草）。生山谷。

《吴普》曰：石长生，神农苦，雷公辛，一经甘，生咸阳（《御览》）。《名医》曰：生咸阳。

下经（下品）草——陆英

味苦寒。

主骨间诸痹，四肢拘挛，疼酸，膝寒痛，阴痿，短气，不足，脚肿。生川谷。

《名医》曰：生熊耳及冤句，立秋采，又曰蒴藋，味酸温有毒，一名堇（今本误作堇），一名芨，生四野，春夏采叶，秋冬采茎根。

案《说文》云：堇草也，读若厘，芨堇草也，读若急，藋厘草也；《广雅》云：盆，陆英苺也。《尔雅》云：芨堇草；《唐本》注陆英云：此物蒴藋是也，后人不识，浪出蒴藋条；今注云：陆英，味苦寒无毒，蒴藋

味酸温有毒，既此不同，难谓一种，盖其类尔。

下经（下品）草——荩草

味苦平。

主久咳上气喘逆，久寒，惊悸，痂疥，白秃，疡气，杀皮

肤小虫。生川谷。

《吴普》曰：王刍一名黄草，神农雷公口，生太山山谷，治身热邪气，小儿身热气（《御览》）。《名医》曰：可以染黄，作金色，生青衣，九月十月采。

案《说文》云：荩草也，菉，王刍也；《尔雅》云：菉，王刍；郭璞云：菉，蓐也，今呼鸱脚莎；《毛诗》云：绿竹猗猗；《传》云：菉，王刍也；《唐本》注云：荩草，俗名蓐草；《尔雅》所谓王刍。

下经（下品）草——牛扁

味苦微寒。

主身皮创，热气，可作浴汤，杀牛虱小虫，又疗牛病。生川谷。

《名医》曰：生桂阳。案陶宏景云：太常贮名扁特，或名扁毒。

下经（下品）草——夏枯草

味苦辛、寒。

热瘰疬，鼠瘘，头创，破症，散瘿，结气，脚肿，湿痹，轻身。一名夕句，一名乃东。生川谷。

《名医》曰：一名燕面，生蜀郡，四月采。

下经（下品）草——芫华

味辛温。

主咳逆上气，喉鸣，喘咽肿，短气，蛊毒，鬼疟，疝瘕，痈肿，杀虫鱼。一名去水。生川谷（旧在木部，非）。

《吴普》曰：芫华一名去水，一名败华，一名儿草根，一名黄大戟，神农黄帝有毒，扁鹊岐伯苦，李氏大寒，二月生，叶青，加厚则黑，华有紫赤白者，三月实落尽，叶乃生，三月五月采华，芫花根，一名赤芫根，神农雷公苦有毒，生邯郸，九月八月采，阴干，久服令人泄，可用毒鱼（《御览》亦见图经节文）。《名医》曰：一名毒鱼，一名杜芫，其根名蜀桑，可用毒鱼，生淮源，三月三日采花，阴干。

案《说文》云：芫，鱼毒也；《尔雅》云：杬，鱼毒；郭璞云：杬，大木，子似栗，生南方，皮厚，汁赤，中藏卵果；《范子计然》云：芫华出三辅，《史记》仓公传，临菑女子病蛲瘕，饮以芫花一撮，出蛲可数升，病已颜师古注急就篇云：郭景纯说，误耳，其生南方用藏卵果，自别一杬木，乃左思所云：绵杬杶栌者耳，非毒鱼之杬。

右草，下品四十九种，旧四十八种，考木部芫华宜入此。

下经（下品）木——巴豆

味辛温。

主伤寒，温疟，寒热，破症瘕结聚，坚积，留饮，淡癖，大腹水张，荡练五藏六府，开通闭塞，利水谷道，去恶内，除鬼毒蛊注邪物（《御览》作鬼毒邪注），杀虫鱼，一名巴叔（旧作椒，《御览》作菽），生川谷。

《吴普》曰：巴豆，一名巴菽，神农岐伯桐君辛有毒，黄帝甘有毒，李氏主温热寒，叶如大豆，八月采（《御览》）。《名医》曰：生巴郡，八月采，阴干，用之，去心皮。

案《广雅》云：巴菽，巴豆也；《列仙传》云：元俗饵巴豆；《淮南子》说林训云：鱼食巴菽而死，人食之而肥。

下经（下品）木——蜀菽

味辛温。

主邪气咳逆，温中，逐骨节，皮肤死肌，寒湿，痹痛，下气，久服之，头不白，轻身增年，生川谷。

《名医》曰：一名巴椒，一名蓎藙，生武都及巴郡，八月采实，阴干；案《范子计然》云：蜀椒出武都，赤色者善；陆玑云：蜀人作茶，又见秦椒，即《尔雅》莍；陶宏景云：俗呼为樛。

下经（下品）木——皂荚

味辛咸温。

主风痹，死肌，邪气，风头，泪出，利九窍，杀精物。生川谷。

《名医》曰：生雍州，及鲁邹县，如猪牙者良，九月十月采，阴干。

案《说文》云：荚草实；《范子计然》云：皂荚出三辅，上价一枚一钱；《广志》曰：鸡栖子，皂荚也（《御览》），皂即草省文。

下经（下品）木——柳华

味苦寒。

主风水黄疸，面热黑。一名柳絮。叶主马疥痂创。实主溃痈，逐脓血。子汁疗渴。生川泽。

《名医》曰：生琅邪。

案《说文》云：柳，小杨也。柽，河柳也，杨木也；《尔雅》柽，河柳；郭璞云：今河旁赤茎小杨，又旄泽柳；郭璞云：生泽中者，又杨，蒲柳；郭璞云：可以为箭，左传所谓董泽之蒲；《毛诗》云：无折我树杞；《传》云：杞木名也；陆玑云：杞，柳属也。

下经（下品）木——楝实

味苦寒。

主温疾伤寒，大热烦狂，杀三虫疥疡利，小便水道。生山谷。

《名医》曰：生荆山。

案《说文》云：楝木也；《中山经》云：其实如楝；郭璞云：楝，木名，子如指头，白而粘，可以浣衣也；《淮南子》时则训云：七月其树楝；高诱云：楝实，凤凰所食，今雒城旁有楝树，实，秋熟。

下经（下品）木——郁李仁

味酸平。

主大腹水肿，面目四肢浮肿、利小便水道。根，主齿龈肿，齲齿。一名爵李。生坚齿川谷。

《吴普》曰：郁李，一名雀李，一名车下李，一名棣（《御览》）。《名医》曰：一名车下李，一名棣，生高山及邱陵上，五月六月采根。

案《说文》云：棣，白棣也；《广雅》云：山李，雀其也；《尔雅》云：常棣，棣。

郭璞云：今关西有棣树，子如樱桃可食；《毛诗》云：六月食郁；《传》云：郁，棣属；刘稹《毛诗》义问云：其树高五六尺，其实大如李，正赤，食之甜；又诗云：常棣之华；《传》云：常棣，棣也。陆玑云：奥李。一名雀李，一曰车下李，所在山中皆有其花，或白或赤，六月中熟大，子如李子可食。沈括补笔谈云：晋宫阁铭曰：华林园中有车下李，三百一十四株，奥李一株。

下经（下品）木——莽草

味辛温。

主风头痛肿，乳痈，疝瘕，除结气疥搔（《御览》有疽疮二字），杀虫鱼。生山谷。

《吴普》曰：莽草一名春草，神农辛，雷公桐君苦有毒，生上谷山谷中，或冤句，五月采，治风（《御览》）。《名医》曰：一名葽，一名春草，生上谷及冤句，五月采叶，阴干。

案《中山经》云：朝歌之山有草焉，名曰莽草，可以毒鱼，又山有木焉，其状如棠而赤，叶可以毒鱼；《尔雅》云：葽，春草；郭璞云：一名芒草；本草云：《周礼》云，翦氏掌除蠹物，以熏草莽之；《范子计然》云：莽草，出三辅者善。

陶宏景云：字亦作两。

下经（下品）木——雷丸

味苦寒。

主杀三虫，逐毒气，胃中热，利丈夫，不利女子作摩膏，除小儿百病（《御览》引云：一名雷矢，《大观本》，作黑字）。生山谷。

《吴普》曰：雷丸，神农苦，黄帝岐伯桐君甘有毒，扁鹊甘无毒，李氏大寒（《御览》引云：一名雷实，或生汉中，八月采）。《名医》曰：一名雷矢，一名雷实，生石城及汉中土中，八月采根暴干。

案《范子计然》云：雷矢，出汉中，色白者善。

下经（下品）木——桐叶

味苦寒。

主恶蚀，创着阴皮，主五痔，杀三虫。华主传猪创，饲猪，肥大三倍。生山谷。

《名医》曰：生桐柏山。

案《说文》云：桐，荣也，梧，梧桐木，一名櫬；《尔雅》云：櫬梧；郭璞云：今梧桐，又荣桐木；郭璞云：即梧桐；《毛诗》云：梧桐生矣；《传》云：梧桐柔木也。

下经（下品）木——梓白皮

味苦寒。

主热，去三虫，叶捣传猪创，饲猪肥大三倍，生山谷。

《名医》曰：生河内。

案《说文》云：梓，楸也，或作榟，椅梓也，楸，梓也，槚，楸也；《尔雅》云：槐小叶曰榎；郭璞云：槐为楸楸，当细叶者为榎，又大而榎，楸；郭璞云：老乃皮粗，皴者为楸，又椅梓；郭璞云：即楸；《毛诗》云椅，桐梓漆，《传》云椅，梓属；陆玑云：梓者楸之，疏，理，白色而生子者，曰梓，梓实，桐皮，曰椅。

下经（下品）木——石南

味辛苦。

主养肾气，内伤，阴衰，利筋骨皮毛。实，杀蛊毒，破积聚，逐风痹。一名鬼目。生山谷。

《名医》曰：生华阴，二月四月采实，阴干。

下经（下品）木——黄环

味苦平。

主蛊毒鬼注，鬼魅，邪气在藏中，除咳逆寒热。一名凌泉，一名大就。生山谷。

《吴普》曰：蜀黄环，一名生刍，一名根韭，神农黄帝岐伯桐君扁鹊辛，一经，味苦有毒，二月生，初出，正赤，高二尺，叶黄，员端，大茎，叶有汗，黄白，五月实员，三月采根，根黄，从理如车辐，解，治蛊毒（《御览》）。《名医》曰：生蜀郡，三月采根，阴干。

案蜀都赋，有黄环，刘逵云：黄环出蜀郡；沈括补笔谈云：黄环即今朱藤也，天下皆有，叶如槐，其花穗悬紫色如葛，花，可作菜食，火不熟，亦有小毒，京师人家园圃中，作大架种之，谓之紫藤花者，是也。

下经（下品）木——溲疏

味辛寒。

主身皮肤中热，除邪气，止遗溺，可作浴汤。生山谷，及田野故邱虚地。

《名医》曰：一名巨骨，生能耳山，四月采。

案李当之云：溲疏，一名杨栌、一名牡荆、一名空疏，皮白中空，时时有节，子似枸杞，子冬日熟，色赤，味甘苦。

下经（下品）木——鼠李

主寒热瘰疬创。生田野。

《吴普》曰：鼠李，一名牛李（《御览》）。《名医》曰：一名牛李，一名鼠梓，一名啤，采无时。

案《说文》云：楰，鼠梓木；《尔雅》云楰，鼠梓。郭璞云：楸属也，今江东有虎梓；《毛诗》云：北山有楰；《传》云楰，鼠梓，据《名医》名鼠梓，未知是此否；《唐本》注云：一名赵李，一名皂李，一名乌槎。

下经（下品）木——药实根

味辛温。

主邪气，诸痹疼酸，续绝伤，补骨髓。一名连木。生山谷。

《名医》曰：生蜀郡，采无时。

案《广雅》云：贝父，药实也。

下经（下品）木——栾华

味苦寒。

主目痛泪出，伤眦，消目肿，生川谷。

《名医》曰：生汉中，五月采。

案《说文》云：栾木似栏；《山海经》云：云雨之山，有木名栾，黄木赤枝青叶，群帝焉取药；曰虎通云：诸侯墓树柏，大夫栾，土槐。沈括补笔谈云：栾有一种，树生，其实可作数珠者，谓之木栾，即本草栾花是也。

下经（下品）木——蔓椒

味苦温。

主风寒湿痹，病节疼，除四肢厥气，膝痛。一名家椒。生川谷及邱冢间。

《名医》曰：一名猪椒，一名彘椒，一名狗椒，生云中，采茎根煮，酿酒。案陶宏景云：俗呼为樛，以椒小不香尔，一名稀椒，可以蒸病出汗也。

上木，下品一十七种，旧十八种，今移芫华入草。

下经（下品）兽——豚卵

味苦温。

主惊痫，癫疾，鬼注，蛊毒，除寒热，贲豚，五癃，邪气，挛缩。一名豚颠，悬蹄，主五痔，伏热，在肠，肠痈，内蚀。

案《说文》云：豕，小豕也，从豕省，象形，从又，持肉以给祭祀，篆文作豚。方言云：猪，其子或谓之豚，或谓之豯．吴扬之间，谓之猪子。

下经（下品）兽——麇脂

味辛温。

主痈肿，恶创，死肌，寒风，湿痹，四肢拘缓不收，风头，肿气，通凑理。一名官脂。生山谷。

《名医》曰：生南山及淮海边，十月取。

案《说文》云：麇，鹿属，冬至解其角；汉书云：刘向以为麇之为言迷也。盖牝兽之淫者也。

下经（下品）兽——鼺鼠

主堕胎，令人产易。生平谷。

《名医》曰：生山都。

案《说文》云：（鼺）鼠形，飞走且乳之鸟也，籀文作鼺．《广雅》云。鸡鼬，飞鼺也。

陶宏景云是鼯鼠，一名飞生见，《尔雅》云鼺鼠夷由也。旧作鼺，非。

下经（下品）兽——六畜毛蹄甲（马、牛、羊、猪、狗、鸡）

味咸平。

主鬼注，蛊毒，寒热，惊痫，癫痓，狂走，骆驼毛，尤良。

案陶宏景云：六畜，谓马、牛、羊、猪、狗、鸡也，蹄，即蹢省文。

上兽，下品四种，旧同。

下经（下品）虫鱼——虾蟆

味辛寒。

主邪气，破症坚，血痈肿，阴创。服之不患热病。生池泽。

《名医》曰：一名蟾蜍、一名、一名去甫、一名苦，生江湖，五月五日，取，阴干，东行者良。

案《说文》云：虾，虾蟆也，蟆，虾蟆也，鼀，虾蟆也。詹诸也，其鸣詹诸，其皮蠢蠢，其行，或作，詹诸也；夏水正《传》云：域也者，长股也，或曰屈造之属也。《诗》曰：得比，言其行电电，鼀，詹诸，以鸣者；《广雅》云：苦胡，虾蟆也；《尔雅》云：鼀蟾诸，郭璞云：似虾蟆，居陆地，淮南谓之去蚊，又蟥。郭璞云：蛙类。

《周礼》云：蝈氏。郑司农云：蝈，读为蜮，蜮，虾蟆也，元谓蝈，今御所食蛙也；月今云：仲夏之月，反舌无声；蔡邕云：今谓之虾蟆。薛君韩诗注云：戚施蟾蜍。

高诱注南子云：蟾蠩也，又蝈，虾蟆也，又蟾蜍，虾蟆，又鼓造，一曰虾蟆，《抱朴子》内篇云：或问魏武帝曾收左元放而桎梏之，而得自然解脱。以何法乎。

《抱朴子》曰：以自解去父血。

下经（下品）虫鱼——马刀

味辛微寒（《御览》有补中二字，《大观本》，黑字）。主漏下赤白，寒热，破石淋，杀禽兽贼鼠。生池泽。

《吴普》曰：马刀，一名齐蛤，神农岐伯桐君咸有毒，扁鹊小寒大毒，生池泽江海，采无时也（《御览》）。《名医》曰：一名马蛤，生江湖及东海，采无时。

案《范子计然》云：马刀出河东，蓺文类聚引本经云：文蛤表有文，又曰马刀，一曰名蛤，则，岂古本与文蛤为一邪。

下经（下品）虫鱼——蛇蜕

味咸平。

主小儿百二十种惊痫，瘈疭、癫疾，寒热，肠痔，虫毒，蛇痫。火熬之良。一名龙子衣，一名蛇符，一名龙子单衣，一名弓皮。生川谷及田野。

《吴普》曰：蛇蜕，一名龙子单衣、一名弓皮、一名蛇附、一名蛇筋、一名龙皮、一名龙单衣（《御览》）。《名医》曰：一名龙子皮，生荆州，五月五日，十五日、取之良。

案《说文》云：它，虫也，从虫而长，象冤，曲尾形，或作蛇蜕，蛇蝉所解皮也；《广雅》云：蝮蛸蜕也；《中山经》云：来山多空夺；郭璞云：即蛇皮脱也。

下经（下品）虫鱼——蚯蚓

味咸寒。

主蛇瘕，去三虫，伏尸，鬼注，蛊毒，杀长虫，仍自化作水。生平土。

《吴普》曰：蚯蚓，一名白颈螳螾，一名附引（《御览》）。《名医》曰：一名土龙，二月取，阴干。

案《说文》云：螾，侧行者，或作蚓，蟥螾也；《广雅》云：蚯蚓蜿蟺，引无也。

《尔雅》云：螼蚓紧蚕。郭璞云：即蟺也，江东呼寒蚓，旧作蚯，非，吕氏春秋《淮南子》邱蚓出不从虫。又说山训云：蟥，无筋骨之强，高诱注：螾，一名蜷也，旧又有白颈二字，据《吴普》古本当无也。

下经（下品）虫鱼——蠮螉

味辛平。

主久聋，咳逆，毒气，出刺出汗。生川谷。

《名医》曰：一名土蜂，生熊耳及牂柯，或人屋间；案《说文》云：嬴，蒲卢，细要土蜂也，或作螺嬴，螺嬴也；《广雅》云：土蜂，蠮螉也，《尔雅》土蜂。

《毛诗》云：螟蛉有子，螺嬴负之，《传》云螺嬴，蒲卢也；《礼记》云：夫政也者，蒲卢也。郑云：蒲卢，果嬴，谓土蜂也；方言云：其小者谓之蠮螉，或谓之蚴蜕，《说文》无蠮字或当为医。

下经（下品）虫鱼——蜈蚣

味辛温。

主鬼注蛊毒，啖诸蛇虫鱼毒，杀鬼物老精，温虐，去三虫（《御览》引云：一名至掌，《大观本》在水蛭下）。生川谷。

《名医》曰：生大吴江南，赤头足者良。

案《广雅》云：蝍蛆，吴公也。

下经（下品）虫鱼——水蛭

味咸平。

主逐恶血淤血，月闭（《御览》作水闭）。破血瘕积聚，无子，利水道。生池泽。

《名医》曰：一名蚑、一名至掌，生雷泽，五月六月采，暴干。

案《说文》云：蛭，蚑也，蝚，蛭蝚，至掌也；《尔雅》云：蛭蚑；郭璞云：今江东呼水中蛭虫入人肉者为蚑，又蛭蝚至掌；郭璞云未详，据《名医》，即蛭也。

下经（下品）虫鱼——班苗

味辛寒。

主寒热，鬼注，蛊毒，鼠瘘，恶创，疽蚀，死肌，破石癃。一名龙尾。生川谷。

《吴普》曰：斑猫。一名斑蚝、一名龙蚝、一名斑苗、一名胜发、一名盘蝥、一名晏青，神农辛，岐伯咸，桐君有毒，扁鹊甘有大毒，生河内川谷。或生水石。《名医》曰：生河东，八月取，阴干。

案《说文》云：盤，盤蝥，毒虫也；《广雅》云：盤蝥，晏青也，《名医》别出芫青条，非，芫晏音相近也，旧作猫，俗字；据吴氏云：一名班苗，是也。

下经（下品）虫鱼——贝子

味咸平。

主目翳，鬼注，虫毒，腹痛，下血，五癃，利水道，烧用之良。生池泽。

《名医》曰：一名贝齿，生东海。

案《说文》云：贝，海介虫也，居陆名飙。在水名，象形，《尔雅》云：贝小者。郭璞云：今细贝，亦有紫色，出日南，又，小而椭。郭璞云：即上小贝。

下经（下品）虫鱼——石蚕

味咸寒。

主五癃，破石淋，堕胎，内解结气，利水道，除热。一名沙虱。生池泽。

《吴普》曰：石蚕亦名沙虱，神农雷公酸无毒，生汉中，治五淋，破随内结气，利水道，除热（《御览》）。《名医》曰：生江汉。

案《广雅》云：沙虱，也。淮南万毕术云：沙虱，一名蓬活，一名地脾。

《御览》虫豸部引李当之云：类虫，形如老蚕，生附石。广志云：皆虱，虱色赤，大过蚍，在水中，入人皮中，杀人，与李似不同。

下经（下品）虫鱼——雀瓮

味甘平。

主小儿惊痫，寒热，结气，蛊毒。鬼注。一名躁舍。

《名医》曰：生汉中，采蒸之，生树枝间，蛄蟖房也。八月取。

案《说文》云：蛄，蛄斯黑也；《尔雅》云蠋，蛄蟖；郭璞云：蛓属也，今青州人呼蛓为蛄蟖。按本经名为雀瓮者。瓮与蛹音相近，以其如雀子，又如茧虫之蛹，因呼之。

下经（下品）虫鱼——蜣螂

味咸寒。

主小儿惊痫，瘛疭，腹张，寒热，大人癫疾狂易。一名蛣蜣。火熬之良。生池泽。《名医》曰：生长沙，五月五日取，蒸藏之。

案《说文》云：蜣，渠蜣，一曰天杜；《广雅》云：天杜，蜣螂也；《尔雅》云：蛣蜣，蜣螂，郭璞云：黑甲虫，啖粪土，玉篇，蜣螂同，《说文》无蜣字，渠，即蛣蜣，音之缓急。

下经（下品）虫鱼——蝼蛄

味咸寒。

主产难，出肉中刺（《御览》作刺在肉中），溃痈肿，下哽噎（《御览》作咽），解毒，除恶创。一名蟪蛄（《御览》作蟪蛄），一名天蝼，一名𪕋。夜出者良，生平泽。

《名医》曰：生东城，夏至取，暴干。

案《说文》云：蠹，蝼蛄也，蝼，蝼蛄也，蛄，蝼蛄也；《广雅》云：炙鼠，津姑，蝼蝛，蠡蛉，蛞蝼，蝼蛄也，《夏小正》云：三月𪕋则鸣，𪕋，天蝼也；《尔雅》云：𪕋，天蝼，郭璞云：蝼蛄也；《淮南子》时则训云：孟夏之月，蝼蝈鸣；高诱云：蝼，蝼姑也；方言云：蛄诣，谓之杜格，蝼蛄，谓之蝼蜂，或谓之蠡蛉，南楚谓之杜狗，或谓之蛣蝼。陆玑诗疏云：本草又谓蝼蛄为石鼠，今无文。

下经（下品）虫鱼——马陆

味辛温。

主腹中大坚症，破积聚，息肉，恶创，白秃。一名百足。生川谷。

《吴普》曰：一名马轴，（《御览》）。《名医》曰：一名马轴，生元菟。

案《说文》云：蠲，马蠲也，从虫皿，益声，勹象形；明堂月令曰：腐草为蠲；《广雅》云，蛆蝶，马，马蚿也，又马践，蛆也；《尔雅》云：蛝，马践；郭璞云：马蠲匀，俗呼马蝶；《淮南子》时则训云：季夏之月，腐草化为蚈；高诱云：蚈，马蚈也，幽冀谓之秦渠，又蚈论训云：蚈足众，而走不若蛇，又兵略训云：若蚈之足；高诱云：蠸，马蚿也，方言云，马蚿，北燕谓之蛆渠，其大者谓之马蚰；《博物志》云：马蚿，一名百足，中断成两段，名行而去。

下经（下品）虫鱼——地胆

味辛寒。

主鬼注，寒热，鼠蝼，恶创，死肌，破症瘕，堕胎。一名蚖青，生川谷。

《吴普》曰：地胆，一名元青，一名杜龙，一名青虹（《御览》）。《名医》曰：一名青，生汶山，八月取。

案《广雅》云：地胆蛇要，青，青也；陶宏景云：状如大马蚁，有翼，伪者即班猫所化，状如大豆。

下经（下品）虫鱼——鼠妇

味酸温。

主气癃，不得小便，女人月闭，血症，痫痉，寒热，利水道。一名负蟠，一名威。生平谷。

《名医》曰：一蝛生魏郡及人家地上，五月五日取。

案《说文》云：妸妸威，委黍，委黍，鼠妇也，蟠鼠负也；《尔雅》云：蟠，鼠负；郭璞云：瓮器底虫。又妸威委黍。郭璞云：旧说，鼠妇别名；《毛诗》云：伊威在室；《传》云：伊威，委黍也；陆玑云：在壁根下，瓮底中生，似白鱼。

下经（下品）虫鱼——荧火

味辛微温。

主明目，小儿火创伤，热，气，蛊毒，鬼注，通神。一名夜光（《御览》引云，一名熠耀，一名即照，《大观本》，作黑字）。生池泽。

《吴普》曰：荧火一名夜照、一名熠耀、一名救火、一名景天、一名据火、一名挟火（艺文类聚）。

《名医》曰：一名放光、一名熠耀、一名即照，生阶地，七月七日收，阴干。

案《说文》云：粦，兵死及牛马之血为磷，鬼火也，从炎舛；《尔雅》云：荧水即照。郭璞云：夜飞，腹下有火。《毛诗》云：熠耀宵行，《传》云熠耀，磷也，磷，荧火也，月令云：季夏之月，腐草化为荧；郑元云：萤飞虫，萤火也，据毛苌以萤为磷，是也，《说文》无萤字，当以磷为之，《尔雅》作荧，亦是，旧作萤，非。又按月令，腐草为萤，当是蠲字假音。

下经（下品）虫鱼——衣鱼

味咸温。

无毒，主妇人疝瘕，小便不利（《御览》作泄利），小儿中风（览作头风），项强（《御览》作强），背起摩之。一名白鱼，生平洋。

《吴普》曰：衣中白鱼，一名蟫（《御览》）。《名医》曰：一名蟫，生咸阳。

案《说文》云：蟫，白鱼也；《广雅》云：白鱼，蛃鱼也；《尔雅》云：蟫，白鱼。

郭璞云：衣书中虫，一名蛃鱼。

上虫，鱼，下品一十八种，旧同。

下经（下品）果——桃核仁

味苦平。

主淤血，血闭瘕邪，杀小虫。桃花杀注恶鬼，令人好颜色。

桃凫，微温，主杀百鬼精物（初学记引云，枭桃在树不落，杀百鬼）。

桃毛，主下血瘕寒热，积寒无子，桃蠹，杀鬼邪恶不祥。生川谷。

《名医》曰：桃核，七月采，取仁，阴干，花三月三日采，阴干，桃凫一名桃奴，一名枭景，是实着树不落，实中者，正月采之，桃蠹，食桃树虫也。生太山。

案《说文》云：桃，果也；玉篇云：桃，毛果也；《尔雅》云：桃李丑核；郭璞云：子中有核仁。孙炎云：桃李之实，类皆有核。

下经（下品）果——杏核仁

味甘温。

主咳逆上气，雷鸣，喉痹下气，产乳，金创，寒心，贲豚，生川谷。

《名医》曰：生晋山。

案《说文》云：杏，果也；《管子·地员篇》云：五沃之土，其木宜杏；高诱注《淮南子》云：杏有窍在中。

上果，下品二种旧同。

下经（下品）米谷——腐婢

味辛平。

主痎疟，寒热，邪气，泄利，阴不起，病酒，头痛。生汉中。

《吴普》曰：小豆花，一名腐婢（旧作付月，误），神农甘毒，七月采，阴干，四十日，治头痛止渴（《御览》）。

《名医》曰：生汉中，即小豆花也，七月采，阴干。

上米，谷下品一种，旧同。

下经（下品）菜——苦瓠

味苦寒。

主大水，面目四肢浮肿，下水，令人吐。生川泽。

《名医》曰：生晋地。

案《说文》云：瓠匏，匏瓠也；《广雅》云：匏瓠也；《尔雅》云：瓠栖瓣；《毛诗》云：瓠有苦叶；《传》云：匏谓之瓠，又九月断壶；《传》云：壶瓠也；古今注云：瓠，壶芦也，壶芦，瓠之无柄者，瓠，有柄者；又云：瓢瓠也，其曰匏，瓠则别名。

下经（下品）菜——水靳

味甘平。

主女子赤沃，止血养精，保血脉，益气，令人肥健，嗜食。一名水英，生池泽。

《名医》曰：生南海。

案《说文》云：芹，楚葵也，近菜类也。《周礼》有近菹。《尔雅》云：芹，楚葵。

郭璞云：今水中芹菜。字林云：芹草生水中。根可缘器，又云䒦菜，似蒜，生水中。

上菜，下品二种，旧同。

下经（下品）未详——彼子

味甘温。

主腹中邪气，去三虫，蛇螫，蛊毒，鬼注，伏尸。生山谷（旧在《唐本》退中）。

《名医》曰：生永昌。

案陶宏景云：方家从来无用此者，古今诸医，及药家子不复识，又一名熊子，不知其形何类也，掌禹锡云：树似杉子如槟榔。本经虫部云：彼子。

苏注云：彼字合从木。《尔雅》云：彼一名柀。

《本草经》佚文

三合合三百六十五种，法三百六十五度，一度应一日，以成一岁（倍其数，合七百三十名也）。

掌禹锡曰：本草例，神农本经以朱书，《名医》别录以墨书，神农药三百六十五种，今此言倍其数，合七百三十名，是并《名医》别录副品而言也。则此下节别录之文也，当作墨书矣，盖传写浸久，朱墨错乱之所致耳。

案禹锡说是也，改为细字。

药有君臣佐使，以相宣摄合和，宜用一君、二臣、三佐、五使，又可一君，三臣，九佐使也。

药有阴阳，配合，子母兄弟，根茎花实，草石骨肉，有单行者，有相须者。有相使者，有相畏者，有相恶者，有相反者，有相杀者，凡此七情，合和时之当用，相须相使者良，勿用相恶相反者。若有毒宜制，可用相畏相杀者，不尔，勿合用也。

药有、酸、咸、甘、苦、辛五味，又有寒热温凉四气，及有毒无毒。阴干暴干，采造时月，生熟土地，所出真伪陈新，并各有法。

药性有宜丸者、宜散者、宜水煮者、宜酒渍者、宜膏煎者、亦有一物兼宜者。亦有不可入汤酒者。并随药性，不得违越。

欲疗病先察其原，先候病机。五脏未虚，六府未竭，血脉未乱，精神未散，服药必活。若病已成，可得半愈。病势已过，命将难全。

若用毒药疗病，先起如黍粟，病去即止。不去，倍之；不去，十之。取去为度。

疗寒以热药，疗热以寒药。饮食不消，以吐下药。鬼注蛊毒，以毒药。痈肿创瘤，以创药。风湿，以风湿药。各随其所宜。

病在胸膈以上者，先食后服药。病在心腹以下者，先服药而后食。病在四肢血脉者，宜空腹而在旦。病在骨髓者，宜饱满而在夜。

夫大病之主，有中风伤寒、寒热温疟、中恶霍乱、大腹水肿、肠澼下利、大小便不通、贲肫、上气、咳逆、呕吐、黄疸、消渴、留饮、癖食、坚积、症瘕、惊邪瘨病、鬼注、喉痹、齿痛、耳聋、目盲、金创、踒折、痈肿、恶创、痔瘘、瘿瘤。男子五劳七伤，虚乏羸瘦，女子带下崩中，血闭阴蚀，虫蛇蛊毒所伤。此大略宗兆。其间变动枝叶，各宜依端绪以取之。

上药令人身安命延，升天神仙，遨游上下，役使万灵，体生毛羽，行厨立至（《抱朴子》内篇，引神农经，据太平《御览》校）。

中药养性，下药除病，能令毒虫不加，猛兽不犯，恶气不行，众妖并辟（《抱朴子》内篇，引神农经）。

太一子曰：凡药上者养命，中者养性，下者养病（艺文类聚引《本草经》）。太一子曰：凡药上者养命，中药养性，下药养病，神农乃作赭鞭钩（尺制切），从六阴阳，与太乙外（巡字）。五岳四读，土地所生草石，骨肉心灰，皮，毛羽，万千类，皆鞭问之，得其所能治主，当其五味。一日（二字旧误作百）。七十毒（太平《御览》引《本草经》）。

神农稽首再拜，问于太乙子曰：曾闻之时寿过百岁，而徂落之咎，独何气使然也？太乙子曰：天有九门，中道最良，神农乃从其尝药，以拯救人命（太平《御览》引《神农本草》）。

按此诸条，与今本经卷上文略相似，诸书所引，较本经文多。又云：是太一子说，今无者，疑后节之，其云赭鞭，钩，当是煮辨，候制之假音，鞭问之，即辨问之，无怪说也。

药物有大毒，不可入口鼻耳目者，即杀人，一日钩吻（卢氏曰：阴地黄精，不相连，根苗独生者，是也）；二曰鸱（状如雌鸡，生山中）；三曰阴命（赤色，著木县其子，生海中）；四曰内童（状如鹅，亦生海中）；五曰鸩羽（如雀，墨头赤喙）；六曰（生海中，雄曰，雌曰想也，《博物志》引神农经）。

药种有五物，一曰狼毒，占斯解之；二曰巴头，藿汁解之；三曰黎，卢汤解之；四曰天雄乌头，大豆解之；五曰班茅，戎盐解之，毒菜害小儿，乳汁解，先食饮二升（《博物志》引神农经）。

五芝，及饵丹砂，玉札，曾青，雄黄，雌黄，云母，太乙禹余粮，各可单服之，皆令人飞行长生（《抱朴子》内篇，引神农四经）。

春夏为阳，秋冬为阴（文选注引《神农本草》）。

春为阳，阳温生万物（同上）。

黄精与术，饵之却粒，或遇凶年，可以绝粒，谓之米脯。（太平《御览》引《抱朴子》神农经）。

五味，养精神，强魂魄，五石，养髓，肌肉肥泽，诸药：

其味酸者，补肝养心除肾病；

其味苦者，补心养脾除肝病、

其味甘者，补肺养脾除心病、

其味辛者，补肺养肾除脾病、

其味咸者，补肺除肝病。

故五味应五行，四体应四时，夫人性生于四时然后命于五行以一补身，不死命神，以母养子，长生延年，以子守母除病究年（太平《御览》引养要略，神农经）。

案此诸条，当是玉石草木三品前总论，而后人节去。

附：吴氏本草十二条

龙眼，一名益智，一名比目（齐民要术）。

鼠尾，一名劲，一名山陵翘，治痢也。（太平《御览》）。

满阴实，生平谷，或圃中，延蔓如瓜，叶实如桃，七月采，止渴延年（太平《御览》）。

千岁垣中肤皮，得姜，赤石脂，治。（太平《御览》）。

小华，一名结草（太平《御览》）。

木瓜，生夷陵（太平《御览》）。

谷树皮，治喉闭，一名楮（太平《御览》）。

樱桃，味甘。主调中益气，令人好颜色，美志气。

一名朱桃，一名麦英也（艺文类聚）。

李核，治仆僵。花，令人好颜色（太平《御览》）。

大麦，一名穬麦，五谷之上盛，无毒，治消渴，除热益气，食密为使。

麦种一名小麦，无毒，治利而不中（太平《御览》）。

豉，益人气（太平《御览》）。

晖日，一名鸩羽（太平《御览》）。

附：诸药制使

唐慎微曰：神农本经相使，正各一种，冀以药对参之，乃有两三。

玉、石，上部

玉泉，畏款冬花。

玉屑，恶鹿角。

丹砂，恶磁石，畏咸水。

曾青，畏菟丝子。

石胆，水英为使，畏牡桂，菌桂，芫花，辛夷白。

钟乳，蛇床子为使，恶牡丹，牡蒙，元石，牡蒙，畏紫石英蘘草。

云母，泽泻为使，畏蛇甲及流水。

消石，为使，恶苦参苦菜，畏女菀。

朴消，畏麦句姜。

芒消，石苇为使，恶麦句姜。

矾石，甘草为使，畏母蛎。

滑石，石苇为使，恶曾青，紫石英，长石为使，畏扁青附子，不欲蛇甲，黄连，麦句姜。

白石英，恶马目毒公。

赤石脂，恶大黄，畏芫花。

黄石指，曾青为使，恶细辛，畏蜚蠊。

太一余粮，杜仲为使，畏铁落，昌蒲，贝母。

玉、石，中部

水银，畏磁石。

殷孽，恶防己，畏木。

孔公孽，木兰为使，恶细辛。

阳起石，桑螵蛸为使，恶泽写，菌桂，雷丸，蛇脱皮。畏菟丝子。

石膏，鸡子为使，恶莽草毒公。

凝水石，畏地榆，解巴豆毒。

磁石，紫胡为使，畏黄石脂，恶牡丹。莽草。

元石，恶松脂，柏子仁，菌桂。

理石，滑石为使，恶麻黄。

玉、石，下部

矾石，得火良，棘针为使，恶虎掌，毒公，鹜屎，细辛水。

青琅玕，得水银良，畏鸡骨，杀锡毒。

特生矾石得火良，畏水。

代赭，畏天雄。

方解石，恶巴豆。

大盐，漏芦为使。

草药，上部

六艺，薯预为使，得发良，恶常山，畏扁青，茵陈。

术，防风，地榆为使。

天门冬，垣衣，地黄为使，畏曾青。

麦门冬，地黄，车前为使，恶款冬，苦瓠，畏苦参，青囊，女萎菀，主畏卤咸。

干地黄，得麦门冬，清酒良，恶贝母，畏无夷。

菖蒲，秦花，秦皮为使，恶地胆，麻黄。

泽泻，畏海蛤文蛤。

远志，得茯苓，冬葵子，龙骨良，杀天雄附子毒，畏珍珠，蜚蠊，藜芦齐蛤，薯预，紫芝为使，恶甘遂。

石斛，陆英为使，恶凝水石，巴豆，畏白僵蚕，雷丸。

菊花，术，枸杞根，桑根，白皮，为使。

甘草，术，干漆，苦参为使，恶远志，反甘遂，大戟，芫花，海藻。

人参，茯苓为使，恶溲疏，反藜芦。

牛膝，恶荧火，龟，陆英畏白。

细辛，曾青，东根为使，恶狼毒，山茱萸，黄耆，畏滑石，消石，反藜芦。

独活，蠡石为使。

柴胡，半夏为使，恶皂荚，畏女苑，藜芦，菴子，荆子，薏苡仁为使。

蒺蔧子，得荆子，细辛，良，恶干姜，苦参。

龙胆，贯众为使，恶防葵、地黄。

菟丝子，得酒良，薯预，松脂为使，恶藋菌。

巴戟天，覆盆子为使，恶朝生，雷丸，丹参。

蒺藜子，乌头为使。

沙参，恶防己，反黎芦，防风，恶干姜，藜芦，白敛，芫花，杀附子毒。

络石，杜仲，牡丹为使，恶铁落，畏菖蒲，贝母。

黄连，黄芩，龙骨，理石为使，恶菊花，芫花，元参，白解皮，畏款冬，胜乌头，解巴豆毒。

丹参，味咸水，反黎芦。

天名精，垣衣为使。

决明子，蓍实为使，恶大麻子。

续断，地黄为使，恶雷丸。

芎穷，白芷为使。

黄蓍，恶龟甲。

杜若，得辛夷，细辛，良，恶柴胡，前胡。

蛇床子，恶牡丹，巴豆，贝母。

茜根，畏鼠姑。

飞蠊，得乌头，良，恶麻黄。

薇衔，得秦皮，良。

五味子，苁蓉为使，恶委蕤，胜乌头。

草药，中部

当归，恶兰茹，畏菖蒲，海藻，牡蒙。

秦艽，菖蒲为使。

黄芩，山茱萸，龙骨为使，恶葱实，畏丹砂，牡丹，藜芦。

芍药，顺丸为使，恶石斛，芒消，畏石鳖甲，小蓟，反藜芦。

干姜，秦椒为使，恶黄连，黄芩，天鼠屎，杀半夏，莨菪毒。

藁本，畏茹。

麻黄，厚朴为使，恶辛夷，石韦。

葛根，杀野葛，巴豆，百药毒。

前胡，半夏不使，恶皂荚，畏藜芦。

贝母，厚朴，白薇为使，恶桃花，畏秦艽，矾石，莽草，反乌头。

栝楼，枸杞为使，恶干姜，畏牛膝，干漆，反乌头。

元参，恶黄耆，干姜，大枣，山茱萸，反藜芦。

苦参，元参为使，恶贝母，漏芦，菟丝子，反藜芦。

石龙芮，大戟为使，畏蛇蜕，吴茱萸。

萆薢，薏苡为使，畏葵根，大黄，柴胡，牡蛎，前胡。

石韦，滑石，杏仁为使，得菖蒲，良。

狗脊，萆薢为使，恶败酱。

瞿麦，蘘草，牡丹为使，恶螵蛸。

白芷，当归为使，恶旋复花。

紫菀，款冬为使，恶天雄，瞿麦，雷丸，远志，畏茵陈。

白藓皮，恶螵蛸，桔梗，茯苓，萆薢．白薇，恶黄耆，大黄，大戟，干姜，干漆，大枣，山茱萸。

紫参，畏辛夷。

淫羊藿，薯预为使。

款冬花，杏仁为使，得紫菀，良，恶皂荚，消石，元参，畏贝母，辛夷，麻黄，黄芩，黄连，黄耆，青葙。

牡丹，畏菟丝子。

防己，殷孽为使，恶细辛，畏萆薢，杀雄黄毒。

女菀，畏卤咸。

泽兰，防己为使。

地榆，得发良，恶麦门冬。

海藻，反甘草．

草药，下部

大黄，黄芩为使。

桔梗，节皮为使，畏白芨，反龙胆，龙眼。

甘遂，瓜蒂为使，恶远志，反甘草。

葶苈，榆皮为使，得酒，良，恶僵蚕，石龙芮．芫花，决明为使，反甘草。

泽漆，小豆为使，恶薯预。

大戟，反甘草。

钩吻，半夏为使，恶黄芩。

黄连为使，反细辛，芍药，五参，恶大黄。

乌头，乌喙，莽草为使，反半夏，栝楼，贝母，白敛，白芨，恶藜芦。

天雄，远志为使，恶腐婢。

附子，地胆为使，恶蜈蚣，畏防风，甘草，黄耆，人参，乌韭，大豆。

贯众，藋菌为使。

半夏，射干为使，恶皂荚，畏雄黄，生姜，干姜，秦皮，龟甲，反乌头。

蜀漆，栝楼为使，恶贯众。

虎掌，蜀漆为使，畏莽草。

狼牙，芜荑为使，恶枣肌，地榆。

常山，畏玉札．白芨，紫石英为使，恶理石，李核仁，杏仁。

白敛，代赭为使，反乌头。

藋菌，得酒，良，畏鸡子。

茹，甘草为使，恶麦门冬。

荩草，畏鼠妇。

夏枯草，土瓜为使。

狼毒，大豆为使，恶麦句姜。

鬼臼，畏衣。

木药，上部

茯苓，茯神，马间为使，恶白敛，畏牡蒙，地榆，雄黄，秦艽，龟甲。

杜仲，恶蛇蜕，元参。

柏实，牡蛎，桂心，瓜子为使，畏菊花，羊蹄，诸石，曲。

干漆，半夏为使，畏鸡子。

蔓荆子，恶乌头，石膏。

五加皮，远志为使，畏蛇皮，元参。

孽木，恶干漆。

辛夷，芎䓖为使，恶五石脂，畏菖蒲，蒲黄，黄连，石膏，黄环。

酸枣仁，恶防己。

槐子，景天为使。

牡荆实，防己为使，恶石膏。

木药，中部

厚朴，干姜为使，恶泽泻，寒水石，消石。

山茱萸，蓼实为使，恶桔梗，防风，防己。

吴茱萸，蓼实为使，恶丹参，消石，白垩，畏紫石英。

秦皮，大戟为使，恶茱萸。

占斯，解狼毒毒。

栀子，解踯躅毒。

秦椒，恶栝楼，防葵，畏雌黄。

桑根，白皮，续断，桂心，麻子为使。

木药，下部

黄环，鸢尾为使，恶茯苓，防己。

石南，五加皮为使。

巴豆，芫花为使，恶蘘草，畏大黄，黄连，藜芦，杀班蝥毒。

栾华，决明为使。

蜀椒，杏仁为使，畏款冬。

溲疏，漏芦为使。

皂荚，柏实为使，恶麦门冬，畏空青，人参，苦参。

雷丸，荔实，厚朴为使，恶葛根。

兽，上部

龙骨，得人参，牛黄，良，畏石膏。

龙角，畏干漆，蜀椒，理石。

牛黄，人参为使，恶龙骨，地黄，龙胆，蜚蠊，畏牛膝。

白胶，得火，良，畏大黄。

阿胶，得火良，畏大黄。

兽，中部

犀角，松子为使，恶藋菌，雷丸。

羧羊角，菟丝子为使。

鹿茸，麻勃为使。

鹿角，杜仲为使。

兽，下部

麋脂，畏大黄。

伏翼，苋实，云实为使。天鼠屎，恶白敛，白薇。

虫、鱼，上部

蜜蜡，恶芫花，齐蛤。

蜂子，畏黄芩，芍药，牡蛎。

牡蛎，贝母为使，得甘草，牛膝，远志，蛇床，良，恶麻黄，吴茱萸，辛夷。

桑螵蛸，畏旋复花。

海蛤，蜀漆为使，畏狗胆，甘遂，芫花。

龟甲，恶沙参，蜚蠊。

虫、鱼，中部

蝟皮，得酒，良，畏桔梗，麦门冬。

蜥蜴，恶硫黄，班蝥，芜荑。

露蜂房，恶干姜，丹参，黄芩，芍药，牡蛎。

虫，畏皂荚，菖蒲。

蛴螬，蜚蠊为使，恶附子。

龟甲，恶矾石。

蟹，杀莨菪毒，漆毒。

蛇鱼甲，蜀漆为使，畏狗胆，甘遂，芫花。

乌贼，鱼骨，恶白敛，白芨。

虫、鱼，下部

蛴螬，畏羊角，石膏。

蛇蜕，畏磁石，及酒。

班蝥，马刀为使，畏巴豆，丹参，空青，恶肤青。

地胆，恶甘草。

马刀，得水，良。

果，上部

大枣，杀乌头，毒。

果，下部

杏仁，得火，良，恶黄耆，黄芩，葛根，解锡胡粉毒。畏蘘草。

菜，上部

冬葵子，黄芩为使。

葱实，解藜芦毒。

米，上部

麻麻子，畏牡蛎，白薇，恶茯苓。

米，中部

大豆，及黄卷，恶五参，龙胆，得前胡，乌喙，杏仁，牡蛎，良，杀乌头毒。

大麦，密为使。

上二百三十一种，有相制使，其余皆无（三十四种续添，案当云三十五种）。

立冬之日，菊，卷柏先生。时为阳起石，桑螵蛸。凡十物使。主二百草，为之长。

立春之日，木兰，射干先生。为柴胡，半夏使。主头痛，四十五节。

立夏之日，蜚蠊先生。为人参，茯苓使。主腹中。七节，保神守中。

夏至之日，豕首，茱萸先生。为牡蛎，乌喙使。主四肢。三十二节。

立秋之日，白芷，防风先生。为细辛，蜀漆使。主胸背。二十四节。（原注上此五条，出药对中，义旨渊深，非俗所究，虽莫可遵用，而是主统之本，故亦载之。）

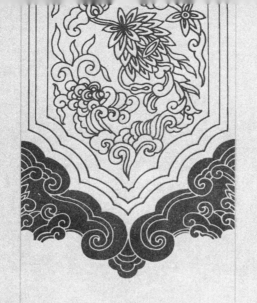

《金匮要略》

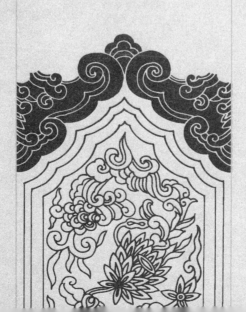

金匮要略方论序

张仲景为《伤寒卒病论》合十六卷，今世但传《伤寒论》十卷，杂病未见其书，或于诸家方中载其一二矣。翰林学士王洙在馆阁日，于蠹简中得仲景《金匮玉函要略方》三卷：上则辩伤寒，中则论杂病，下则载其方，并疗妇人。乃录而传之士流，才数家耳。它以对方证对者，施之于人，其效若神。然而或有证而无方，或有方而无证，救急治病其有未备。国家诏儒臣校正医书，臣奇先核定《伤寒论》，次校定《金匮玉函经》，今又校成此书，仍以逐方次于征候之下，使仓卒之际，便于检用也；又采散在诸家之方，附于逐篇之末，以广其法。以其伤寒文多节略，故断自杂病以下，终于饮食禁忌，凡二十五篇，除重复合二百六十二方，勒成上、中、下三卷，依旧名曰《金匮方论》。臣奇尝读《魏志·华佗传》云："出书一卷曰：此书可以活人"。每观华佗凡所疗病，多尚奇怪，不合圣人之经，臣奇谓活人者，必仲景之书也！大哉炎农圣法，属我盛旦，恭惟主上，丕承大统，抚育元元。颁行方书，拯济疾苦，使和气盈溢，而万物莫不尽和矣。

太子右赞善大夫臣高保衡、尚书都官员外郎臣孙奇、尚书司封郎中充秘阁校理臣林亿等传上。

卷上

藏府经络先后病脉证第一：（论十三首 脉证二条）

问曰：上工治未病，何也？师曰：夫治未病者，见肝之病，知肝传脾，当先实脾，四季脾旺不受邪，即勿补之。中工不晓相传，见肝之病，不解实脾，惟治肝也

夫肝之病，补用酸，助用焦苦，益用甘味之药调之。酸入

肝，焦苦入心；甘入脾，脾能伤肾，肾气微弱，则水不行；水不行，则心火气盛，则伤肺；肺被伤，则金气不行；金气不行，则肝气盛。故实脾，则肝自愈。此治肝补脾之要妙也。肝虚则用此法，实则不在用之。《经》曰：虚虚实实，补不足，损有余，是其义也。余藏准此。

夫人禀五常，因风气而生长，风气虽能生万物，亦能害万物。如水能浮舟，亦能覆舟。若五藏元真通畅，人即安和。客气邪风，中人多死。千般疢难，不越三条。一者，经络受邪，入藏府，为内所因也。二者，四肢九窍，血脉相传，壅塞不通，为外皮肤所中也。三者，房室、金刃、虫兽所伤。以此详之，病由都尽。

若人能养慎，不令邪风干忤经络，适中经络，未流传藏府，即医治之，四肢才觉重滞，即导引、吐纳、针灸、膏摩，勿令九窍闭塞。更能无犯王法、禽兽灾伤，房室勿令竭乏，服食节其冷、热、苦、酸、辛、甘，不遗形体有衰，病则无由入其腠理。（腠者，是三焦通会元真之处，为血气所注。理者，是皮肤藏府之纹理也）

问曰：病人有气色见于面部，愿闻其说。师曰：鼻头色青，腹中痛，苦冷者死（一云腹中冷，苦痛者死）。鼻头色微黑色，有水气。色黄者，胸上有寒。色白者，亡血也。设微赤非时者死。其目正圆者痉，不治。又色青为痛，色黑为劳，色赤为风，色黄者便难，色鲜明者有留饮。

师曰：病人语声寂然喜惊呼者，骨节间病。语声喑喑然不彻者，心膈间病。语声啾啾然细而长者，头中病（一作痛）。

师曰：息摇肩者，心中坚，息引胸中，上气者，咳息张口。短气者，肺痿唾沫。

师曰：吸而微数，其病在中焦，实也。当下之即愈，虚者不治。在上焦者，其吸促，在下焦者，其吸远，此皆难治。呼吸动摇振振者，不治。师曰：寸口脉动者，因其旺时而动，假令肝旺色青，四时各随其色。肝色青而反白，非其时色脉，皆当病。

问曰：有未至而至、有至而不至、有至而不去、有至而太过，何谓也？师曰：冬至之后，甲子夜半少阳起、少阴之时，阳始生，天得温和。以未得甲子，天因温和，此为末至而至也。以得甲子，而天未温和，为至而不至也。以得甲子，而大大寒不解，此为至而不去也。以得甲子，而天温如盛夏五六月时，此为至而太过也。

师曰：病人脉浮者在前，其病在表；浮者在后，其病在里。腰痛背强不能行，必短气而极也。

问曰：经云：厥阳独行，何谓也？师曰：此为有阳无阴，故称厥阳。

师曰：寸脉沉大而滑，沉则为实，滑则为气，实气相搏，血气入藏即死，入府即愈，此为卒厥，何谓也？师曰：唇口青，身冷，为入藏，即死；如身和，汗目出，为入府，即愈。

问曰：脉脱，入藏即死，入府即愈，何谓也？师曰：非为一病，百病皆然。譬如浸淫疮，从口起流向四肢者可治，从四肢流来入口者不可治。病在外者可治，入里者即死。

问曰：阳病十八何谓也？师曰：头痛、项、腰、脊、臂、脚掣痛。阴病十八，何谓也？师曰：咳、上气、喘、哕、咽、肠鸣、胀满、心痛、拘急。五藏病各有十八，合为九十病。人又有六微，微有十八病，合为一百八病，五劳、七伤、六极、妇人三十六病，不在其中。

清邪居上，浊邪居下，大邪中表，小邪中里，馨饪之邪，从口入者，宿食也。五邪中人，各有法度，风中于前、寒中于暮、湿伤于下、雾伤于上、风令脉浮、寒令脉急、雾伤皮肤、湿流关节、食伤脾胃、极寒伤经、极热伤络。

问曰：病有急当救里救表者，何谓也？师曰：病，医下之，续得下利清谷不止，身体疼痛者，急当救里。后身体疼痛，清便自调者，急当救表也；夫病痼疾加以卒病，当先治其卒病，后乃治其痼疾也。

师曰：五藏病各有所得者愈，五藏病各有所恶，各随其所不喜者为病；病者素不应食，而反暴思之，必发热也。夫诸病在藏，欲攻之，当随其所得而攻之，如渴者，与猪苓汤。余皆仿此。

痉湿喝病脉证第二

太阳病，发热无汗，反恶寒者，名曰刚痉；太阳病，发热汗出，而不恶寒，名曰柔痉；太阳病，发热，脉沉而细者，名曰痉，为难治；太阳病，发汗太多，因致痉。夫风病，下之则痉，复发汗，必拘急。疮家，虽身疼痛，不可发汗，汗出则痉。

病者，身热足寒、颈项强急、恶寒、时头热、面赤、目赤、独头动摇、卒口噤、背反张者，痉病也。若发其汗者，寒湿相得，其表益虚，即恶寒甚。发其汗已，其脉如蛇。（一云其脉涩）暴腹胀大者，为欲解，脉如故，反伏弦者，痉。夫痉脉，按之紧如弦，直上下行。（一作筑筑而弦，《脉经》云：痉家其脉伏坚，直上下）痉病有灸疮，难治。

太阳病，其证备，身体强，几几然，脉反沉迟，此为痉，栝蒌桂枝汤主之。

栝蒌桂枝汤方

栝蒌根二两　桂枝三两　芍药三两　甘草二两　生姜三两　大枣十二枚

右六味，以水九升，煮取三升，分温三服，取微汗。汗不出，食顷，啜热粥发之。太阳病，无汗而小便反少，气上冲胸，口噤不得语，欲作刚痉，葛根汤主之。

葛根汤方

葛根四两　麻黄三两（去节）桂枝二两（去皮）芍药二两　甘草二两（炙）生姜三两　大枣十二枚

右七味，㕮咀，以水七升，先煮麻黄、葛根，减二升，去沫，内诸药，煮取三升，去滓，温服一升，覆取微似汗，不须啜粥，余如桂枝汤法将息及禁忌。

痉为病（一本痉字上有刚字），胸满口噤，卧不着席，脚挛急，必齿介齿，可与大承气汤。

大承气汤方

大黄四两（酒洗）厚朴半斤（炙去皮）枳实五枚（炙）芒

硝三合

　　右四昧，以水一斗，先煮二物，取五升，去滓，内大黄。煮取二升，去滓，内芒硝，更上火微一二沸，分温再服，得下止服。

　　太阳病，关节疼痛而烦，脉沉而细（一作缓）者，此名湿痹（《玉函》云中湿）。湿痹之候，小便不利，大便反快，但当利其小便。湿家之为病，一身尽疼（一云疼顿），发热，身色如熏黄也。湿家，其人但头汗出，背强，欲得被覆向火。若下之早则哕，或胸满，小便不利（一云利），舌上如胎者，以丹田有热，胸上有寒，渴欲得饮而不能饮，则口燥烦也。

　　湿家下之，额上汗出，微喘，小便利（一云不利）者死；若下利不止者，亦死。风湿相搏，一身尽疼痛，法当汗出而解，值天阴雨不止，医云此可发汗，汗之病不愈者，何也？盖发其汗，汗大出者，但风气去，湿气在，是故不愈也。若治风湿者发其汗，但微微似欲出汗者，风湿俱去也。

　　湿家病身疼发热，面黄而喘，头痛鼻塞而烦，其脉大，自能饮食，腹中和无病，病在头中寒湿，故鼻塞，内药鼻中则愈。（《脉经》云：病人喘。而无"湿家病"以下至"而喘"十一字）

　　湿家身烦疼，可与麻黄加术汤，发其汗为宜，慎不可以火攻之。

麻黄加术汤方

　　麻黄二两（去节）桂枝二两（去皮）甘草~两（炙）杏仁七十个（去皮尖）白术四两

　　右五味，以水九升，先煮麻黄，减二升，去上沫，内诸药，煮取二升半，去滓，温取八合，覆取微似汗。

　　病者一身尽疼，发热，日晡所剧者，名风湿。此病伤于汗出当风，或久伤取冷所致也。可与麻黄杏仁薏苡甘草汤。

麻黄杏仁薏苡甘草汤方

　　麻黄（去节）半两（汤泡）甘草一两（炙）薏苡仁半两杏仁十个（去皮尖，炒）

　　右锉麻豆大，每服四钱匕，水盏半，煮八分，去滓，温服,有微汗,避风。

风湿,脉浮身重、汗出恶风者,防己黄芪汤主之。

防己黄芪汤方

防己一两　甘草半两(炒)白术七钱半　黄芪一两一分(去芦)

右锉麻豆大,每抄五钱匕,生姜四片,大枣一枚,水盏半,煎八分,去滓温服,良久再服。喘者加麻黄半两。胃中不和者加芍药三分。气上冲者加桂枝三分。下有陈寒者加细辛三分。服后当如虫行皮中,从腰下如冰,后坐被上,又以一被绕腰以下,温令微汗,差。

伤寒八九日,风湿相搏,身体疼烦,不能自转侧,不呕不渴,脉浮虚而涩者,桂枝附子汤主之;若大便坚,小便自利者,去桂加白术汤主之。

桂枝附子汤方

桂枝四两(去皮)生姜三两(切)附子三枚(炮去皮,破八片)甘草二两(炙)大枣十二枚(擘)

右五味,以水六升,煮取二升,去滓,分温三服。

白术附子汤方

白术二两　附子一枚半(炮去皮)甘草一两(炙)生姜一两半(切)大枣六枚

右五味,以水三升,煮取一升,去滓,分温三服。一服觉身痹,半日许再服,三服都尽,其人如冒状,勿怪,即是术、附并走皮中,逐水气,未得除故耳。

风湿相搏,骨节疼烦,掣痛不得伸屈。近之则痛剧,汗出短气,小便不利,恶风不欲去衣,或身微肿者,甘草附子汤主之。

甘草附子汤方

甘草二两(炙)白术二两　附子二枚(炮击皮)桂枝四两(去皮)

右四味,以水六升,煮取三升,去滓。温服一升,日三服,初服得微汗则解。能食,汗出复烦者,服五合。恐一升多者,取六七合为妙。

太阳中暍，发热恶寒，身重而疼痛，其脉弦细芤迟；小便已，洒洒然毛耸，手足逆冷，小有劳，身即热，口开，前板齿燥；若发其汗，则其恶寒甚；加温针，则发热甚。数下之，则淋甚。

太阳中热者，暍是也。汗出恶寒，身热而渴，白虎加人参汤主之。

白虎加人参汤方

知母六两　　石膏一斤（碎）甘草二两　　粳米六合　　人参三两

右五味，以水一斗，煮米熟汤成，去滓，温服一升，日三服。

太阳中暍，身热疼重，而脉微弱，此以复月伤冷水，水行皮中所致也。一物瓜蒂汤主之。

一物瓜蒂汤方

瓜蒂二十个

右锉，以水~升，煮取五合，去滓，顿服。

百合狐惑阴阳毒病证治第三

论曰：百合病者，百脉一宗，悉致其病也。意欲食复不能食，常默默，欲卧不能卧、欲行不能行，饮食或有美时。或有不用闻食臭时，如寒无寒，加热无热，口苦，小便赤，诸药不能治，得药则剧吐利，如有神灵者，身形如和，其脉微数。

每溺时头痛者，六十日乃愈。若溺时头不痛，淅然者，四十日愈。若溺快然，但头眩者，二十日愈。其证或未病而预见、或病四五日而出、或病二十日、或一月微见者，各随证治之。

百合病，发汗后者，百合知母汤主之。

百合知母汤方

百合七枚（劈）知母三两（切）

右先以水洗百合，渍一宿，当白沫出，去其水，更以泉水二升，煎取一升，去滓；别以泉水二升，煎知母，取一升，去滓；后会和，煎取一升五合，分温再服。

百合病，下之后者，滑石代赭汤主之。

滑石代赭汤方

百合七枚（劈）滑石三两（碎，绵裹）代赭石（如弹丸大枚一）（碎，绵裹）

右先以水洗百合，渍一宿，当白沫出，去其水，更以泉水二升，煎取一升，去滓。别以泉水二升煎滑石、代赭，取一升，去滓。后合和重煎，取一升五合，分温眼。

百合病，吐之后者，用后方主之。

百合鸡子汤方

百合七枚（劈）鸡子黄一枚

右先以水洗百合，渍一宿，当白沫出，去其水，更以泉水二升，煎取一升，去滓，内鸡子黄，搅匀，煎五分，温服。

百合病，不经吐、下、发汗，病形如初者，百合地黄汤主之。

百合地黄汤方

百合七枚（劈）生地黄汁一升

右以水洗百合，渍一宿，当白沫出，出其水，更以泉水二升，煎取一升，去滓，内地黄汁，煎取一升五合，分温再服。中病，勿更取。大便当如漆。

百合病一月不解，变成渴者，百合洗方主之。

百合洗方

右以百合一升，以水一斗，渍之一宿，以洗身，洗已，食煮饼，勿以盐豉也。

百合病，渴不差者，用后方主之

栝蒌牡蛎散方

栝蒌根　牡蛎（熬）等分

右为细木，饮服方寸匕，日三服。

百合病，变发热者（一作发寒热），百合滑石散主之。

百合滑石散方

百合一两（炙）滑石三两

右为散，饮服方寸匕，日三服。当微利者，止服，热则除。

百合病见于阴者，以阳法救之。现于阳者，以阴法救之。见阳攻阴，复发其汗，此为逆。见阴攻阳，乃复下之，此亦为逆。

狐惑之为病，状如伤寒，默默欲眠，目不得闭，卧起不安，蚀于喉为惑，蚀于阴为狐，不欲饮食，恶闻食臭，其面目乍赤、乍黑、乍白。蚀于上部则声喝（一作嘎），甘草泻心汤主之。

甘草泻心汤方

甘草四两　黄芩三两　人参三两　干姜三两　黄连一两
大枣十二枚半夏半斤

右七味，水一斗，煮取六升，去滓再煎，温服一升，日三服。

蚀于下部则咽干，苦参汤洗之。

苦参汤方

苦参一升，以水一斗，煎取七升，去滓，熏洗，日三服。

蚀于肛者，雄黄熏之。

雄黄熏方

雄黄

右一味为末，筒瓦二枚合之，烧，向肛熏之。《脉经》云：病人或从呼吸上蚀其咽，或从下焦蚀其肛，阴蚀上为惑，蚀下为狐，狐惑病者，猪苓字散主之）

病者脉数，无热微烦，默默但欲卧，汗出，初得之三四日，目赤如鸠眼。七八日，目四眦（一本此有黄字）黑。若能食者，脓已成也，赤小豆当归散主之。

赤小豆当归散方

赤小豆三升（浸，令芽出，曝干）当归三两

右二味，杵为散，浆水服方寸匕，日三服。

阳毒之为病，面赤斑斑如锦文，咽喉痛，唾脓血。五日可治，七日不可治，升麻鳖甲汤主之。阴毒之为病，面目青，身痛如被杖，咽喉痛。五日可治，七日不可治，升麻鳖甲汤去雄黄、蜀椒主之。

升麻鳖甲汤方

升麻二两　当归一两　蜀椒（炒去汗）一两　甘草二两　雄黄半两（研）鳖甲手指大一片（炙）

右六味，以水四升，煮取一升，顿服之，老小再服，取汗。（《肘后》、《千金方》阳毒用升麻汤，无鳖甲有桂；阴毒用甘草汤，无雄黄）

疟病脉证并治第四

师曰：疟脉自弦，弦数者多热，弦迟者多寒。弦小紧者下之差，弦迟者可温之，弦紧者可发汗、针灸也。浮大者可吐之，弦数者风发也，以饮食消息止之。

病疟，以月一日发，当以十五日愈，设不差，当月尽解。如其不差，当云何？师曰：此结为癥瘕，名曰疟母，急治之，宜鳖甲煎丸。

鳖甲煎丸方

鳖甲十二分（炙）乌扇三分（烧）黄芩三分　柴胡六分　鼠妇三分（熬）干姜三分　大黄三分　芍药五分　桂枝三分葶苈一分（熬）石韦三分（去毛）厚朴三分　牡丹五分（去心）瞿麦二分　紫葳三分　半夏一分　人参一分　蟅虫五分（熬）阿胶三分（炙）蜂巢四分（炙）赤硝十二分　蟋螂六分（熬）桃仁二分

右二十三味，为末，取锻灶下灰一斗，清酒一斛五斗，浸灰，候酒尽一半，着鳖甲于中，煮令泛烂如胶漆，绞取汁，内诸药，煎为丸，如梧子大，空心服七丸，日三服。（《千金方》用鳖甲十二片，又有海藻三分、大戟一分、蟅虫五分，无鼠妇、赤硝二味，以鳖甲煎和诸药为丸）

师曰：阴气孤绝，阳气独发，则热而少气烦冤，手足热而欲呕，名曰瘅疟；若但热不寒者，邪气内藏于心，外舍分肉之间，令人消铄脱肉。

温疟者，其脉如平，身无寒但热，骨节疼烦，时呕，白虎加桂枝汤主之。

白虎加桂枝汤方

知母六两　甘草二两（炙）石膏一斤　粳米二合　桂（去皮）三两

右锉，每五钱，水一盏半，煎至八分，去滓，温服，汗出愈。

疟多寒者，名曰牡疟，蜀漆散主之。

蜀漆散方

蜀漆（烧去腥）云母（烧二日夜）龙骨等分

右三味，作为散，未发前以浆水服半钱；温疟加蜀漆半分，临发时服一钱匕。（一方云母作云实）

附《外台秘要》方

牡蛎汤　治牡疟。

牡蛎四两（熬）麻黄（去节）四两　甘草二两　蜀漆三两

右四味，以水八升，先煮蜀漆、麻黄，去上沫，得六升内诸药，煮取三升，温眼一升，若吐，则勿更服。

柴胡去半夏加栝蒌汤　治疟病发渴者，亦治劳疟。

柴胡八两　人参三两　黄芩三两　甘草三两　栝蒌根四两　生姜二两大枣十二枚

右七味，以水一斗二升，煮取六升，去滓，再煎取三升，温服一升，日二服。

柴胡姜桂汤　治疟寒多，微有热，或但寒不热。（服一剂如神）

柴胡半斤　桂枝三两（去皮）干姜二两　黄芩三两　栝蒌根四两　牡蛎三两（熬）甘草二两（炙）

右七味，以水一斗二升，煮取六升，去滓，再煎取三升，温服一升，日三服，初服微烦，复服汗出便愈。

中风历节病脉证并治第五

夫风之为病，当半身不遂，或但臂不遂者，此为痹。脉微而数，中风使然。

寸口脉浮而紧，紧则为寒，浮则为虚，寒虚相搏，邪在皮肤；浮者血虚，络脉空虚，贼邪不泻；或左或右，邪气反缓，正气即急，正气引邪，喎僻不遂。

邪在于络，肌肤不仁。邪在于经，即重不胜。邪入于府，即不识人。邪入于藏，舌即难言，口吐诞。

侯氏黑散 治大风，四肢烦重，心中恶寒不足者。（《外台》治风癫）

菊花四十分　白术十分　细辛三分　茯苓三分　牡蛎三分　桔梗八分　防风十分　人参三分　矾石三分　黄芩五分　当归三分　干姜三分　穹穷三分　桂枝三分

右十四味，杵为散，酒服方寸匕，日一眼，初服二十日，温酒调服，禁一切鱼肉大蒜，常宜冷食，在腹中不下也，热食即下矣，冷食自能助药力。

寸口脉迟而缓，迟则为寒，缓则为虚。荣缓则为亡血，卫缓则为中风。邪气中经，则身痒而瘾疹。心气不足，邪气入中，则胸满而短气。

风引汤 除热瘫痫。

大黄　干姜　龙骨各四两　桂枝三两　甘草　牡蛎各二两　寒水石　滑石　赤石脂　白石脂　紫石英　石膏各六两

右十二味，杵，粗筛，以韦囊盛之，取三指撮，井花水三升，煮三沸，温服一升。（治大人风引，少小惊痫瘈疭，日数十发，医所不疗，除热方。巢氏云：脚气宜风引汤）

防己地黄汤 治病如狂状，妄行，独语不休，无寒热，其脉浮。

防己一钱　桂枝三钱　防风三钱　甘草二钱

右四味，以酒一杯，浸之一宿，绞取汁，生地黄二斤，㕮咀，蒸之如斗米饭久，以铜器盛其汁，更绞地黄汁，和分再服。

头风摩散方

大附子一枚（炮）盐等分

右二味为散，沐了，以方寸匕，已摩疾上，令药力行。

寸口脉沉而弱，沉即主骨，弱即主筋，沉即为肾，弱即为肝。汗出入水中，如水伤心。历节黄汗出，故曰历节。

趺阳脉浮而滑，滑则谷气实，浮则汗自出；少阴脉浮而弱，弱则血不足，浮则为风，风血相搏，即疼痛如掣；盛人脉涩小，短气，自汗出，历节疼，不可屈伸，此皆饮酒汗出当风所致。

诸肢节疼痛，身体魁羸，脚肿如脱，头眩短气，温温欲吐，桂枝芍药知母汤主之。

桂枝芍药知母汤方

桂枝四两　芍药三两　甘草二两　麻黄二两　生姜五两　白术五两　知母四两　防风四两　附子二枚（炮）

右九味，以水七升，煮取二升，温服七合，日三服。

味酸则伤筋，筋伤则缓，名曰泄；咸则伤骨，骨伤则痿，名曰枯；枯泄相搏，名曰断泄；荣气不通，卫不独行。荣卫慎微，三焦无所御，四属断绝，身体羸瘦，独足肿大，黄汗出，胫冷。假令发热，便为历节也。

病历节不可屈伸，疼痛，乌头汤主之。

乌头汤方　治脚气疼痛，不可屈伸。

麻黄　芍药　黄芪各三两　甘草（炙）川乌五枚（口父咀，以蜜二升，煎取一升，即出乌豆）

右五味，㕮咀四味，以水三升，煮取一升，去滓，内蜜煎中，更煎之，服七合。不知，尽服之。

矾石汤　治脚气冲心。

矾石二两

右一味，以浆水一斗五升，煎三五沸，浸脚良。

附方

《古今录验》续命汤　治中风痱，身体不能自收，口不能言，冒昧不知痛处，或拘急，不得转侧。（姚云与大续命同，并治妇人产后去血者及老人小儿）

麻黄　桂枝　当归　人参　石膏　干姜　甘草各三两　穹穷一两　杏仁四十枚

右九味，以水一斗，煮取四升，温服一升，当小汗，薄覆脊，凭几坐，汗出则愈，不汗更服，无所禁，勿当风。并治但伏不得卧，咳逆上气，面目浮肿。

中華藏書

《金匮要略》

中国书房

一二六九

《千金》三黄汤　治中风手足拘急，百节疼痛，烦热心乱，恶寒，经日不欲饮食。

麻黄五分　独活四分　细辛二分　黄芪三分　黄芩三分

右五味，以水六升，煮取二升，分温三服，一服小汗，二服大汗，心热加大黄二分；腹满加枳实一枚，气逆加人参三分，悸加牡蛎三分；渴加栝蒌根三分，先有寒，加附子一枚。

《近效方》术附汤　治风虚头重眩，苦极，不知食味，暖肌补中，益精气。

白术二两　附子一枚半（炮去皮）甘草一两（炙）

右三味物，每七钱匕，姜五片，枣一枚，水盏半，煎七分，去滓温服。

崔氏八味丸　治脚气上入，少腹不仁。

干地黄八两　山茱萸　薯蓣各四两　泽泻　茯苓　牡丹皮各三两　桂枝　附子（炮）各一两

右八味，末之，炼蜜和丸，梧子大，酒下十五丸。日再服。

《千金方》越婢加术汤　治肉极热，则身体津脱，腠理开，汗大泄，历节风，下焦脚弱。

麻黄六两　石膏半斤　生姜三两　甘草二两　白术四两　大枣十五枚

右六味，以水六升，先煮麻黄，去上沫，内诸药，煮取三升，分温三服。恶风加附子一枚炮。

血痹虚劳病脉证并治第六

问曰：血痹病从何得之？师曰：夫尊荣人，骨弱肌肤盛，重因疲劳汗出，卧不时动摇，加被微风，遂得之；但以脉自微涩，在寸口、关上小紧，宜针引阳气，令脉和，紧去则愈。

血痹，阴阳俱微，寸口关上微，尺中小紧，外证身体不仁，如风痹状，黄芪桂枝五物汤主之。

黄芪桂枝五物汤方

黄芪三两　芍药三两　桂枝三两　生姜六两　大枣十二枚

右五味，以水六升，煮取二升，温服七合，日三服。（一方有人参）

夫男子平人，脉大为劳，极虚亦为劳。

男子面色薄者，主渴及亡血，卒喘悸，脉浮者，里虚也；男子脉虚沉弦，无寒热，短气里急，小便不利、面色白、时目瞑、兼衄、少腹满，此为劳使之然；劳之为病，其脉浮大，手足烦，春夏剧，秋冬瘥，阴寒精自出，酸削不能行。男子脉浮弱而涩，为无子，精气清冷（一作冷）。

夫失精家，少腹弦急，阴头寒，目眩（一作目眶痛），发落，脉极虚芤迟，为清谷，亡血失精。脉得诸芤动微紧，男子失精，女子梦交，桂枝加龙骨牡蛎汤主之。

桂枝加龙骨牡蛎汤方　（《小品》云：虚弱浮热汗出者，除桂，加白薇、附子各三分、故曰二加龙骨汤）

桂枝　芍药　生姜各三两　甘草二两　大枣十二枚　龙骨牡蛎各三

两右七味，以水七升，煮取三升，分温三服。

天雄散方

天雄三两（炮）白术八两　桂枝六两　龙骨三两

右四味，杵为散，洒服半钱匕，日三服，不知，稍增之。

男子平人，脉虚弱细微者，善盗汗也。人年五六十，其病脉大者，痹侠背行，若肠鸣、马刀、侠瘿者，皆为劳得之。脉沉小迟，名脱气，其人疾行则喘喝，手足逆寒，腹满，甚则溏泄，食不消化也。

脉弦而大，弦则为减、大则为芤、减则为寒、芤则为虚，虚寒相搏，此名为革。妇人则半产漏下，男子则亡血夫精。

虚劳里急，悸，衄，腹中痛，梦失精，四肢酸疼，手足烦热，咽干口燥，小建中汤主之。

小建中汤方

桂枝三两（去皮）甘草三两（炙）大枣十二枚　芍药六两

中华藏书

黄帝内经·

最新整理珍藏版

中国书店

一二七二

中国书店

生姜三两　胶饴一升

右六味，以水七升，煮取三升，去滓，内胶饴，更上微火消解，温服一升，日三服。（呕家不可用建中汤，以甜故也）

虚劳里急，诸不足，黄芪建中汤主之。（于小建中汤内加黄芪一两半，余依上法。气短胸满者加生姜，腹满者去枣，加茯苓一两半，及疗肺虚损不足，补气加半夏三两）

虚劳腰痛，少腹拘急，小便不利者，八味肾气丸主之。（方见脚气中）

虚劳诸不足，风气百疾，薯蓣丸主之。

薯蓣丸方

薯蓣三十分　当归　桂枝　干地黄　曲　豆黄卷各十分　甘草二十八分　芎穷　麦门冬　芍药　白术　杏仁各六分　人参七分　柴胡　桔梗　茯苓各五分　阿胶七分　干姜三分　白敛二分　防风六分　大枣百枚（为膏）

右二十一味，末之，炼蜜和丸，如弹子大，空腹酒服一丸，一百丸为剂。

虚劳虚烦不得眠，酸枣汤主之。

酸枣汤方

酸枣仁二升　甘草一两　知母二两　茯苓二两　穷穷二两（深师有生姜二两）右五味，以水八升，煮酸枣仁，得六升，内诸药，煮取三升，分温三服。

五劳虚极羸瘦，腹满不能饮食，食伤、忧伤、饮伤、房室伤、饥伤、劳伤、经络营卫气伤，内有干血，肌肤甲错，两目黯黑。缓中补虚，大黄蟅虫丸主之。

大黄蟅虫丸方

大黄十分（蒸）黄芩二两　甘草三两　桃仁一升　杏仁一升　芍药四两　干地黄十两　干漆一两　虻虫一升　水蛭百枚　蛴螬一升　蟅虫半升

右十二味，末之，炼蜜和丸小豆大，酒饮服五丸，日三服。

附方

《千金翼》炙甘草汤（一云复脉汤）治虚劳不足，汗出而闷，脉结悸，行动如常，不出百日，危急者十一日死。

甘草四两（炙）桂枝　生姜各三两　麦门冬半升　麻仁半升　人参　阿胶各二两　大枣三十枚　生地黄一斤

右九味，以酒七升，水八升，先煮八味取三升，去滓，内胶消尽，温服一升，日三服。

《肘后》獭肝散　治冷劳，又主鬼疰应一门相染。

獭肝一具炙干末之，水服方寸匕，日三服。

肺痿肺痈咳嗽上气病脉证治第七

问曰：热在上焦者，因咳为肺痿。肺痿之病，何从得之？师曰：或从汗出、或从呕吐、或从消渴，小便利数，或从便难，又被快药下利，重亡津液，故得之。曰：寸口脉数，其人咳，目中反有浊唾涎沫者何？师曰：为肺痿之病。若口中辟辟燥，咳即胸中隐隐痛，脉反滑数，此为肺痈，咳唾脓血。脉数虚者为肺痿，数实者为肺痈。

问曰：病咳逆，脉之，何以知此为肺痈？当有脓血，吐之则死，其脉何类？师曰：寸口脉微而数，微则为风，数则为热。微则汗出，数则恶寒。风中于卫，呼气不入。热过于荣，吸而不出。风伤皮毛，热伤血脉。风舍于肺，其人则咳。口干喘满，咽燥不渴。时唾浊沫，时时振寒。热之所过，血为之凝滞，蓄结痈脓，吐如米粥。始萌可救，脓成则死。

上气，面浮肿，肩息，其脉浮大，不治。又加利，尤甚。上气，喘而躁者，属肺胀，欲作风水，发汗则愈。

肺痿吐涎沫而不咳者，其人不渴，必遗尿，小便数，所以然者，以上虚不能制下故也。此为肺中冷，必眩，多涎唾，甘草干姜汤以温之。若服汤已渴者，属消渴。

甘草干姜汤方

甘草四两（炙）干姜二两（炮）

右二味，以水三升，煮取一升五合，去滓，分温再服。

咳而上气，喉中水鸡声，射干麻黄汤主之。

射干麻黄汤方

射干十三枚（一云三两）麻黄四两　生姜四两　细辛三两

中
華
藏
書

黄
帝
内
经
·
最
新
整
理
珍
藏
版

紫菀三两　款冬花三两　五味子半斤　大枣七枚　半夏大者八枚（洗）（一法半升）

右九味，以水一斗二升，先煮麻黄两沸，去上沫，内诸药，煮取三升，分温三服。

咳逆上气，时时吐浊，但坐不得眠，皂荚丸主之。

皂荚丸方

皂荚八两（刮去皮，用酥炙）

右一味，末之，蜜丸梧子大，以枣膏和汤取三丸，日三夜一服。

咳而脉浮者，厚朴麻黄汤主之。

厚朴麻黄汤方

厚朴五两　麻黄四两　石膏如鸡子大　杏仁半升　半夏半升　干姜二两　细辛二两　小麦一升　五味子半升

右九味，以水一斗二升，先煮小麦熟，去滓，内诸药，煮取三升，温服一升，日三服。脉沉者，泽漆汤主之。

泽漆汤方

半夏半升　紫参五两（一作紫菀）泽漆三斤（以东流水五斗，煮取一斗五升）生姜五两　白前五两　甘草　黄芩　人参　桂枝各三两

右九味，㕮咀，内泽漆汁中，煮取五升，温服五合，至夜尽。

火逆上气，咽喉不利，止逆下气者，麦门冬汤主之。

麦门冬汤方

麦门冬七升　半夏一升　人参三两　甘草二两　粳米三合　大枣十二枚

右六味，以水一斗二升，煮取六升，温服一升，日三夜一服。

肺痈，喘不得卧，葶苈大枣泻肺汤主之。

葶苈大枣泻肺汤方

葶苈（熬令黄色，捣丸如弹子大）大枣十二枚

右先以水三升，煮枣取二升，去枣，内葶苈，煮取一升，顿服。

咳而胸满，振寒脉数，咽干不喝，时出浊唾腥臭，久久吐脓如米粥者，为肺痈，桔梗汤主之。

桔梗汤方（亦治血痹）

桔梗一两　甘草二两

右二味，以水三升，煮取一升，分温再服，则吐脓血也。

咳而上气，此为肺胀，其人喘，目如脱状，脉浮大者，越婢加半夏汤主之。

越婢加半夏汤方

麻黄六两　石膏半斤　生姜三两　大枣十五枚　甘草二两　半夏半升

右六味，以水六升，先煮麻黄，去上沫，内诸药，煮取三升，分温三服。

肺胀，咳而上气，烦躁而喘，脉浮者，心下有水，小青龙加石膏汤主之。

小青龙加石膏汤方（《千金》证治同，外更加胁下痛引缺盆）

麻黄　芍药　桂枝　细辛　甘草　干姜各三两　五味子　半夏各半升　石膏二两

右九味，以水一斗，先煮麻黄，去上洗，内诸药，煮取三升。强人眼一升，羸者减之，日三服，小儿服四合。

附方

《外台》炙甘草汤　治肺痿涎唾多，心中温温液液者（方见虚劳中）。《千金》甘草汤

甘草二两

右一味，以水三升，煮减半，分温三服。

《千金》生姜甘草汤　治肺痿咳唾涎沫不止，咽燥而渴。

生姜五两　人参三两　甘草四两　大枣十五枚

右四味，以水七升，煮取三升，分温三服。

《千金》桂枝去芍药加皂荚汤　治肺痿吐涎沫。

桂枝三两　生姜三两　甘草二两　大枣十枚　皂荚二枚（去皮子炙焦）

右五味，以水七升，微微火煮取三升，分温三服。

《外台》桔梗白散　治咳而胸满、振寒、脉数、咽干不渴、时出浊唾腥臭、久久吐脓如米粥者，为肺痈。

桔梗　贝母各三分　巴豆一分（去皮熬，研如脂）

右三味，为散，强人饮服半钱匕，羸者减之。病在膈上者吐脓血；膈下者泻出；若下多不止，饮冷水一杯则定。

《千金》苇茎汤　治咳有微热，烦满，胸中甲错，是为肺痈。

苇茎二升　薏苡仁半升　桃仁五十枚　瓜瓣半升

右四味，以水一斗，先煮苇茎得五升，去滓，内诸药，煮取二升，服一升，再服，当吐如脓。

肺痈胸满胀，一身面目浮肿，鼻塞清涕出，不闻香臭酸辛，咳逆上气，喘鸣迫塞，葶苈大枣泻肺汤主之。（方见上，三日一剂，可至三四剂，此先服小青龙汤一剂，乃进。小青龙汤方见咳嗽门中）

奔豚气病脉证治第八

师曰：病有奔豚、有吐脓、有惊怖、有火邪，此四部病，皆从惊发得之。师曰：奔豚病，从少腹起，上冲咽喉，发作欲死，复还止，皆从惊恐得之。

奔豚气上冲胸，腹痛，往来寒热，奔豚汤主之。

奔豚汤方

甘草　芎穷　当归各二两　半夏四两　黄芩二两　生葛五两　芍药二两　生姜四两　甘李根白皮一升

右九味，以水二斗，煮取五升，温服一升，日三夜一服。

发汗后，烧针令其汗，针处被寒，核起而赤者，必发奔豚，气从少腹上至心，灸其核上各一壮，与桂枝加桂汤主之。

桂枝加桂汤方

桂枝五两　芍药三两　甘草二两（炙）生姜三两　大枣十二枚

右五味，以水七升，微火煮取三升，去滓，温服一升。

发汗后，脐下悸者，欲作贲豚，茯苓桂枝甘草大枣汤主之。

茯苓桂枝甘草大枣汤方

茯苓半斤　甘草二两（炙）大枣十五枚　桂枝四两

右四味，以甘澜水一斗，先煮茯苓，减二升，内诸药，煮取三升，去滓，温服一升，日三服。（甘澜水法：取水二斗，置大盆内，以勺扬之，水上有珠子五六千颗相逐，取用之）

胸痹心痛短气病脉证治第九

师曰：夫脉当取太过不及，阳微阴弦，即胸痹而痛。所以然者，责其极虚也。今阳虚知在上焦，所以胸痹心痛者，以其阴弦故也。

平人无寒热，短气不足以息者，实也。

胸痹之病，喘息咳唾，胸背痛，短气，寸口脉沉而迟，关上小紧数，栝蒌薤白白酒汤主之。

栝蒌薤白白酒汤方

栝蒌实一枚（捣）薤白半斤　白酒七升

右三味，同煮，取二升，分温再服。

胸痹不得卧，心痛彻背者，栝蒌薤白半夏汤主之。

栝蒌薤白半夏汤方

栝蒌实一枚　薤白三两　半夏半斤　白酒一斗

右四味，同煮，取四升，温服一升，日三服。

胸痹心中痞，留气结在胸，胸满，胁下逆抢心，枳实薤白桂枝汤主之；人汤亦主之。

枳实薤白桂枝汤方

枳实四枚　厚朴四两　薤白半斤　桂枝一两　栝蒌实一枚（捣）

右五味，以水五升，先煮枳实、厚朴，取二升，去滓，内诸药，煮数沸，分温三服。

中華藏書

《金匱要略》

一二七七

人参汤方

人参　甘草　干姜　白术　各三两

右四味，以水八升，煮取三升，温服一升，日三服

胸痹，胸中气塞，短气，茯苓杏仁甘草汤主之，橘枳姜汤亦主之。

茯苓杏仁甘草汤方

茯苓三两　杏仁五十个　甘草一两

右三味，以水一斗，煮取五升，温服一升，日三服（不差，更服）。

橘枳姜汤方

橘皮一斤　枳实三两　生姜半斤

右三味，以水五升，煮取二升，分温再服。（《肘后》《千金》云治胸痹，胸中幅幅如满，噎塞习习如痒，喉中涩，唾燥沫）

胸痹缓急者，薏苡附子散主之。

薏苡附子散方

薏苡仁十五两　大附子十枚（炮）

右二味，杵为散，服方寸匕，日三服。

心中痞，诸逆心悬痛，桂枝生姜枳实汤主之。

桂枝生姜枳实汤方

桂枝三两　生姜三两　枳实五枚

右三味，以水六升，煮取三升，分温三服。

心痛彻背，背痛彻心，乌头赤石脂丸主之。

乌头赤石脂丸方

蜀椒一两（一法二分）乌头一分（炮）附子半两（炮）（一法一分）干姜一两（一法一分）赤石脂一两（一法二分）

右五味，末之，蜜丸如梧子大，先食服一丸，日三服（不知，稍加服）。

九痛丸　治九种心痛

附子三两（炮）生狼牙一两（炙香）巴豆一两（去皮心，熬，研如脂）人参　干姜　吴茱萸各一两

右六味，末之，炼蜜丸如桐子大，酒下，强人初服三丸，

日三服，弱者二丸。兼治卒中恶，腹胀痛，口不能言。又连年积冷，流主心胸痛，并冷肿上气，落马坠车血疾等，皆主之，忌口如常法。

腹满寒疝宿食病脉证治第十

跌阳脉微弦，法当腹满，不满者必便难，两胠疼痛。此虚寒从下上也，以温药服之。病者腹满，按之不痛为虚，痛者为实，可下之。舌黄未下者，下之黄自去。

腹满时减，复如故，此为寒，当与温约。病者痿黄，躁而不渴，胸中寒实而利不止者，死。寸口脉弦者，即胁下拘急而痛，其人啬啬恶寒也。

夫中寒家，喜欠，其人清涕出，发热色和者，善嚏。

中寒，其人下利，以里虚也，欲嚏不能，此人肚中寒（一云痛）。

夫瘦人绕脐痛，必有风冷，谷气不行，而反下之，其气必冲，不冲者，心下则痞也。

病腹满，发热十日，脉浮而数，饮食如故，厚朴七物汤主之。

厚朴七物汤方

厚朴半斤　甘草三两　大黄三两　大枣十枚　枳实五枚
桂枝二两　生姜五两

右七味，以水一斗，煮取四升，温服八合，日三服。呕者加半夏五合，下利去大黄，寒多者加生姜至半斤。

腹中寒气，雷鸣切痛，胸胁逆满，呕吐，附子粳米汤主之

附子粳米汤方

附子一枚（炮）半夏半升　甘草一两　大枣十枚　粳米
半升。

右五味，以水八升，煮米熟，汤成，去滓，温服一升，三日服。

痛而闭者，厚朴三物汤主之。

厚朴三物汤方

厚朴八两　大黄四两　枳实五枚

右三味，以水一斗二升，先煮二味，取五升，内大黄，煮取三升，温服一升，以利为度。

按之心下满痛者，此为实也，当下之，宜大柴胡汤。

大柴胡汤方

柴胡半斤　黄芩三两　芍药三两　半夏半升（洗）枳实四枚（炙）大黄二两　大枣十二枚　生姜五两

右八味，以水一斗二升，煮取六升，去滓，再煎，温服一升，日三服。

腹满不减，减不足言，当须下之，宜大承气汤。

大承气汤方

大黄四两（酒洗）厚扑半斤（去皮，炙）枳实五枚（炙）芒硝三合

右四味，以水一斗，先煮二物，取五升，去滓，内大黄，煮取二升，内芒硝，更上火微一二沸，分温再服，得下，余勿服。

心胸中大寒痛，呕不能饮食，腹中寒，上冲皮起，出见有头足，上下痛而不可触近，大建中汤主之。

大建中汤方

蜀椒二合（去汗）干姜四两　人参二两

右三味，以水四升，煮取二升，去滓，内胶饴一升，微火煎取一升半，分温再服。如一炊顷，可饮粥二升，后更服，当一日食糜，温覆之。

胁下偏痛，发热，其脉紧弦，此寒也，以温药下之，宜大黄附子汤。

大黄附子汤方

大黄三两　附子三枚（炮）细辛二两

右三味，以水五升，煮取二升，分温三服　若强人煮取二升半，分温三服，服后如人行四五里，进一服。

寒气厥逆，赤丸主之。

赤丸方

茯苓四两　乌头二两（炮）半夏四两（洗）（一方用桂）细辛一两《千金》作人参

右四味，末之，内真朱为色，炼蜜丸如麻子大，先食酒饮下三丸，日再，夜一服，不知，稍增之，以知为度。

腹痛，脉弦而紧，弦则卫气不行，即恶寒，紧则不欲食，邪正相搏，即为寒疝。

寒疝绕脐痛，若发则白汗出，手足厥冷，其脉沉弦者，大乌头煎主之。

大乌头煎方

乌头大者五枚（熬去皮）

右以水三升，煮取一升，去滓，内蜜二升，煎令水气尽，取二升，强人服七合，弱人服五合。不差，明日更服，不可一日再服。

寒疝腹中痛，及胁痛里急者，当归生姜羊肉汤主之。

当归生姜羊肉汤方

当归三两　生姜五两　羊肉一斤

右三味，以水八升，煮取三升，温服七合，日三服。若寒多者加生姜成一斤。痛多而呕者，加橘皮二两、白术一两。加生姜者，亦加水五升，煮取三升二合，服之。

寒疝腹中痛，逆冷，手足不仁，若身疼痛，灸刺诸药不能治，抵当乌头桂枝汤主之。

乌头桂枝汤方

乌头

右一味，以蜜二斤，煎减半，去滓，以桂枝汤五合解之，得一升后，初服二合，不知，即取三合；又不知，复加至五合。其知者，如醉状，得吐者，为中病。

桂枝汤方

桂枝三两（去皮）芍药三两　甘草二两（炙）生姜三两大枣十二枚

右五味，剉，以水七升，微火煮取三升，去滓。

其脉数而紧乃弦，状如弓弦，按之不移。脉数弦者，当下其寒；脉紧大而迟者，必心下坚；脉大而紧者，阳中有阴，可下之。

附方

《外台》乌头汤：治寒疝腹中绞痛，贼风入攻五藏，拘急，不得转侧，发作有时，使人阴缩，手足厥逆（方见上）。

《外台》柴胡桂枝汤方：治心腹卒中痛者。

柴胡四两　黄芩　人参　芍药　桂枝　生姜各一两半　甘草一两　半夏二合半　大枣六枚

右九味，以水六升，煮取三升，温服一升，日三服。

《外台》走马汤：治中恶心痛腹胀，大便不通。

杏仁二枚　巴豆二枚（去皮心，熬）

右二味，以绵缠，捶令碎，热汤二合，捻取白汁，饮之当下，老小量之，通治飞尸鬼击病。

问曰：人病有宿食，何以别之？师曰：寸口脉浮而大，按之反涩，尺中亦微而涩，故知有宿食，大承气汤主之。

脉数而滑者实也，此有宿食，下之愈，宜大承气汤。

下利不饮食者，有宿食也，当下之，宜大承气汤。

大承气汤方：（见前痉病中）

宿食在上脘，当吐之，宜瓜蒂散。

瓜蒂散方

瓜蒂一分（熬黄）赤小豆一分（煮）

右二味，杵为散，以香豉七合煮取汁，和散一钱匕，温服之。不吐者，少加之，以快吐为度而止。（亡血及虚者不可与之）。

脉紧如转索无常者，有宿食也。

脉紧，头痛风寒，腹中有宿食不化也。（一云寸口脉紧）

卷中

五藏风寒积聚病脉证并治第十一

肺中风者，口燥而喘，身运而重，冒而肿胀。

肺中寒，吐浊涕。肺死藏，浮之虚，按之弱如葱叶，下无根者，死。

肝中风者，头目𥆧，两胁痛，行带伛，令人嗜甘。

肝中寒者，两臂不举，舌本燥，喜太息，胸中痛，不得转侧，食则吐而汗出也（《脉经、千金》云，时盗汗、咳，食已吐其汁）。

肝死藏，浮之弱，按之如索不来，或曲如蛇行者，死。肝着，其人常欲蹈其胸上，先未苦时，但欲饮热，旋复花汤主之。（臣亿等校诸本族复花汤方；皆同）

心中风者，翕翕发热，不能起，心中饥，食即呕吐。

心中寒者，其人苦病心如口敢蒜状，剧者心痛彻背，背痛彻心，譬如蛊注。其脉浮者，自吐乃愈。

心伤者，其人劳倦，即头面赤而下重，心中痛而自烦，发热，当脐跳，其脉弦，此为心藏伤所致也。心死藏，浮之实如麻豆，按之益躁疾者，死。

邪哭使魂魄不安者，血气少也。血气少者属于心，心气虚者，其人则畏，合目欲眠，梦远行而精神离散，魂魄妄行。阴气衰者为癫，阳气衰者为狂。

脾中风者，翕翕发热，形如醉人，腹中烦重，皮目𥆧𥆧而短气。

脾死藏，浮之大坚，按之如覆杯，洁洁状如摇者，死（臣亿等：详五藏各有中风中寒，今脾只载中风，肾中风、中寒俱不载者，以古文简乱极多，去古既远，无它可以补缀也）。

趺阳脉浮而涩，浮则胃气强，涩则小便数，浮涩相搏，大便则坚，其脾为约，麻子仁丸主之。

麻子仁丸方

麻子仁二升　芍药半斤　枳实一斤　大黄一斤　厚朴一尺　杏仁一升

右六味，末之，炼蜜和丸梧桐子大，饮服十丸，日三，渐加，以知为度。

肾着之病，其人身体重，腰中冷，如坐水中，形如水状，反不渴，小便自利，饮食如故，病属下焦，身劳汗出，衣（一作表）里冷湿，久久得之，腰以下冷痛，腹重如带五千钱，甘姜苓术汤主之。

甘草干姜茯苓白术汤方

甘草二两　白术二两　干姜四两　茯苓四两

右四味，以水五升，煮取三升，分温三服，腰中即温。

肾死藏，浮之坚，按之乱加转丸，益下入尺中者，死。

问曰：三焦竭部，上焦竭善噫，何谓也？师曰：上焦受中焦气未和，不能消谷，故能噫耳。下焦竭，即遗溺失便，其气不和，不能自禁制，不须治，久则愈。

师曰：热在上焦者，因咳为肺痿。热在中焦者，则为坚。热在下焦者，则尿血，亦令淋秘不通。大肠有寒者，多鹜溏；有热者，便肠垢。小肠有寒者，其人下重便血；有热者，必痔。

问曰：病有积、有聚、有馨气，何谓也？师曰：积者，藏病也，终不移。聚者，府病也，发作有时，展转痛移，为可治。馨气者，胁下痛，按之则愈，复发，为馨气。诸积大法：脉来细而附骨者，乃积也。寸口积在胸中。微出寸口，积在喉中。关上积在脐旁。上关上，积在心下；微下关，积在少腹。尺中，积在气冲。脉出左，积在左；脉出右，积在右。脉两出，积在中央。各以其部处之。

痰饮咳嗽病脉证并治第十二

问曰：夫饮有四，何谓也？师曰：有痰饮、有悬饮、有溢饮、有支饮。

问曰：四饮何以为异？师曰：其人素盛今瘦，水走肠间，沥沥有声，谓之痰饮。饮后水流在胁下，咳唾引痛，谓之悬饮。饮水流行，归于四肢，当汗出而不汗出，身体疼重，谓之溢饮。咳逆倚息，短气不得卧，其形如肿，谓之支饮。

水在心，心下坚筑，短气，恶水不欲饮；水在肺，吐涎沫，欲饮水；水在脾，少气身重；水在肝，胁下支满，嚏而痛；水在肾，心下悸。

夫心下有留饮，其人背寒冷如手大。

留饮者，胁下痛引缺盆，咳嗽则辄已。

胸中有留饮，其人短气而渴，四肢历节痛。脉沉者，有留饮。

膈上病痰，满喘咳吐，发则寒热，背痛腰疼，目泣自出，其人振振身瞤剧，必有伏饮。

夫病人饮水多，必暴喘满。凡食少饮多，水停心下，甚者则悸，微者短气。

脉双弦者，寒也，皆大下后善虚。脉偏弦者，饮也。

肺饮不弦，但苦喘短气。

支饮亦喘而不能卧，加短气，其脉平也。

病痰饮者，当以温药和之。

心下有痰饮，胸胁支满，目眩，苓桂朮甘汤主之。

苓桂朮甘汤方

茯苓（四两）桂枝　白朮（各三两）甘草（二两）

右四味，以水六升，煮取三升。分温三服，小便则利。夫短气有微饮，当从小便去之，苓桂朮甘汤主之，肾气丸亦主之。

病者脉伏，其人欲自利，利反快，虽利，心下续坚满，此为留饮欲去故也，甘遂半夏汤主之。

甘遂半夏汤方

甘遂（大者，三枚）半夏（十二枚，以水一升，煮取半升，去滓）芍药（五枚）甘草（如指大一枚，炙）

右四味，以水二升，煮取半升，去滓，以蜜半升和药汁，煎取八合，顿服之。

脉浮而细滑，伤饮。脉弦数，有寒饮，冬夏难治。

脉沉而弦者，悬饮内痛。

病悬饮者，十枣汤主之。

十枣汤方

芫花（熬）甘遂　大戟（各等分）

右三味，捣筛，以水一升五合，先煮肥大枣十枚，取八合，去滓，内药末。强人服一钱匕，羸人服半钱，平旦温服之。不下者，明日更加半钱。得快下后，糜粥自养。

病溢饮者，当发其汗，大青龙汤主之，小青龙汤亦主之。

大青龙汤方

麻黄（六两，去节）桂枝（二两，去皮）甘草（二两，炙）杏仁（四十个，去皮尖）生姜（三两，切）大枣（十二枚）石膏（如鸡子大，碎）

右七味，以水九升，先煮麻黄，减二升，去上沫，内诸药，煮取三升，去滓。温服一升，取微似汗。汗多者，温粉粉之。

小青龙汤方

麻黄（三两，去节）芍药（三两）五味子（半升）干姜（三两）甘草（三两，炙）细辛（三两）桂枝（三两，去皮）半夏（半升，洗）

右八味，以水一斗，先煮麻黄，减二升，去上沫，内诸药，煮取三升，去滓，温服一升。

膈间支饮，其人喘满，心下痞坚，面色黧黑，其脉沉紧，得之数十日，医吐下之不愈，木防己汤主之。虚者即愈，实者三日复发。复与不愈者，宜木防己汤去石膏加茯苓芒硝汤主之。

木防己汤方

木防己（三两）石膏（十二枚，如鸡子大）桂枝（二两）人参（四两）

右四味，以水六升，煮取二升，分温再服。

木防己去石膏加茯苓芒硝汤方

木防己 桂枝（各二两）人参 茯苓（各四两）芒硝（三合）

右五味，以水六升，煮取二升，去滓，内芒硝，再微煎。分温再服，微利则愈。

心下有支饮，其人苦冒眩，泽泻汤主之。

泽泻汤方

泽泻（五两）白术（二两）

右二味，以水二升，煮取一升，分温再服。

支饮胸满者，厚朴大黄汤主之。

厚朴大黄汤方

厚朴（一尺）大黄（六两）枳实（四枚）

右三味，以水五升，煮取二升，分温再服。

支饮不得息，葶苈大枣泻肺汤主之。

呕家本渴，渴者为欲解，今反不渴，心下有支饮故也，小半夏汤主之。

小半夏汤方

半夏（一升）生姜（半斤）

右二味，以水七升，煮取一升半，分温再服。

腹满，口舌干燥，此肠间有水气，己椒苈黄丸主之。

防己椒目葶苈大黄丸方

防己　椒目　葶苈（熬）大黄（各一两）

右四味，末之，蜜丸如梧子大。先食饮服一丸，日三服，稍增，口中有津液。渴者，加芒硝半两。

卒呕吐，心下痞，膈间有水，眩悸者，小半夏加茯苓汤主之。

小半夏加茯苓汤方

半夏（一升）生姜（半斤）茯苓（三两）

右三味，以水七升，煮取一升五合，分温再服。

假令瘦人脐下有悸，吐涎沫而癫眩，此水也，五苓散主之。

五苓散方

泽泻（一两一分）猪苓（三分，去皮）茯苓（三分）白术（三分）桂枝（二分，去皮）

右五味，为末。白饮服方寸匕，日三服，多饮暖水，汗出愈。

附方

《外台》茯苓饮　治心胸中有停痰宿水，自吐出水后，心胸间虚，气满不能食，消痰气，令能食。

茯苓　人参　白术（各三两）枳实（二两）橘皮（二两半）生姜（四两）右六味，水六升，煮取一升八合。分温三服，如人行八九里进之。

咳家其脉弦，为有水，十枣汤主之。

夫有支饮家，咳烦，胸中痛者，不卒死，至一百日、一岁，宜十枣汤。

久咳数岁，其脉弱者可治，实大数者死。其脉虚者必苦冒，其人本有支饮在胸中故也，治属饮家。

咳逆，倚息不得卧，小青龙汤主之。

青龙汤下已，多唾口燥，寸脉沉，尺脉微，手足厥逆，气从小腹上冲胸咽，手足痹，其面翕热如醉状，因复下流阴股，小便难，时复冒者，与茯苓桂枝五味子甘草汤，治其气冲。

桂苓五味甘草汤方

茯苓（四两）桂枝（四两，去皮）甘草（三两，炙）五味子（半升）

右四味，以水八升，煮取三升，去滓，分温三服。

冲气即低，而反更咳，胸满者，用桂苓五味甘草汤去桂加干姜、细辛，以治其咳满。

苓甘五味姜辛汤方

茯苓（四两）甘草　干姜　细辛（各三两）五味子（半升）

右五味，以水八升，煮取三升，去滓。温服半升，日三服。

咳满即止，而更复渴，冲气复发者，以细辛、干姜为热药也；服之当遂渴，而渴反止者，为支饮也。支饮者，法当冒，冒者必呕，呕者复内半夏，以去其水。

桂苓五味甘草去桂加干姜细辛半夏汤方

茯苓（四两）甘草　细辛　干姜（各二两）五味子　半夏（各半升）

右六味，以水八升，煮取三升，去滓。温服半升，日三服。

水去呕止，其人形肿者，加杏仁主之。其证应内麻黄，以其人遂痹，故不内之；若逆而内之者，必厥。所以然者，以其人血虚，麻黄发其阳故也。

苓甘五味加姜辛半夏杏仁汤方

茯苓（四两）甘草（三两）五味子（半升）干姜（三两）细辛（三两）半夏（半升）杏仁（半升，去皮尖）

右七味，以水一斗，煮取三升，去滓。温服半升，日三服。

若面热如醉，此为胃热上冲，熏其面，加大黄以利之。

茯甘五味加姜辛半杏大黄汤方

茯苓（四两）甘草（三两）五味子（半升）干姜（三两）细辛（三两）半夏（半升）杏仁（半升）大黄（三两）

右八味，以水一斗，煮取三升，去滓。温服半升，日三服。

先渴后呕，为水停心下，此属饮家，小半夏加茯苓汤主之。

消渴小便不利淋病脉证并治第十三

厥阴之为病，消渴，气上冲心，心中疼热，饥而不欲食，食即吐，下之不肯止。

寸口脉浮而迟，浮即为虚，迟即为劳，虚则卫气不足，劳则荣气竭。趺阳脉浮而数，浮即为气，数即为消谷而大坚，气盛则溲数，溲数即坚，坚数相搏，即为消渴。

男子消渴，小便反多，以饮一斗，小便一斗，肾气丸主之。

脉浮，小便不利，微热，消渴者，宜利小便、发汗，五苓散主之。

渴欲饮水，水入则吐者，名曰水逆，五苓散主之。

渴欲饮水不止者，文蛤散主之。

文蛤散方

文蛤（五两）

右一味，杵为散，以沸汤五合，和服方寸匕。

淋之为病，小便如粟状，小腹弦急，痛引脐中。

趺阳脉数，胃中有热，即消谷引食，大便必坚，小便即数。

淋家不可发汗，发汗则必便血。

小便不利者，有水气，其人若渴，栝蒌瞿麦丸主之。

栝蒌瞿麦丸方

栝蒌根（二两）茯苓 薯蓣（各三两）附子（一枚，炮）瞿麦（一两）

右五味，末之，炼蜜丸梧子大。饮服三丸，日三服，不知，增至七八丸，以小便利，腹中温为知。

小便不利，蒲灰散主之，滑石白鱼散、茯苓戎盐汤并主之。

蒲灰散方

蒲灰（七分）滑石（三分）

右二味，杵为散，饮服方寸匕，日三服。

滑石白鱼散方

滑石（二分）乱发（二分，烧）白鱼（二分）

右三味，杵为散。饮服方寸匕，日三服。

茯苓戎盐汤方

茯苓（半斤）白术（二两）戎盐（弹丸大，一枚）

右三味，先将茯苓、白术煎成，入戎盐，再煎，分温三服。

渴欲饮水，口干舌燥者，白虎加人参汤主之。

脉浮发热，渴欲饮水，小便不利者，猪苓汤主之。

猪苓汤方

猪苓（去皮）茯苓 阿胶 滑石 泽泻（各一两）

右五味，以水四升，先煮四味，取二升，去滓，内胶烊消。温服七合，日三服。

水气病脉证并治第十四

师曰：病有风水，有皮水，有正水，有石水，有黄汗。风水，其脉自浮，外证骨节疼痛，恶风。皮水，其脉亦浮，外证胕肿，按之没指，不恶风，其腹如鼓，不渴，当发其汗。正水，其脉沉迟，外证自喘；石水，其脉自沉，外证腹满不喘。黄汗，其脉沉迟，身发热，胸满，四肢头面肿，久不愈，必致痈脓。

脉浮而洪，浮则为风，洪则为气，风气相搏。风强则为隐疹，身体为痒，痒为泄风，久为痂癞。气强则为水，难以俛仰。风气相击，身体洪肿，汗出乃愈。恶风则虚，此为风水。不恶风者，小便通利，上焦有寒，其口多涎，此为黄汗。

寸口脉沉滑者，中有水气，面目肿大，有热，名曰风水。视人之目窠上微拥，如蚕新卧起状，其颈脉动，时时咳，按其手足上，陷而不起者，风水。

太阳病，脉浮而紧，法当骨节疼痛，反不疼，身体反重而酸，其人不渴，汗出即愈，此为风水；恶寒者，此为极虚，发汗得之；渴而不恶寒者，此为皮水；身肿而冷，状如周痹，胸中窒，不能食，反聚痛，暮躁不得眠，此为黄汗，痛在骨节；咳而喘，不渴者，此为脾胀，其状如肿，发汗即愈；然诸病此者，渴而下利，小便数者，皆不可发汗。

里水者，一身面目黄肿，其脉沉，小便不利，故令病水。假如小便自利，此亡津液，故令渴也。越婢加术汤主之。

趺阳脉当伏，今反紧，本自有寒，疝瘕腹中痛，医反下之，下之即胸满短气。趺阳脉当伏，今反数，本自有热，消谷，小便数，今反不利，此欲作水。

寸口脉浮而迟，浮脉则热，迟脉则潜，热潜相搏，名目沉；趺阳脉浮而数，浮脉即热，数脉即止，热止相搏，名曰伏；沉伏相搏，名曰水；沉则脉络虚，伏则小便难，虚难相搏，水走皮肤，即为水矣。

寸口脉弦而紧，弦则卫气不行，即恶寒，水不沾流，走于肠间。

少阴脉紧而沉，紧则为痛，沉则为水，小便即难。脉得诸沉，当责有水，身体肿重。水病脉出者死。

夫水病人，目下有卧蚕，面目鲜泽，脉伏，其人消渴。病水腹大，小便不利，其脉沉绝者，有水，可下之。

问曰：病下利后，渴饮水，小便不利，腹满因肿者，何也？答曰：此法当病水，若小便自利及汗出者，自当愈。

心水者，其身重而少气，不得卧，烦而躁，其人阴肿；肝水者，其腹大，不能自转侧，胁下腹痛，时时津液微生，小便续通；肺水者，其身肿，小便难，时时鸭溏；脾水者，其腹大，四肢苦重，津液不生，但苦少气，小便难；肾水者，其腹大，脐肿腰痛，不得溺，阴下湿如牛鼻上汗，其足逆冷，面反瘦。

师曰：诸有水者，腰以下肿，当利小便；腰以上肿，当发汗乃愈。

师曰：寸口脉沉而迟，沉则为水，迟则为寒，寒水相搏；跌阳脉伏，水谷不化，脾气衰则鹜溏，胃气衰则身肿；少阳脉卑，少阴脉细，男子则小便不利，妇人则经水不通；经为血，血不利则为水，名曰血分。

问曰：病者苦水，面目身体四肢皆肿，小便不利，脉之，不言水，反言胸中痛，气上冲咽，状如炙肉，当微咳喘。审如师言，其脉何类？

师曰：寸口沉而紧，沉为水，紧为寒，沉紧相搏，结在关元，始时当微，年盛不觉。阳衰之后，营卫相干，阳损阴盛，结寒微动，肾气上冲、喉咽塞噎、胁下急痛。医以为留饮而大下之，气击不去，其病不除。后重吐之，胃家虚烦，咽燥欲饮水，小便不利，水谷不化，面目手足浮肿。又以葶苈丸下水，当时如小差，食饮过度，肿复如前，胸胁苦痛，象若奔豚，其水扬溢，则浮咳喘逆。当先攻击冲气令止，乃治咳，咳止，其喘自差。先治新病，病当在后。

风水，脉浮身重，汗出恶风者，防己黄芪汤主之。腹痛加芍药。

防己黄芪汤方

防己（一两）黄芪（一两一分）白术（三分）甘草（半两，炙）

右四味，每服五钱匕，生姜四片，枣一枚，水盏半，煎取八分，去滓。温服，良久再服。

风水恶风，一身悉肿，脉浮不渴，续自汗出，无大热，越婢汤主之。

越婢汤方

麻黄（六两）石膏（半斤）生姜（三两）大枣（十五枚）

甘草（二两）

右五味，以水六升，先煮麻黄，去上沫，内诸药，煮取三升，分温三服。恶风者，加附子一枚，炮；风水加尤四两。

皮水为病，四肢肿，水气在皮肤中，四肢聂聂动者，防己茯苓汤主之。

防己茯苓汤方

防己（三两）黄芪（三两）桂枝（三两）茯苓（六两）甘草（二两）

右五味，以水六升，煮取二升，分温三服。

里水，越婢加尤汤主之，甘草麻黄汤亦主之。

越婢加尤汤方

甘草麻黄汤方

甘草（二两）麻黄（四两）

右二味，以水五升，先煮麻黄，去上沫，内甘草，煮取三升。温服一升，重复汗出，不汗，再服，慎风寒。

水之为病，其脉沉小，属少阴；浮者为风；无水，虚胀者，为气；水，发其汗即已；脉沉者，宜麻黄附子汤；浮者，宜杏子汤。

麻黄附子汤方

麻黄（三两）甘草（二两）附子（一枚，炮）

右三味，以水七升，先煮麻黄，去上沫，内诸药，煮取二升半。温服八分，日三服。

杏子汤方

厥而皮水者，蒲灰散主之。

问曰：黄汗之为病，身体肿，发热汗出而渴，状如风水，汗沾衣，色正黄如柏汁，脉自沉，何从得之？师曰：以汗出入水中浴，水从汗孔入得之，宜芪芍桂酒汤主之。

黄芪芍药桂枝苦酒汤方

黄芪（五两）芍药（三两）桂枝（三两）

右三味，以苦酒一升，水七升，相和，煮取三升。温服一升，当心烦，服至六七日乃解。若心烦不止者，以苦酒阻故也。

黄汗之病，两胫自冷。假令发热，此属历节。食已汗出，又身常暮盗汗出者，此劳气也。若汗出已，反发热者，久久其身必甲错。发热不止者，必生恶疮。若身重，汗出已辄轻者，久久必身瞤。瞤即胸中痛，又从腰以上必汗出，下无汗，腰髋弛痛，如有物在皮中状，剧者不能食，身疼重，烦躁，小便不利，此为黄汗。桂枝加黄芪汤主之。

桂枝加黄芪汤方

桂枝　芍药（各三两）甘草（二两）生姜（三两）大枣（十二枚）黄芪（二两）

右六味，以水八升，煮取三升。温服一升，须臾饮热稀粥一升余，以助药力，温服取微汗；若不汗，更取。

师曰：寸口脉迟而涩，迟则为寒，涩为血不足。趺阳脉微而迟，微则为气，迟则为寒。寒气不足，则手足逆冷。手足逆冷，则营卫不利。营卫不利，则腹满肠鸣相逐，气转膀胱，荣卫俱劳。阳气不通即身冷，阴气不通即骨疼。阳前通则恶寒，阴前通则痹不仁。阴阳相得，其气乃行，大气一转，其气乃散。实则失气，虚则遗尿，名曰气分。

气分，心下坚大如盘，边如旋杯，水饮所作，桂枝去芍药加麻辛附子汤主之。

桂枝去芍药加麻黄细辛附子汤方

桂枝（三两）生姜（三两）甘草（二两）大枣（十二枚）麻黄　细辛（各二两）附子（一枚，炮）

右七味，以水七升，煮麻黄，去上沫，内诸药，煮取二升。分温三服，当汗出，如虫行皮中，即愈。

心下坚大如盘，边如旋盘，水饮所作，枳术汤主之。

枳术汤方

枳实（七枚）白术（二两）

右二味，以水五升，煮取三升。分温三服，腹中耎，即当散也。

附方

《外台》防己黄芪汤　治风水，脉浮为在表，其人或头汗出，表无他病，病者但下重，从腰以上为和，腰以下当肿及阴，难以屈伸。

黄疸病脉证并治第十五

寸口脉浮而缓，浮则为风，缓则为痹。痹非中风。四肢苦烦，脾色必黄，瘀热以行。

趺阳脉紧而数，数则为热，热则消谷，紧则为寒，食即为满。尺脉浮为伤肾，趺阳脉紧为伤脾。风寒相搏，食谷即眩、谷气不消、胃中苦浊、浊气下流、小便不通、阴被其寒、热流膀胱、身体尽黄，名曰谷疸。额上黑，微汗出，于足中热，薄暮即发，膀胱急，小便自利，名曰女劳疸，腹如水状不治。心中懊憹而热，不能食，时欲吐，名曰酒疸。

阳明病，脉迟者，食难用饱，饱则发烦头眩，小便必难，此欲作谷疸。虽下之，腹满如故，所以然者，脉迟故也。

夫病酒黄疸，必小便不利，其候心中热，足下热，是其证也。

酒黄疸者，或无热，靖言了，腹满欲吐，鼻燥。其脉浮者，先吐之；沉弦者，先下之。

酒疸，心中热，欲呕者，吐之愈。酒疸下之，久久为黑疸，目青面黑，心中如噉蒜虀状，大便正黑，皮肤爪之不仁，其脉浮弱，虽黑微黄，故知之。

师曰：病黄疸，发热烦喘，胸满口燥者，以病发时，火劫其汗，两热所得。然黄家所得，从湿得之。一身尽发热而黄，肚热，热在里，当下之。

脉沉，渴欲饮水，小便不利者，皆发黄。

腹满，舌痿黄，燥不得睡，属黄家。

黄疸之病，当以十八日为期，治之十日以上瘥，反极为难治。

疸而渴者，其疸难治。疸而不渴者，其疸可治。发于阴部，其人必呕。阳部，其人振寒而发热也。

谷疸之为病，寒热不食，食即头眩，心胸不安，久久发黄，为谷疸，茵陈蒿汤主之。

茵陈蒿汤方

茵陈蒿（六两）栀子（十四枚）大黄（二两）

右三味，以水一斗，先煮茵陈，减六升，内二味，煮取三升，去滓。分温三服，小便当利，尿如皂角汁状，色正赤，一宿腹减，黄从小便去也。

黄家日晡所发热，而反恶寒，此为女劳得之。膀胱急、少腹满、身尽黄、额上黑、足下热，因作黑疸。其腹胀如水状，大便必黑，时溏，此女劳之病，非水也。腹满者难治，硝石矾石散主之。

硝石矾石散方

硝石 矾石（烧，等分）

右二味，为散。以大麦粥汁和服方寸匕，日三服，病随大小便去，小便正黄，大便正黑，是候也。

酒黄疸，心中懊憹或热痛，栀子大黄汤主之。

栀子大黄汤方

栀子（十四枚）大黄（一两）枳实（五枚）豉（一升）

右四味，以水六升，煮取二升，分温三服。

诸病黄家，但利其小便。假令脉浮，当以汗解之，宜桂枝加黄芪汤主之。

诸黄，猪膏发煎主之。

猪膏发煎方

猪膏（半斤）乱发（如鸡子大三枚）

右二味，和膏中煎之，发消药成。分再服，病从小便出。

黄疸病，茵陈五苓散主之。

茵陈五苓散方

茵陈蒿末（十分）五苓散（五分）

右二物和，先食饮方寸匕，日三服。

黄疸腹满，小便不利而赤，自汗出，此为表和里实，当下之，宜大黄硝石汤。

大黄硝石汤方

大黄 黄柏 硝石（各四两）栀子（十五枚）

右四味，以水六升，煮取二升，去滓，内硝，更煮取一升，顿服。

黄疸病，小便色不变，欲自利，腹满而喘，不可除热，热除必哕。哕者，小半夏汤主之。

诸黄，腹痛而呕者，宜柴胡汤。

男子黄，小便自利，当与虚劳小建中汤。

附方

瓜蒂汤　治诸黄。

《千金》麻黄醇酒汤　治黄疸。

麻黄（三两）

右一味，以美清酒五升，煮取二升半，顿服尽。冬月用酒，春月用水煮之。

惊悸吐血下血胸满瘀血病脉证治第十六

寸口脉动而弱，动即为惊，弱则为悸。

师曰：尺脉浮，目睛晕黄，衄未止；晕黄去，目睛慧了，知衄今止。又曰：从春至夏，衄者，太阳；从秋至冬，衄者，阳明。

衄家不可汗，汗出必额上陷，脉紧急，直视不能眴，不得眠。

病人面无色，无寒热，脉沉弦者，衄。浮弱，手按之绝者，下血。烦咳者，必吐血。

夫吐血，咳逆上气，其脉数而有热，不得卧者，死。

夫酒客咳者，必致吐血，此因极饮过度所致也。

寸口脉弦而大，弦则为减，大则为芤，减则为寒，芤则为虚，寒虚相击，此名曰革，妇人则半产漏下，男子则亡血。

亡血不可发其表，汗出即则寒栗而振。

病人胸满，唇痿舌青，口燥，但欲嗽水，不欲咽，无寒热，脉微大来迟，腹不满，其人言我满，为有瘀血。

病者如热状，烦满，口干燥而渴，其脉反无热，此为阴伏，是瘀血也，当下之。

火邪者，桂枝去芍药加蜀漆牡蛎龙骨救逆汤主之。

桂枝救逆汤方

桂枝（三两，去皮）甘草（二两，炙）生姜（三两）牡蛎（五两，熬）龙骨（四两）大枣（十二枚）蜀漆（三两，洗去腥）

右为末，以水一斗二升，先煮蜀漆，减二升，内诸药，煮取三升，去滓，温服一升。

心下悸者，半夏麻黄丸主之。

半夏麻黄丸方

半夏　麻黄（等分）

右二味，末之，炼蜜和丸小豆大，饮服三丸，日三服。

吐血不止者，柏叶汤主之。

柏叶汤方

柏叶　干姜（各三两）艾（三把）

右三味，以水五升，取马通汁一升，合煮，取一升，分温再服。

下血，先便后血，此远血也，黄土汤主之。

黄土汤方

甘草　干地黄　白尤　附子（炮）阿胶　黄芩（各三两）灶中黄土（半斤）

右七味，以水八升，煮取三升，分温二服。

下血，先血后便，此近血也，赤小豆当归散主之。

心气不足，吐血，衄血，泻心汤主之。

泻心汤方

大黄（二两）黄连　黄芩（各一两）

右三味，以水三升，煮取一升，顿服之。

呕吐哕下利病脉证治第十七

夫呕家有痈脓，不可治呕，脓尽自愈。先呕却渴者，此为欲解；先渴却呕者，为水停心下，此属饮家。呕家本渴，今反不渴者，以心下有支饮故也，此属支饮。

问曰：病人脉数，数为热，当消谷引食，而反吐者，何也？师曰：以发其汗，令阳微，膈气虚，脉乃数。数为客热，不能消谷，胃中虚冷故也。

脉弦者，虚也，胃气无余，朝食暮吐，变为胃反。寒在于上，医反下之，今脉反弦，故名曰虚。

寸口脉微而数，微则无气，无气则荣虚，荣虚则血不足，血不足则胸中冷。

趺阳脉浮而涩，浮则为虚，涩则伤脾，脾伤则不磨，朝食暮吐，暮食朝吐，宿谷不化，名曰胃反。脉紧而涩，其病难治。

病人欲吐者，不可下之。哕而腹满，视其前后，知何部不利，利之即愈。

呕而胸满者，茱萸汤主之。

茱萸汤方

吴茱萸（一升）人参（三两）生姜（六两）大枣（十二枚）

右四味，以水五升，煮取三升。温服七合，日三服。

干呕吐涎沫，头痛者，茱萸汤主之。

呕而肠鸣，心下痞者，半夏泻心汤主之。

半夏泻心汤方

半夏（半升，洗）黄芩　干姜　人参（各三两）黄连（一两）大枣（十二枚）甘草（三两，炙）

右七味，以水一斗，煮取六升，去滓，再煮取三升。温服一升，日三服。

干呕而利者，黄芩加半夏生姜汤主之。

黄芩加半夏生姜汤方

黄芩（三两）甘草（二两，炙）芍药（二两）半夏（半升）生姜（三两）大枣（二十枚）

右六味，以水一斗，煮取三升，去滓。温服一升，日再、夜一服。

诸呕吐，谷不得下者，小半夏汤主之。

呕吐而病在膈上，后思水者，解，急与之。思水者，猪苓散主之。

猪苓散方

猪苓　茯苓　白朮（各等分）

右三味，杵为散。饮服方寸匕，日三服。

呕而脉弱，小便复利，身有微热，见厥者难治，四逆汤主之。

四逆汤方

附子（一枚，生用）干姜（一两半）甘草（二两，炙）

右三味，以水三升，煮取一升二合，去滓，分温再服。强人可大附子一枚，干姜三两。

呕而发热者，小柴胡汤主之。

小柴胡汤方

柴胡（半斤）黄芩（三两）人参（三两）甘草（三两）半夏（半斤）生姜（三两）大枣（十二枚）

右七味，以水一斗二升，煮取六升，去滓，再煎取三升。温服一升，日三服。

胃反呕吐者，大半夏汤主之。

大半夏汤方

半夏（二升，洗完用）人参（三两）白蜜（一升）

右三味，以水一斗二升，和蜜扬之二百四十遍，煮药取升半。温服一升，余分再服。

食已即吐者，大黄甘草汤主之。

大黄甘草汤方

大黄（四两）甘草（一两）

右二味，以水三升，煮取一升，分温再服。

胃反，吐而渴欲饮水者，茯苓泽泻汤主之。

茯苓泽泻汤方

茯苓（半斤）泽泻（四两）甘草（二两）桂枝（二两）白朮（三两）生姜（四两）

右六味，以水一斗，煮取三升，内泽泻，再煮取二升半。温服八合，日三服。

吐后渴欲得水而贪饮者，文蛤汤主之，兼主微风脉紧头痛。

文蛤汤方

文蛤（五两）麻黄　甘草　生姜（各三两）石膏（五两）
杏仁（五十枚）大枣（十二枚）

右七味，以水六升，煮取二升。温服一升，汗出即愈。

干呕吐逆，吐涎沫，半夏干姜散主之。

半夏干姜散方

半夏　干姜（各等分）

右二味，杵为散，取方寸匕，浆水一升半，煎取七合，顿
服之。

病人胸中似喘不喘，似呕不呕，似哕不哕，彻心中愦愦然
无奈者，生姜半夏汤主之。

生姜半夏汤方

半夏（半斤）生姜汁（一升）

右二味，以水三升，煮半夏，取二升，内生姜汁，煮取一
升半，小冷，分四服。日三、夜一服，止，停后服。

干呕哕，若手足厥者，橘皮汤主之。

橘皮汤方

橘皮（四两）生姜（半斤）

右二味，以水七升，煮取三升。温服一升，下咽即愈。

哕逆者，橘皮竹茹汤主之。

橘皮竹茹汤方

橘皮（二升）竹茹（二升）大枣（三十个）生姜（半斤）
甘草（五两）人参（一两）

右六味，以水一斗，煮取三升。温服一升，日三服。

夫六府气绝于外者，手足寒，上气脚缩。五藏气绝于内
者，利不禁，下甚者，手足不仁。

下利，脉沉弦者，下重。脉大者，为未止。脉微弱数者，
为欲自止，虽发热不死。

下利，手足厥冷，无脉者，灸之不温。若脉不还，反微喘
者，死。少阴负跌阳者，为顺也。下利，有微热而渴，脉弱
者，今自愈。

下利，脉数，有微热汗出，今自愈；设脉紧，为未解。

下利，脉数而渴者，今自愈。设不差，必清脓血，以有热故也。

下利，脉反弦，发热身汗者，自愈。下利气者，当利其小便。

下利，寸脉反浮数，尺中自涩者，必清脓血。下利清谷，不可攻其表，汗出必胀满。

下利，脉沉而迟，其人面少赤，身有微热，下利清谷者，必郁冒，汗出而解，病人必微热。所以然者，其面戴阳，下虚故也。

下利后，脉绝，手足厥冷，晬时脉还，手足温者生，脉不还者死。

下利，腹胀满，身体疼痛者，先温其里，乃攻其表。温里宜四逆汤，攻表宜桂枝汤。

四逆汤方

桂枝汤方

桂枝（三两，去皮）芍药（三两）甘草（二两，炙）生姜（三两）大枣（十二枚）

右五味，㕮咀，以水七升，微火煮取三升，去滓。适寒温，服一升。服已须臾，啜稀粥一升，以助药力。温覆令一时许，遍身漐漐微似有汗者益佳，不可令如水淋漓。若一服汗出病差，停后服。

下利，三部脉皆平，按之心下坚者，急下之，宜大承气汤。下利，脉迟而滑者，实也。利去欲止，急下之，宜大承气汤。下利，脉反滑者，当有所去，下乃愈，宜大承气汤。

下利已差，至其年月日时复发者，以病不尽故也，当下之，宜大承气汤。

大承气汤方

下利，谵语者，有燥屎也，小承气汤主之。

小承气汤方

大黄（四两）厚朴（二两，炙）枳实（大者三枚，炙）

右三味，以水四升，煮取一升二合，去滓，分温二服。

下利，便脓血者，桃花汤主之。

桃花汤方

赤石脂（一斤，一半剉，一半筛末）干姜（一两）粳米（一升）

右三味，以水七升，煮米令熟，去滓，温七合，内赤石脂末方寸匕。日三服，若一服愈，余勿服。

热利下重者，白头翁汤主之。

白头翁汤方

白头翁（二两）黄连　黄柏　秦皮（各三两）

右四味，以水七升，煮取二升，去滓。温服一升，不愈更服。

下利后更烦，按之心下濡者，为虚烦也，栀子豉汤主之。

栀子豉汤方

豉子（十四枚）香豉（四合，绵裹）

右二味，以水四升，先煮栀子，得二升半，内豉，煮取一升半，去滓。分二服，温进一服，得吐则止。

下利清谷，里寒外热，汗出而厥者，通脉四逆汤主之。

通脉四逆汤方

附子（大者一枚，生用）干姜（三两，强人可四两）甘草（二两，炙）

右三味，以水三升，煮取一升二合，去滓，分温再服。

下利，肺痛，紫参汤主之。

紫参汤方

紫参（半斤）甘草（三两）

右二味，以水五升，先煮紫参，取二升，内甘草，煮取一升半，分温三服。

气利，诃梨勒散主之。

诃梨勒散方

诃梨勒（十枚，煨）

右一味，为散，粥饮和，顿服。

附方

《千金翼》小承气汤　治大便不通，哕，数谵语。

《外台》黄芩汤　治干呕下利。

黄芩　人参　干姜（各三两）桂枝（一两）大枣（十二枚）半夏（半升）

右六味，以水七升，煮取三升，温分三服。

疮痈肠痈浸淫病脉证并治第十八

诸浮数脉，应当发热，而反洒淅恶寒，若有痛处，当发其痈。

师曰：诸痈肿，欲知有脓无脓，以手掩肿上，热者为有脓，不热者为无脓。

肠痈之为病，其身甲错、腹皮急、按之濡、如肿状、腹无积聚、身无热、脉数，此为腹内有痈脓，薏苡附子败酱散主之。

薏苡附子败酱散方

薏苡仁（十分）附子（二分）败酱（五分）

右三味，杵为末，取方寸匕，以水二升，煎减半，顿服。

肠痈者，少腹肿痞、按之即痛、如淋、小便自调、时时发热、自汗出、复恶寒。其脉迟紧者，脓未成，可下之，当有血。脉洪数者，脓已成，不可下也。大黄牡丹汤主之。

大黄牡丹汤方

大黄（四两）牡丹（一两）桃仁（五十个）瓜子（半升）芒硝（三合）

右五味，以水六升，煮取一升，去滓，内芒硝，再煎沸。顿服之，有脓当下，如无脓，当下血。

问曰：寸口脉浮微而涩，然当亡血，若汗出，设不汗者云何？答曰：若身有疮，被刀斧所伤，亡血故也。

病金疮，王不留行散主之。

王不留行散方

王不留行（十分，八月八日采）蒴藋细叶（十分，七月七日采）桑东南根（白皮，十分，三月三日采）甘草（十八分）川椒（三分，除目及闭口者，去汗）黄芩（二分）干姜（二分）芍药（二分）厚朴（二分）

右九味，桑根皮以上三味烧灰存性，勿令灰过，各别杵筛，合治之为散，服方寸匕。小疮即粉之，大疮但服之，产后亦可服。如风寒，桑东根勿取之。前三物皆阴干百日。

排脓散方

枳实（十六枚）芍药（六分）桔梗（二分）

右三味，杵为散，取鸡子黄一枚，以药散与鸡黄相等，揉和令相得。和服之，日一服。

排脓汤方

甘草（二两）桔梗（三两）生姜（一两）大枣（十枚）

右四味，以水三升，煮取一升。温服五合，日再服。

浸淫疮，从口流向四肢者可治，从四肢流来入口者不可治。

浸淫疮，黄连粉主之。

趺蹶手指臂肿转筋阴狐疝蛔虫病脉证治第十九

师曰：病趺蹶，其人但能前，不能却，刺腨入二寸，此太阳经伤也。

病人常以手指臂肿动，此人身体瞤瞤者，藜芦甘草汤主之。

藜芦甘草汤方

转筋之为病，其人臂脚直，脉上下行，微弦。转筋入腹者，鸡屎白散主之。

鸡屎白散方

鸡屎白

右一味，为散，取方寸匕，以水六合和，温服。

阴狐疝气者，偏有小大，时时上下，蜘蛛散主之。

蜘蛛散方

蜘蛛（十四枚，熬焦）桂枝（半两）

右二味，为散，取八分一匕，饮和服，日再服。蜜丸亦可。

问曰：病腹痛有虫，其脉何以别之？师曰：腹中痛，其脉当沉，若弦，反洪大，故有蛔虫。

蛔虫之为病，令人吐涎，心痛，发作有时，毒药不止，甘草粉蜜汤主之。

甘草粉蜜汤方

甘草（二两）粉（一两）蜜（四两）

右三味，以水三升，先煮甘草，取二升，去滓，内粉、蜜，搅令和，煎如薄粥。温服一升，差即止。

蛔厥者，当吐蛔。今病者静而复时烦，此为藏寒。蛔上入膈，故烦。须臾复止，得食而呕，又烦者，蛔闻食臭出，其人常自吐蛔。

蛔厥者，乌梅丸主之。

乌梅丸方

乌梅（三百个）细辛（六两）干姜（十两）黄连（一斤）当归（四两）附子（六两，炮）川椒（四两，去汗）桂枝（六两）人参（六两）黄柏（六两）

右十味，异捣筛，合治之，以苦酒渍乌梅一宿，去核，蒸之五升米下，饭熟，捣成泥，和药令相得，内臼中，与蜜杵二千下，丸如梧子大。先食，饮服十丸，三服，稍加至二十丸。禁生冷滑臭等食。

卷下

妇人妊娠病脉证并治第二十

师曰：妇人得平脉，阴脉小弱，其人渴、不能食、无寒热，名妊娠，桂枝汤主之。于法六十日当有此证，设有医治逆者，却一月，加吐下者，则绝之。

妇人宿有癥病，经断未及三月，而得漏下不止，胎动在脐上者，为癥痼害；妊娠六月动者，前三月经水利时，胎下血者，后断三月衃也；所以血不止者，其癥不去故也。当下其癥，桂枝茯苓丸主之。

桂枝茯苓丸方

桂枝　茯苓　牡丹（去心）桃仁（去皮尖，熬）芍药（各等分）

右五味，末之，炼蜜和丸，如兔屎大。每日食前服一丸，不知，加至三丸。

妇人怀娠六七月，脉弦发热、其胎愈胀、腹痛恶寒者、少腹如扇。所以然者，子藏开故也，当以附子汤温其藏。

师曰：妇人有漏下者，有半产后因续下血都不绝者，有妊娠下血者。假令妊娠腹中痛，为胞阻，胶艾汤主之。

芎归胶艾汤方

芎䓖　阿胶　甘草（各二两）艾叶　当归（各三两）芍药（四两）干地黄（四两）

右七味，以水五升，清酒三升，合煮，取三升，去滓，内胶，令消尽。温服一升，日三服，不差更作。

妇人怀妊，腹中㽲痛，当归芍药散主之。

当归芍药散方

当归（三两）芍药（一斤）茯苓（四两）白术（四两）泽泻（半斤）芎䓖（半斤）

右六味，杵为散，取方寸匕，酒和，日三服。

妊娠呕吐不止，干姜人参半夏丸主之。

干姜人参半夏丸方

干姜　人参（各一两）半夏（二两）

右三味，末之，以生姜汁糊为丸，如梧子大，饮服十丸，日三服。

妊娠小便难，饮食如故，归母苦参丸主之。

当归贝母苦参丸方

当归　贝母　苦参（各四两）

右三味，末之，炼蜜丸如小豆大，饮服三丸，加至十丸。

妊娠有水气，身重，小便不利，洒淅恶寒，起即头眩，葵子茯苓散主之。

葵子茯苓散方

葵子（一斤）茯苓（三两）

中華藏書　《金匮要略》　中国书店

右二味，杵为散，饮服方寸匕。日三服，小便利则愈。

妇人妊娠，宜常服当归散主之。

当归散方

当归　黄芩　芍药　芎䓖（各一斤）白术（半斤）

右五味，杵为散，酒饮服方寸匕，日再服。妊娠常服即易产，胎无疾苦。产后百病悉主之。

妊娠养胎，白术散主之。

白术散方

白术（四分）芎䓖（四分）蜀椒（三分，去汗）牡蛎（二分）

右四味，杵为散，酒服一钱匕，日三服，夜一服。但苦痛，加芍药。心下毒痛，倍加芎䓖。心烦吐痛，不能食饮，加细辛一两、半夏大者二十枚。服之后，更以醋浆水服之。若呕，以醋浆水服之复不解者，小麦汁服之。已后渴者，大麦粥服之。病虽愈，服之勿置。

妇人伤胎，怀身腹满，不得小便，从腰以下重，如有水气状，怀身七月，太阴当养不养，此心气实，当刺泻劳宫及关元，小便微利则愈。

妇人产后病脉证治第二十一

问曰：新产妇人有三病，一者病痉、二者病郁冒、三者大便难，何谓也？师曰：新产血虚，多汗出，喜中风，故令病痉。亡血复汗，寒多，故令郁冒。亡津液，胃燥，故大便难。

产妇郁冒，其脉微弱，不能食，大便反坚，但头汗出；所以然者，血虚而厥，厥而必冒，冒家欲解，必大汗出。以血虚下厥，孤阳上出，故头汗出；所以产妇喜汗出者，亡阴血虚，阳气独盛，故当汗出，阴阳乃复。大便坚，呕不能食，小柴胡汤主之。

病解能食，七八日更发热者，此为胃实，大承气汤主之。

产后腹中疞痛，当归生姜羊肉汤主之，并治腹中寒疝，虚劳不足。

当归生姜羊肉汤方

产后腹痛，烦满不得卧，枳实芍药散主之。

枳实芍药散方

枳实（烧令黑，勿太过）芍药（等分）

右二味，杵为散。服方寸匕，日三服，并主痈脓，以麦粥下之。

师曰：产妇腹痛，法当以枳实芍药散。假令不愈者，此为腹中有干血着脐下，宜下瘀血汤主之，亦主经水不利。

下瘀血汤方

大黄（二两）桃仁（二十枚）䗪虫（二十枚，熬，去足）

右三味，末之，炼蜜和为四丸，以酒一升，煎一丸，取八合。顿服之，新血下如豚肝。

产后七八日，无太阳证，少腹坚痛，此恶露不尽。不大便，烦躁发热，切脉微实，再倍发热，日晡时烦躁者，不食，食则谵语，至夜即愈，宜大承气汤主之。热在里，结在膀胱也。

产后风，续之数十日不解，头微痛，恶寒，时时有热，心下闷，干呕汗出，虽久，阳旦证续在耳，可与阳旦汤。

产后中风发热，面正赤，喘而头痛，竹叶汤主之。

竹叶汤方

竹叶（一把）葛根（三两）防风　桔梗　桂枝　人参　甘草（各一两）附子（一枚，炮）大枣（十五枚）生姜（五两）

右十味，以水一斗，煮取二升半，分温三服，温覆使汗出。颈项强，用大附子一枚，破之如豆大，煎药，扬去沫。呕者，加半夏半升洗。

妇人乳中虚，烦乱呕逆，安中益气，竹皮大丸主之。

竹皮大丸方

生竹茹（二分）石膏（二分）桂枝（一分）甘草（七分）白薇（一分）

右五味，末之，枣肉和丸弹子大。以饮服一丸，日三、夜二服。有热者，倍白薇；烦喘者，加柏实一分。

产后下利虚极，白头翁加甘草阿胶汤主之。

白头翁加甘草阿胶汤方

白头翁（二两）黄连　柏皮　秦皮（各三两）甘草（二两）阿胶（二两）

右六味，以水七升，煮取二升半，内胶，令消尽，分温三服。

附方

《千金》三物黄芩汤　治妇人在草蓐，自发露得风。四肢苦烦热，头痛者，与小柴胡汤。头不痛但烦者，此汤主之。

黄芩（一两）苦参（二两）干地黄（四两）

右三味，以水八升，煮取二升。温服一升，多吐下虫。

《千金》内补当归建中汤　治妇人产后虚羸不足，腹中刺痛不止，吸吸少气，或苦少腹中急，摩痛引腰者，不能食饮。产后一月，日得四五剂为善，令人强壮，宜。

当归（四两）桂枝（三两）芍药（六两）生姜（三两）甘草（二两）大枣（十二枚）

右六味，以水一斗，煮取三升。分温三服，一日令尽；若大虚，加饴糖六两，汤成，内之于火上暖，令饴消；若去血过多，崩伤内衄不止，加地黄六两、阿胶二两，合八味，汤成，内阿胶；若无当归，以芎䓖代之；若无生姜，以干姜代之。

妇人杂病脉证并治第二十二

妇人中风，七八日续来寒热，发作有时，经水适断，此为热入血室，其血必结，故使如疟状，发作有时，小柴胡汤主之。

妇人伤寒发热，经水适来，昼日明了，暮则谵语，如见鬼状者，此为热入血室，治之无犯胃气及上二焦，必自愈。

妇人中风，发热恶寒，经水适来。得七八日，热除脉迟，身凉和，胸胁满，如结胸状。谵语者，此为热入血室也，当刺期门，随其实而取之。

阳明病，下血谵语者，此为热入血室，但头汗出，当刺期门，随其实而泻之，濈然汗出者愈。

中華藏書

《金匮要略》

中国书房

妇人咽中如有炙脔，半夏厚朴汤主之。

半夏厚朴汤方

半夏（一升）厚朴（三两）茯苓（四两）生姜（五两）干苏叶（二两）

右五味，以水七升，煮取四升。分温四服，日三、夜一服。

妇人藏躁，喜悲伤欲哭，象如神灵所作，数欠伸，甘麦大枣汤主之。

甘草小麦大枣汤方

甘草（三两）小麦（一升）大枣（十枚）

右三味，以水六升，煮取三升，温分三服。亦补脾气。

妇人吐涎沫，医反下之，心下即痞。当先治其吐涎沫，小青龙汤主之。涎沫止，乃治痞，泻心汤主之。

小青龙汤方

泻心汤方

妇人之病，因虚、积冷、结气，为诸经水断绝至有历年，血寒积结胞门，寒伤经络。凝坚在上，呕吐涎唾，久成肺痈，形体损分。在中盘结，绕脐寒疝，或两胁疼痛，与藏相连。或结热中，痛在关元。脉数无疮，肌若鱼鳞，时着男子，非止女身。在下未多，经候不匀。冷阴掣痛，少腹恶寒，或引腰脊，下根气街，气冲急痛，膝胫疼烦，奄忽眩冒，状如厥癫，或有忧惨，悲伤多嗔，此皆带下，非有鬼神，久则羸瘦，脉虚多寒。

三十六病，千变万端，审脉阴阳，虚实紧弦，行其针药，治危得安，其虽同病，脉各异源，子当辨记，勿谓不然。

问曰：妇人年五十所，病下利数十日不止，暮即发热，少腹里急，腹满，手掌烦热，唇口干燥，何也？师曰：此病属带下。何以故？曾经半产，瘀血在少腹不去，何以知之？其证唇口干燥，故知之。当以温经汤主之。

温经汤方

吴茱萸（三两）当归　芎䓖　芍药（各二两）人参　桂枝　阿胶　牡丹（去心）生姜　甘草（各二两）半夏（半升）麦

门冬（一升，去心）

右十二味，以水一斗，煮取三升，分温三服。亦主妇人少腹寒，久不受胎，兼取崩中去血，或月水来过多，及至期不来。

带下经水不利，少腹满痛，经一月再见者，土瓜根散主之。

土瓜根散方

土瓜根　芍药　桂枝　䗪虫（各三分）

右四味，杵为散。酒服方寸匕，日三服。

寸口脉弦而大，弦则为减，大则为芤，减则为寒，芤则为虚，寒虚相搏，此名曰革，妇人则半产漏下，旋覆花汤主之。

旋覆花汤方

旋覆花（三两）葱（十四茎）新绛（少许）

右三味，以水三升，煮取一升，顿服之。

妇人陷经，漏下，黑不解，胶姜汤主之。

妇人少腹满如敦状，小便微难而不渴，生后者。此为水与血并结在血室也，大黄甘遂汤主之。

大黄甘遂汤方

大黄（四两）甘遂（二两）阿胶（二两）

右三味，以水三升，煮取一升。顿服之，其血当下。

妇人经水不利下，抵当汤主之。

抵当汤方

水蛭（三十个，熬）蝱虫（三十枚，熬，去翅足）桃仁（二十个，去皮尖）大黄（三两，酒浸）

右四味，为末，以水五升，煮取三升，去滓，温服一升。

妇人经水闭不利，藏坚癖不止，中有干血，下白物，矾石丸主之。

矾石丸方

矾石（三分，烧）杏仁（一分）

右二味，末之，炼蜜和丸枣核大，内藏中，剧者再内之。

妇人六十二种风，及腹中血气刺痛，红蓝花酒主之。

红蓝花酒方

红蓝花（一两）

右一味，以酒一大升，煎减半。顿服一半，未止，再服。

妇人腹中诸疾痛，当归芍药散主之。

当归芍药散方

妇人腹中痛，小建中汤主之。

小建中汤方

问曰：妇人病，饮食如故，烦热不得卧，而反倚息者，何也？师曰：此名转胞，不得溺也。以胞系了戾，故致此病。但利小便则愈，宜肾气丸主之。

肾气丸方

干地黄（八两）薯蓣（四两）山茱萸（四两）泽泻（三两）茯苓（三两）牡丹皮（三两）桂枝　附子（炮，各一两）

右八味，末之，炼蜜和丸梧子大。酒下十五丸，加至二十五丸，日再服。

蛇床子散方　温阴中坐药。

蛇床子仁

右一味，末之，以白粉少许，和令相得，如枣大，绵裹内之，自然温。

少阴脉滑而数者，阴中即生疮，阴中蚀疮烂者，狼牙汤洗之。

狼牙汤方

狼牙（三两）

右一味，以水四升，煮取半升，以绵缠筋如茧，浸汤沥阴中，日四遍。

胃气下泄，阴吹而正喧，此谷气之实也，膏发煎导之。

膏发煎方

小儿疳虫蚀齿方

雄黄　葶苈

右二味，末之，取腊月猪脂镕，以槐枝绵裹头四五枚，点药烙之。

杂疗方第二十三

退五藏虚热四时加减柴胡饮子方

（冬三月加）柴胡（八分）白尤（八分）大腹槟榔（四枚，并皮子用）陈皮（五分）生姜（五分）桔梗（七分）（春三月加）枳实（减）白尤（共六味）（夏三月加）生姜（三分）枳实（五分）甘草（三分，共八味）（秋三月加）陈皮（三分，共六味）

以上各味，分为三贴。一贴以水三升，煮取二升。分温三服，如人行四五里进一服。如四体壅，添甘草少许，每贴分作三小贴，每小贴以水一升，煮取七合，温服。再合滓为一服，重煮，都成四服。

长服诃黎勒丸方

诃黎勒（煨）陈皮　厚朴（各三两）

右三味，末之，炼蜜丸如梧子大，酒饮服二十丸，加至三十丸。

三物备急丸方

大黄（一两）干姜（一两）巴豆（一两，去皮心，熬，外研如脂）

右药各须精新，先捣大黄、干姜为末，研巴豆内中，合治一千杵，用为散，蜜和丸亦佳。密器中贮之，莫令歇。主心腹诸卒暴百病，若中恶客忤，心腹胀满，卒痛如锥刺，气急口噤，停尸卒死者，以暖水若酒服大豆许三四丸。或不下，捧头起，灌令下咽，须臾当差。如未差，更与三丸，当腹中鸣，即吐下，便差。若口噤，亦须折齿灌之。

治伤寒令愈不复，**紫石寒食散方**

紫石英　白石英　赤石脂　锺乳（碓炼）栝蒌根　防风桔梗　文蛤　鬼臼（各十分）太乙余粮（十分，烧）干姜　附子（炮，去皮）桂枝（去皮，各四分）

右十三味，杵为散，酒服方寸匕。

救卒死方

薤捣汁，灌鼻中。

又方

雄鸡冠割取血，管吹内鼻中。

猪脂如鸡子大，苦酒一升，煮沸，灌喉中。

鸡肝及血涂面上，以灰围四旁，立起。

大豆二七粒，以鸡子白并酒和，尽以吞之。

救卒死而壮热者方

矾石半斤，以水一斗半，煮消，以渍脚，令没踝。

救卒死而目闭者方

骑牛临面，捣薤汁灌耳中，吹皂荚末鼻中，立效。

救卒死而张口反折者方

灸手足两爪后十四壮了，饮以五毒诸膏散。

救卒死而四肢不收失便者方

马屎一升，水三斗，煮取二斗以洗之，又取牛洞一升，温酒灌口中，灸心下一寸、脐上三寸、脐下四寸，各一百壮，差。救小儿卒死而吐利不知是何病方

狗屎一丸，绞取汁，以灌之。无湿者，水煮干者，取汁。

治尸蹶方 尸蹶脉动而无气，气闭不通，故静而死也。

治方

菖蒲屑，内鼻两孔中吹之，令人以桂屑着舌下。

又方

剔取左角发方寸，烧末，酒和，灌令入喉，立起。

救卒死、客忤死，**还魂汤主之方**

麻黄（三两，去节）杏仁（去皮尖，七十个）甘草（一两，炙）

右三味，以水八升，煮取三升，去滓。分令咽之，通治诸感忤。又方

韭根（一把）乌梅（二七个）吴茱萸（半升，炒）

右三味，以水一斗煮之，以病人栉内中，三沸，栉浮者生，沉者死。煮取三升，去滓，分饮之。

救自缢死方 救自缢死，旦至暮，虽已冷，必可治。暮至旦，小难也，恐此当言阴气盛故也；然夏时夜短于昼；又热，犹应可治。又云：心下若微温者，一日以上，犹可治之。方徐

徐抱解，不得截绳，上下安被卧之。一人以脚踏其两肩，手少挽其发，常弦弦勿纵之。一人以手按据胸上，数动之。一人摩捋臂胫，屈伸之。若已殭，但渐渐强屈之，并按其腹。如此一炊顷，气从口出，呼吸眼开，而犹引按莫置，亦勿苦劳之。须臾可少与桂汤及粥清，含与之，令濡喉，渐渐能咽，及稍止。若向令两人以管吹其两耳，采好。此法最善，无不活也。

疗中暍方 凡中暍死，不可使得冷，得冷便死，疗之方

屈草带，绕暍人脐，使三两人溺其中，令温。亦可用热泥和屈草，亦可扣瓦椀底，按及车缸，以着暍人，取令溺须得流去，此谓道路穷，卒无汤，当令溺其中，欲使多人溺，取令温。若有汤便可与之，不可泥及车缸，恐此物冷。暍既在夏月，得热泥土、暖车缸，亦可用也。

救溺死方

取灶中灰两石余以埋人，从头至足。水出七孔，即活。

右疗自缢、溺、暍之法，并出自张仲景为之；其意殊绝，殆非常情所及，本草所能关，实救人之大尤矣；伤寒家数有暍病，非此遇热之暍。

治马坠及一切筋骨损方

大黄（一两，切，浸，汤成下）绯帛（如手大，烧灰）乱发（如鸡子大，烧灰用）久用炊单布（一尺，烧灰）败蒲（一握，三寸）桃仁（四十九个，去皮尖，熬）甘草（如中指节，炙，剉）

右七味，以童子小便量多少煎汤成，内酒一大盏，次下大黄，去滓，分温三服。先剉败蒲席半领，煎汤浴，衣被盖覆，斯须通利数行。痛楚立差，利及浴水赤，勿怪，即瘀血也。

禽兽鱼虫禁忌并治第二十四

凡饮食滋味，以养于生，食之有妨，反能为害。自非服药炼液，焉能不饮食乎？切见时人，不闲调摄，疾疾竞起。若不因食而生，苟全其生，须知切忌者矣。所食之味，有与病相宜，有与身相害，若得宜则益体，害则成疾，以此致危，例皆

难疗。凡煮药饮汁以解毒者，虽云救急，不可热饮，诸毒病得热更甚，宜冷饮之。

肝病禁辛、心病禁咸、脾病禁酸、肺病禁苦、肾病禁甘。春不食肝、夏不食心、秋不食肺、冬不食肾、四季不食脾。辨曰：春不食肝者，为肝气王，脾气败，若食肝，则又补肝，脾气败尤甚，不可救。又肝王之时，不可以死气入肝，恐伤魂也。若非王时，即虚，以肝补之佳，余藏准此。

凡肝藏，自不可轻噉，自死者弥甚。

凡心皆为神识所舍，勿食之，使人来生复其报对矣。

凡肉及肝，落地不着尘土者，不可食之。

猪肉落水浮者，不可食。

诸肉及鱼，若狗不食，鸟不啄者，不可食。诸肉不干，火炙不动，见水自动者，不可食之。

肉中有米点者，不可食之。

六畜肉，热血不断者，不可食之。

父母及身本命肉，食之令人神魂不安。

食肥肉及热羹，不得饮冷水。

诸五藏及鱼，投地尘土不污者，不可食之。

秽饭，馁肉，臭鱼，食之皆伤人。

自死肉，口闭者，不可食之。

六畜自死，皆疫死，则有毒，不可食之。

兽自死，北首及伏地者，食之杀人。食生肉，饱饮乳，变成白虫。

疫死牛肉，食之令病洞下，亦致坚积，宜利药下之。

脯藏米瓮中，有毒，及经夏食之，发肾病。

治自死六畜肉中毒方

黄柏屑，捣服方寸匕。

治食郁肉漏脯中毒方

烧犬屎，酒服方寸匕，每服人乳汁亦良。饮生韭汁三升，亦得。

治黍米中藏干脯食之中毒方

大豆浓煮汁，饮数升即解。亦治诸肉漏脯等毒。

中華藏書

黄帝内经·

最新整理珍藏版

治食生肉中毒方

掘地深三尺，取其下土三升，以水五升，煮数沸，澄清汁，饮一升即愈。

治六畜鸟兽肝中毒方

水浸豆豉，绞取汁，服数升愈。

马脚无夜眼者，不可食之。

食酸马肉，不饮酒，则杀人。马肉不可热食，伤人心。马鞍下肉，食之杀人。

白马黑头者，不可食之。白马青蹄者，不可食之。

马肉豚肉共食，饱醉卧，大忌。

驴马肉合猪肉食之，成霍乱。

马肝及毛不可妄食，中毒害人。

治马肝毒中人未死方

雄鼠屎二七粒，末之，水和服，日再服。

又方

人垢取方寸匕，服之佳。

治食马肉中毒欲死方

香豉（二两）杏仁（三两）

右二味，蒸一食顷，熟，杵之服，日再服。

又方

煮芦根汁，饮之良。

疫死牛，或目赤，或黄，食之大忌。

牛肉共猪肉食之，必作寸白虫。

青牛肠，不可合犬肉食之。

牛肺，从三月至五月，其中有虫如马尾，割去勿食，食则损人。

牛羊猪肉，皆不得以楮木、桑木蒸炙。食之，令人腹内生虫。

啖蛇牛肉杀人，何以知之？啖蛇者，毛发向后顺者是也。

治啖蛇牛肉食之欲死方

饮人乳汁一升，立愈。

又方

以泔洗头，饮一升，愈。

牛肚细切，以水一斗，煮取一升，暖饮之，大汗出者愈。

治食牛肉中毒方

甘草煮汁，饮之即解羊肉其有宿热者，不可食之。

羊肉不可共生鱼、酪食之，害人。

羊蹄甲中有珠子白者，名羊悬筋，食之令人癫。

白羊黑头，食其脑，作肠痈。

羊肝共生椒食之，破人五藏。

猪肉共羊肝和食之，令人心闷。猪肉以生胡荽同食，烂人脐。

猪脂不可合梅子食之。

猪肉和葵食之，少气。

鹿肉不可和蒲白作羹，食之发恶疮。

麋脂及梅李子，若妊娠食之，令子青盲，男子伤精。

麋肉不可合虾及生菜、梅李果食之，皆病人。

痼疾人不可食熊肉，令终身不愈。

白犬自死，不出舌者，食之害人。

食狗鼠余，令人发瘘疮。

治食犬肉不消心下坚或腹胀，口干大渴，心急发热，妄语如狂，或洞下方：

杏仁（一升，合皮，熟，研用）

右一味，以沸汤三升和，取汁，分三服，利下肉片，大验。

妇人妊娠，不可食兔肉、山羊肉及鳖、鸡、鸭，令子无声音。

兔肉不可合白鸡肉食之，令人面发黄。兔肉着干姜食之，成霍乱。

凡鸟自死，口不闭，翅不合者，不可食之。诸禽肉肝青者，食之杀人。

鸡有六翮四距者，不可食之。

乌鸡白首者，不可食之。鸡不可共葫蒜食之，滞气。山鸡不可合鸟兽肉食之。

雉肉久食之，令人瘦。

鸭卵不可合鳖肉食之。

妇人妊娠，食雀肉，令子淫乱无耻。

雀肉不可合李子食之。

燕肉勿食，入水为蛟龙所噉。

鸟兽有中毒箭死者，其肉有毒，解之方：

大豆煮汁及蓝汁，服之解。

鱼头正白，如连珠至脊上，食之杀人。

鱼头中无鳃者，不可食之，杀人。鱼无肠胆者，不可食之，三年阴不起，女子绝生。鱼头似有角者，不可食之。鱼目合者，不可食之。

六甲日，勿食鳞甲之物。

鱼不可合鸡肉食之。鱼不得和鸬鹚肉食之。

鲤鱼鲊不可合小豆藿食之，其子不可合猪肝食之，害人。鲤鱼不可合犬肉食之。鲫鱼不可合猴雉肉食之。一云不可合猪肝食。

鳀鱼合鹿肉生食，令人筋甲缩。

青鱼鲊不可合生葫荽及生葵，并麦酱食之。

鳅、鳝不可合白犬血食之。

龟肉不可合酒、果子食之。

鳖目凹陷者，及厌下有王字形者，不可食之。

其肉不得合鸡鸭子食之。

龟鳖肉不可合苋菜食之。

虾无须及腹下通黑，煮之反白者，不可食之。

食脍，饮奶酪，令人腹中生虫，为瘕。

鲙食之，在心胸间不化，吐复不出，速下除之，久成症病，治之方：

橘皮（一两）大黄（二两）朴硝（二两）

右三味，以水一大升，煮至小升，顿服即消。

食鲙多不消，结为症病，治之方：

马鞭草

右一味，捣汁饮之，或以姜叶汁，饮之一升，亦消。又可服吐药吐之。

食鱼后中毒，面肿烦乱，治之方：

橘皮

浓煎汁，服之即解。

食鲩鯸鱼中毒方

芦根

煮汁，服之即解。

蟹目相向，足斑目赤者，不可食之。

食蟹中毒治之方

紫苏

煮汁，饮之三升。紫苏子捣汁饮之，亦良。

又方

冬瓜汁，饮二升。食冬瓜亦可。

凡蟹未遇霜，多毒。其熟者，乃可食之。

蜘蛛落食中，有毒，勿食之。

凡蜂蝇虫蚁等，多集食上，食之致瘘。

果实菜谷禁忌并治第二十五

果子生食，生疮。

果子落地经宿，虫蚁食之者，人大忌食之。

生米停留多日，有损处，食之伤人。

桃子多食令人热，仍不得入水浴，令人病淋沥寒热病。

杏酪不熟，伤人。

梅多食，坏人齿。

李不可多食，令人胪胀。

林檎不可多食，令人百脉弱。

橘柚多食，令人口爽，不知五味。

梨不可多食，令人寒中。金疮、产妇，亦不宜食。

樱桃、杏多食，伤筋骨。

安石榴不可多食，损人肺。

胡桃不可多食，令人动痰饮。

生枣多食，令人热渴、气胀。寒热羸瘦者，弥不可食，伤人。

食诸果中毒治之方

猪骨（烧灰）

右一味，末之，水服方寸匕。亦治马肝、漏脯等毒。

木耳赤色及仰生者，勿食。

菌仰卷及赤色者不可食。

食诸菌中毒闷乱欲死治之方

人粪汁饮一升，土浆饮一二升。大豆浓煮汁饮之。服诸吐利药，并解。

食枫柱菌而哭不止，治之以前方。

误食野芋，烦毒欲死，治之以前方。

蜀椒闭口者有毒，误食之，戟人咽喉，气病欲绝。或吐下白沫，身体痹冷，急治之方：

肉桂，煎汁饮之，多饮冷水一二升。或食蒜，或饮地浆，或浓煮豉汁饮之，并解。

正月勿食生葱，令人面生游风；

二月勿食蓼，伤人肾；

三月勿食小蒜，伤人志性；

四月、八月勿食胡荽，伤人神；

五月勿食韭，令人乏气力；

五月五日勿食生菜，发百病；

六月、七月勿食茱萸，伤神气；

八月、九月勿食姜，伤人神；

十月勿食椒，损人心，伤心脉；

十一月、十二月勿食薤，令人多涕唾。

四季勿食生葵，令人饮食不化，发百病。非但食中，药中皆不可用，深宜慎之。

时病差未健，食生菜，手足必肿。

夜食生菜，不利人。

十月勿食被霜生菜，令人面无光，目涩，心痛，腰疼，或发心疟。疟发时，手足十指爪皆青，困萎。

葱、韭初生芽者，食之伤人心气。

饮白酒，食生韭，令人病增。

生葱不可共蜜食之，杀人。独颗蒜弥忌。

枣合生葱食之，令人病。

生葱和雄鸡、雉、白犬肉食之，令人七窍经年流血。

食糖、蜜后四日内，食生葱、韭，令人心痛。

夜食诸姜、蒜、葱等，伤人心。

芜菁根多食之，令人气胀。

薤不可共牛肉作羹食之，成瘕病。韭亦然。

蓴多病，动痔疾。

野苣不可同蜜食之，作内痔。

白苣不可共酪同食，作䘌虫。

黄瓜食之，发热病。

葵心不可食，伤人。叶尤冷，黄背赤茎者，勿食之。

胡荽久食之，令人多忘。

病人不可食胡荽及黄花菜。

芋不可多食，动病。

妊妇食姜，令子余指。

蓼多食，发心痛。

蓼和生鱼食之，令人夺气，阴核疼痛。

芥菜不可共兔肉食之，成恶邪病。

小蒜多食，伤人心力。

食躁或躁方

豉，浓煮汁饮之。

钩吻与芹菜相似，误食之，杀人，解之方：

荠苨（八两）

右一味，水六升，煮取二升，分温二服。

菜中有水莨菪，叶圆而光，有毒，误食之，令人狂乱，状如中风，或吐血，治之方：

甘草煮汁，服之即解。

春秋二时，龙带精入芹菜中，人偶食之为病，发时手青腹满，

不可忍，名蛟龙病，治之方：

硬糖（二三升）

右一味，日两度服之，吐出如蜥蜴三五枚，差。

食苦瓠中毒治之方

黍穰煮汁，数服之解。

扁豆，寒热者不可食之。

久食小豆，令人枯燥。

食大豆屑，忌噉猪肉。

大麦久食，令人作癣。

白黍米不可同饴、蜜食，亦不可合葵食之。

苨麦面多食，令人发落。

盐多食，伤人肺。

食冷物，冰人齿。食热物，勿饮冷水。

饮酒食生苍耳，令人心痛。

夏月大醉汗流，不得冷水洗着身及使扇，即成病。

饮酒大忌灸腹背，令人肠结。醉后勿饱食，发寒热。

饮酒食猪肉，卧秫稻穰中，则发黄。

食饴多饮酒，大忌。

凡水及酒照见人影动者，不可饮之。

醋合酪食之，令人血瘕。

食白米粥，勿食生苍耳，成走疰。

食甜粥已，食盐即吐。

犀角筋搅饮食沫出，及浇地坟起者，食之杀人。

饮食中毒烦满治之方

苦参（三两）苦酒（一升半）右二味，煮三沸，三上三下。服之，吐食出，即差。或以水煮亦得。

又方

犀角汤亦佳。

贪食食多不消，心腹坚满痛治之方

盐（一升）水（三升）

右二味，煮令盐消。分三服，当吐出食，便差。

矾石生入腹，破人心肝，亦禁水。

商陆，以水服，杀人。

葶苈子傅头疮，药成入脑，杀人。

水银入人耳及六畜等，皆死。以金银着耳边，水银则吐。

苦练无子者杀人。

凡诸毒，多是假毒以投，不知时，宜煮甘草荠苨汁饮之，通除诸毒药。

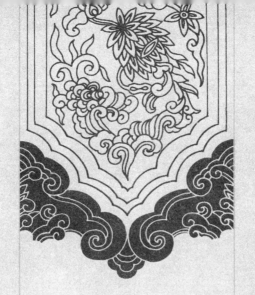

《脉经》

脉经卷第一

脉形状指下秘诀第一

浮脉，举之有余，按之不足；

芤脉，浮大而软，按之中央空，两边实；

洪脉，极大在指下；

滑脉，往来前却流利，展转替替然，与数相似；

数脉，去来促急；

促脉，来去数，时一止复来；

弦脉，举之无有，按之加弓弦状；

紧脉，数如切绳状；

沉脉，举之不足，按之有余；

伏脉，极重指按之，着骨乃得；

革脉，有似沉、伏、实、大而长，微弦；

实脉，大而长，微强，按之隐指愊愊然；

微脉，极细而软或欲绝，若有若无；

涩脉，细而迟，往来难且散，或一止复来；

细脉，小大于微，常有，但细耳；

软脉，极软而浮、细；

弱脉，极软而沉细，按之欲绝指下；

虚脉，迟、大而软，按之不足，隐指豁豁然空；

散脉，大而散，散者，气实血虚，有表无里；

缓脉，去来亦迟，小駃于迟；

迟脉，呼吸三至，去来极迟；

结脉，往来缓，时一止复来；

代脉，来数中止，不能自述，因而复动，脉结者主，代者死；

动脉，见于关上，无头尾，大如豆，厥厥然动摇。

浮与芤相类，弦与紧相类，滑与数相类，革与实相类，沉与伏相类，微与涩相类，软与弱相类，缓与迟相类。

平脉早晏法第二

黄帝问曰：夫诊脉常以平旦，何也？岐伯对曰：平旦者，阴气未动、阳气未散、饮食未进、经脉未盛、络脉调均、气血未乱，故乃可诊，过此非也。

切脉动静而视精明，察五色，观五脏有余不足。六腑强弱，形之盛衰，以此参伍，决死生之分。

分别三关境界脉候所主第三

从鱼际至高骨，却行一寸，其中名曰寸口；从寸至尺，名曰尺泽，故曰尺寸；寸后尺前名曰关，阳出阴入，以关为界。阳出三分，阴入三分，故曰三阴三阳。

阳生于尺动于寸，阴生于寸动于尺。寸主射上焦，出头及皮毛竟手。关主射中焦，腹及腰。尺主射下焦，少腹至足。

辨尺寸阴阳荣卫度数第四

夫十二经皆有动脉，独取寸口，以决五脏六腑死生吉凶之候者，何谓也？

然：寸口者，脉之大会，手太阴之脉动也。人一呼脉行三寸；一吸脉行三寸，呼吸定息，脉行六寸。人一日一夜，凡一万三千五百息，脉行五十度，周于身，漏水下百刻，荣卫行阳二十五度，行阴亦二十五度，为一周也。故五十度而复会于手太阴。太阴者寸口也，即五脏六腑之所终始，故法取于寸口。

脉有尺寸，何谓也？然，尺寸者，脉之大会要也。从关至尺是尺内，阴之所治也。从关至鱼际是寸口内，阳之所治也。故分寸为尺，分尺为寸。故阴得尺内一寸，阳得寸内九分，尺寸终始一寸九分，故曰尺寸也。

脉有太过，有不及，有阴阳相乘，有覆、有溢、有关、有格，何谓也？

然：关之前者，阳之动也，脉当见九分而浮。过者，法曰太过；减者，法曰不及。遂上鱼为溢，为外关内格，此阴乘之脉也。关之后者，阴之动也，脉当见一寸而沉。过者，法曰太过；减者，法曰不及。遂入尺为覆，为内关外格，此阳乘之脉，故曰覆溢。是真脏之脉也，人不病自死。

平脉视人大小长短男女逆顺法第五

凡诊脉，当视其人大、小、长、短，及性气缓、急。脉之迟、速、大、小、长、短，皆如其人形性者，则吉；反之者，则为逆也。脉三部大都欲等，只如小人、细人、妇人，脉小、软。小儿四、五岁，脉呼吸八至，细、数者吉。

持脉轻重法第六

脉有轻重，何谓也？然：初持脉如三菽之重，与皮毛相得者，肺部也。

如六菽之重，与血脉相得者，心部也。如九菽之重，与肌肉相得者，脾部也。

如十二菽之重，与筋平者，肝部也。按之至骨，举之来疾者，肾部也。故曰轻重也。

两手六脉所主五脏六腑阴阳逆顺第七

脉法赞云：肝、心出左，脾、肺出右，肾与命门，俱出尺部。魂、魄、壳、神，皆见寸口。左主司官。右主司府；左大顺男，右大顺女；关前一分，人命之主，左为人迎，右为气口；神门决断，两在关后。人无二脉，病死不愈。诸经损减，各随其部。察按阴阳，谁与先后。阴病治官，阳病治府。奇邪所舍，如何捕取？审而知者，针入病愈。

心部在左手关前寸口是也，即手少阴经也，与手太阳为表里，以小肠合为府。合于上焦，名曰神庭，在龟尾下五分。

肝部在左手关上是也，足厥阴经也，与足少阳为表里，以胆合为府。合于中焦，名曰胞门，在太仓左右三寸。

肾部在左手关后尺中是也，足少阴经也，与足太阳为表里，以膀胱合为府。合于下焦，在关元左。

肺部在右手关前寸口是也，手太阴经也，与手阳明为表里，以大肠合为府。合于上焦，名呼吸之府，在云门。

脾部在右手关上是也，足太阴经也，与足阳明为表里，以胃合为府。合于中焦脾胃之间，名曰章门，在季胁前一寸半。

肾部在右手关后尺中是也，足少阴经也，与足太阳为表里，以膀胱合为府。合于下焦，在关元右。左属肾，右为子户，名曰三焦。

辨脏腑病脉阴阳大法第八

脉何以知脏腑之病也？然，数者，腑也；迟者，脏也。数即有热，迟即生寒。诸阳为热，诸阴为寒。故别知脏腑之病也。

脉来浮大者，此为肺脉也；脉来沉滑，坚如石，肾脉也；脉来如弓弦者，肝脉也；脉来疾去迟，心脉也；脉来当见而不见为病。病有浅深，但当知如何受邪。

辨脉阴阳大法第九

脉有阴阳之法，何谓也？然，呼出心与肺，吸入肾与肝，呼吸之间，脾受壳味也，其脉在中。浮者阳也，沉者阴也，故曰阴阳。

心肺俱浮，何以别之？然，浮而大散者心也。浮而短涩者肺也。肾肝俱沉，何以别之？然，牢而长者肝也；按之软，举指来实者肾也。脾者中州，故其脉在中。是阴阳之脉也。脉有阳盛阴虚，阴盛阳虚，何谓也？然，浮之损小，沉之实大，故曰阴盛阳虚。沉之损小，浮之实大，故曰阳盛阴虚。是阴阳虚实之意也。

经言：脉有一阴一阳、一阴二阳、一阴三阳、有一阳一阴、一阳二阴、一阳三阴。如此言之，寸口有六脉俱动耶？然，经言如此者，非有六脉俱动也，谓浮、沉、长、短、滑、涩也。浮者阳也，滑者阳也，长者阳也。沉者阴也，涩者阴也，短者阴也。所以言一阴二阳者，谓脉来沉而滑也；一阴二阳者，谓脉来沉滑而长也；一阴三阳者，谓脉来浮滑而长，时一沉也；所以言一阳一阴者，谓脉来浮而涩也；一阳二阴者，谓脉来长而沉涩也；一阳三阴者，谓脉来沉涩而短，时一浮也。各以其经所在，名病之逆顺也。

凡脉大为阳、浮为阳、数为阳、动为阳、长为阳、滑为阳；沉为阴、涩为阳、弱为阴、弦为阴、短为阴、微为阴，是为三阴三阳也。阳病见阴脉者，反也，主死。阴病见阳脉者，顺也，主生。关前为阳，关后为阴。阳数则吐血，阴微则下利，阳弦则头痛，阴弦则腹痛，阳微则发汗，阴微则自下，阳数口生疮，阴数加微，必恶寒而烦挠不得眠也。阴附阳则强，阳附阴则癫。

得阳属腑，得阴属脏。无阳则厥，无阴则呕。阳微则不能呼，阴微则不能吸，呼吸不足，胸中短气，依此阴阳以察病也。

寸口脉浮大而疾者，名曰阳中之阳。病苦烦满，身热，头痛，腹中热。

寸口脉沉细者，名曰阳中之阴。病苦伤悲，不乐，恶闻人声，少气，时汗出，阴气不通，臂不能举。

尺脉沉细音，名曰阴中之阴。病苦两胫酸疼，不能久立，阴气衰，小便余沥，阴下湿痒。

尺脉滑而浮大者，名曰阴中之阳。病苦小腹痛满，不能溺，溺即阴中痛，大便亦然。

尺脉牢而长，关上无有，此为阴干阳，其人苦两胫重，少腹引腰痛；寸口脉壮大，尺中无有，此为阳干阴；其人若腰背痛，阴中伤，足胫寒；夫风伤阳，寒伤阴；阳病顺阴，阴病逆阳；阳病易治，阴病难治；在肠胃之间，以药和之；若在经脉之间，针灸病已。

平虚实第十

人有三虚三实，何谓也？然，有脉之虚实，有病之虚实，有诊之虚实。

脉之虚实者，脉来软者为虚，牢者为实。病之虚实者，出者为虚，入者为实；言者为虚，不言者为实；缓者为虚，急者为实。诊之虚实者，痒者为虚，痛者为实。外痛内快，为外实内虚，内痛外快，为内实外虚。故曰虚实也。

问曰：何谓虚实？答曰：邪气盛则实，精气夺则虚。何谓重实？所谓重实者，言大热病，气热脉满，是谓重实。

问曰：经络俱实如何？何以治之？答曰：经络皆实，是寸脉急而尺缓也。

当俱治之。故曰滑则顺，涩则逆。夫虚实者，皆从其物类始，五脏骨肉滑利，可以长久。

从横逆顺伏匿脉第十一

问曰：脉有相乘，有从有横，有逆有顺，何谓也？师曰：水行乘火，金行乘木，名曰从。火行乘水，木行乘金，名曰横；水行乘金，火行乘木，名曰逆；金行乘水，木行乘火，名曰顺。

经言：脉有伏匿者，伏匿于何脏，而言伏匿也？然，谓阴阳更相乘，更相伏也，脉居阴部反见阳脉者，为阳乘阴也；脉虽时沉涩而短，此阳中伏阴也；脉居阳部反见阴脉者，为阴乘阳也，脉虽时浮滑而长，此为阴中伏阳也。

重阴者癫，重阳者狂。脱阳者见鬼，脱阴者目盲。

辨灾怪恐怖杂脉第十二

问曰：脉有残贼，何谓？师曰：脉有弦、有紧、有涩、有滑、有浮、有沉、此六脉为残贼，能与诸经作病。

问曰：尝为人所难，紧脉何所从而来？师曰：假令亡汗若吐，肺中寒故令紧。假令咳者，坐饮冷水，故令紧。假令下利者，以胃中虚冷，故令紧也。

问曰：翕奄沉，名曰滑，何谓？师曰：沉为纯阴，翕为正阳，阴阳和合，故脉滑也。

问曰：脉有灾怪，何谓？师曰：假令人病，脉得太阳，脉与病形证相应，因为作汤，比还送汤之时，病者因反大吐若下痢，病腹中痛。因问言我前来脉时，不见此证，今反变异，故是名为灾怪。因问：何缘作此吐痢？答曰：或有先服药，令发作，故为灾怪也。

问曰：人病恐怖，其脉何类？师曰：形脉如循丝累累然，其面白脱色。

问曰：人愧者，其脉何等类？师曰：其脉自浮而弱。面形乍白乍赤。

问曰：人不饮，其脉何类？师曰：其脉自涩，而唇干燥也。

言迟者，风也。摇头言者，其里痛也。行迟者。其表疆也。坐而伏者，短气也。坐而下一膝者，必腰痛。里实护腹，如怀卵者，必心痛。

师持脉，病人欠者，无病也。脉之因伸者，无病也。假令向壁卧，闻师到，不惊起而目眄视，若三言三止。脉之，咽唾，此为诈病。假令脉自和，处言此病大重，当须服吐下药，针灸数十百处乃愈。

迟病短长杂病法第十三

黄帝问曰：余闻胃气，手少阳三焦、四时五行脉法。夫子言脉有三阴三阳，知病存亡，脉外以知内，尺寸大小，愿闻之。歧伯曰：寸口之中，外别浮沉、前后、左右、虚实、死生之要，皆见寸口之中。脉从前来者为实邪，从后来者为虚邪，从所不胜来者为贼邪，从所胜来者为微邪，自病者为正邪。

外结者，病痈肿。内结者，病疝瘕也。间来而急者，病正在心，疟气也。脉来疾者，为风也。脉来滑者，为病食也。脉来滑躁者，病有热也。脉来涩者，为病寒湿也。脉逆顺之道，不与众谋。

师曰：夫呼者，脉之头也。初持之来疾去迟，此为出疾入迟，为内虚外实。初持脉来迟去疾，此为出迟入疾，为内实外虚也。

脉数则在腑，迟则在脏。脉长而弦，病在肝。脉小血少，病在心，脉下坚上虚，病在脾胃，脉滑而微浮，病在肺。脉大而坚，病在肾。

脉滑者，多血少气；脉涩者，少血多气；脉大者，血气俱多。又云：脉来大而坚者，血气俱实。脉小者，血气俱少。又云：脉来细而微者，血气俱虚。沉细滑疾者热，迟紧者寒。脉盛滑紧者，病在外热。脉小实而紧者，病在内冷。

脉小弱而涩者，谓之久病；脉滑浮而疾者，谓之新病。脉浮滑，其人外热，风走刺，有饮，难治。脉沉而紧，上焦有热，下寒得冷，即便下。脉沉而细，下焦有寒，小便数，时苦绞痛，下利重。脉浮紧且滑直者，外热内冷，不得大小便。脉洪大紧急，病速进在外，苦头发热痈肿。脉细小紧急，病速进在中，寒为疝瘕积聚，腹中刺痛。脉沉重而直前绝者，病血在肠间；脉沉重而中散者，因寒食成症。脉直前而中散绝者，病消渴；脉沉重，前不至寸口，徘徊绝者，病在肌肉遁尸。脉左转而沉重者，气微伤在胸中。脉右转出不至寸口者，内有肉症。脉累累如贯珠不前至，有风寒在大肠，伏留不去。

脉累累中止不至，寸口软者，结热在小肠膜中，伏留不去，脉直前左右弹者，病在血脉中胚血也。脉后而左右弹者，病在筋骨中也。脉前大后小，即头痛目眩。脉前小后大，即胸满短气。

上部有脉，下部无脉，其人当吐，不吐者死。上部无脉，下部有脉，虽困无所苦。夫脉者，血之府也，长则气治，短则气病，数则烦心，大则病进，上盛则气高，下盛则气胀，代则气衰，细则气少，涩则心痛，浑浑革革，至如涌泉，病进而危，弊弊绰绰，其去如弦绝者死。短而急者，病在上。长而缓者，病在下。

沉而弦急者病在内。浮而洪大者，病在外。脉实者，病在内。脉虚者，病在外。在上为表，在下为里，浮为在表，沉为在里。

平人得病所起脉第十四

何以知春得病？无肝脉也。无心脉，夏得病；无肺脉，秋得病；无肾脉，冬得病；无脾脉、四季之月得病。

假令肝病者西行，若食鸡肉得之，当以秋时发，得病以庚辛日也。家有腥死，女子见之，以明要为灾。不者，若感金银物得之。

假令脾病东行，若食雉兔肉，及诸木果实得之。不者，当以春时发，得病以甲乙日也。

假令心病北行、若食豚、鱼得之。不者，当以冬时发，得病以壬癸日也。

假令肺病南行，若食马肉及獐鹿肉得之。不者，当以夏时发，得病以丙丁日也。

假令肾病中央，若食牛肉及诸土中物得之。不者，当以长夏时发，得病以戊己日也。

假令得王脉，当于县官家得之。

假令得相脉，当于嫁娶家得之，或相庆贺家得之。

假令得胎脉，当于产乳家得之。

假令得囚脉，当于囚徒家得之。

假令得休脉，其人素有宿病，不治自愈。

假令得死脉，当于死丧家感伤得之。

何以知人露卧得病？阳中有阴也。

何以知人夏月得病？诸阳入阴也。

何以知人食饮中毒？浮之，无阳、微、细之不可知也。但有阴脉，来疾去疾，此相为水气之毒也。脉迟者，食于物得之。

中華藏書

黄帝内经·最新整理珍藏版

中国书店

诊病将差难已脉第十五

问曰：假令病人欲差，脉而知愈，何以别之？师曰：寸、关、尺、大、小、迟、疾、浮、沉，同等，虽有寒热不解者，此脉阴阳为平复，当自愈。

人病，其寸口之脉，与人迎之脉，大、小及浮、沉等者，病难已。

脉经卷第二

平三关阴阳二十四气脉第一

左手关前寸口阳绝者，无小肠脉也。苦脐痹，小腹中有疝瘕，王月即冷上抢心。刺手心主经，治阴。心主在掌后横理中。

左手关前寸口阳实者，小肠实也。苦心下急痹，小肠有热，小便赤黄。

刺手太阳经，治阳。太阳在手小指外侧本节陷中。

左手关前寸口阴绝者，无心脉者。苦心下毒痛，掌中热，时时善呕，口中伤烂。刺手太阳经，治阳。

左手关前寸口阴实者，心实也。苦心下有水气，忧恚发之。刺手心主经，治阴。

左手关上阳绝者，无胆脉也。苦膝疼，口中苦，䀮目，善畏如见鬼状，多惊少力。刺足厥阴经，治阳。在足大指间，或刺三毛中。

左手关上阳实者，胆实也。苦腹中实不安，身躯习习也。刺足少阳经，治阳。在足上第二指本节后一寸。

左手关上阴绝者，无肝脉也。苦癃，遗溺，难言，胁下有邪气，善吐。

刺足少阳经，治阳。

左手关上阴实者，肝实也。苦肉中痛，动善转筋。刺足厥阴经，治阴。

左手关后尺中阳绝者，无膀胱脉也。苦逆冷，妇人月使不调，三月则闭，男子失精，尿有余沥。刺足少阴经，治阴，在足内踝下动脉。

左手关后尺中阳实者，膀胱实也，苦逆冷，胁下有邪气相引痛。刺足太阳经，治阳。在足小指外侧本节后陷中。

左手关后尺中阴绝者，无肾脉也。苦足下热，两髀里急，精气竭少，劳倦所致，刺足太阳经，治阳。

左手关后尺中阴实者，肾实也。苦恍惚，健忘，目视，耳聋怅怅善鸣。刺足少阴经，治阴。

右手关前寸口阳绝者，无大肠脉也。苦少气，心下有水气，立秋节即咳。

刺手太阴经，治阴。在鱼际间。

右手关前寸口阳实者，大肠实也。苦肠中切痛。如锥刀所刺，无休息时。

刺手阳明经，治阳。在手腕中。

右手关前寸口阴绝者，无肺脉也。苦短气，咳逆。喉中塞，噫逆。刺手阳明经，治阳。

右手关前寸口阴实者，肺实也。苦少气，胸中满，彭彭与肩相引。刺手太阴，治阴。

右手关上阳绝者，无胃脉也。苦吞酸，头痛，胃中有冷。刺足太阴经，治阴。在足大指本节后一寸。

右手关上阳实者，胃实也。苦肠中伏伏，不思饮食，得食不能消。刺足阳明经，治阳。在足上动脉。

右手关上阴绝者，无脾脉也。苦少气下利，腹满身重，四肢不欲动，善呕。刺足阳明经。治阳。

右手关上阴实者，脾实也。苦肠中伏伏如坚状，大便难。刺足太阴经。治阴。

右手关后尺中阳绝者，无子户脉也。苦足逆寒，绝产，带下，无子，阴中寒。刺足少阴经，治阴。

右手关后尺中阳实者，膀胱实也。苦少腹满，引腰痛。刺足太阳经，治阳。

右手关后尺中阴绝者，无肾脉也。苦足逆冷上抢，胸痛，梦入水见鬼，善厌寐，黑色物来掩人上。刺足太阳经，治阳。

右手关后尺中阴实者，肾实也。苦骨疼，腰脊痛，内寒热。刺足少阴经，治阴。右阴阳二十四气脉证。

平人迎神门气口前后脉第二

心实

左手寸口人迎以前脉阴实者，手厥阴经也。病苦闭，大便不利、腹满、四肢重、身热、苦胃胀。刺三里。

心虚

左手寸口人迎以前脉阴虚者，手厥阴经也。病苦悸恐不乐，心腹痛、难以言、心如寒、状恍惚。

小肠实

左手寸口人迎以前脉阳实者，手太阳经也。病苦身热，热来去，汗出而烦，心中满，身重，口中生疮。

小肠虚

左手寸口人迎以前脉阳虚者，手太阳经也。病苦颅际偏头痛，耳颊痛。

心、小肠俱实

左手寸口人迎以前脉阴阳俱实者，手少阴与太阳经俱实也。病苦头痛、身热、大便难，心、腹烦满，不得卧，以胃气不转，水谷实也。

心、小肠俱虚

左手寸口人迎以前脉阴阳俱虚者，手少阴与太阳经俱虚也。病苦寒，少气，四肢寒，肠澼，洞泄。

肝实

左手关上脉阴实者，足厥阴经也。病苦心下坚满，常两胁痛，自忿忿如怒状。

肝虚

左手关上脉阴虚者、足厥阴经也。病苦胁下坚，寒热、腹满、不欲饮食、腹胀、悒悒不乐，妇人月经不利，腰腹痛。

中華藏書

《脉经》

中国书房

胆实

左手关上脉阳实者，足少阳经也。病苦腹中气满，饮食不下，咽干，头重痛，洒洒恶寒，胁痛。

胆虚

左手关上脉阳虚者，足少阳经也。病苦眩、厥、痿，足指不能摇，躄，坐不能起，僵仆，目黄，失精，。

肝胆俱实

左手关上脉阴阳俱实者，足厥阴与少阳经俱实也。病苦胃胀，呕逆，食不消。

肝胆俱虚

左手关上脉阴阳俱虚者，足厥阴与少阳经俱虚也。病苦恍惚，尸厥不知人，妄见，少气不能言，时时自惊。

肾实

左手尺中神门以后脉阴实者，足少阴经也。病苦膀胱胀闭，少腹与腰脊相引痛。

左手尺中神门以后脉阴实者，足少阴经也。病苦舌燥，咽肿，心烦，嗌于，胸胁时痛，喘咳汗出，小腹胀满，腰背强急，体重骨热，小便赤黄，好怒好忘，足下热疼，四肢黑，耳聋。

肾虚

左手尺中神门以后脉阴虚者，足少阴经也。病苦心中闷，下重，足肿不可以按地。

膀胱实

左手尺中神门以后脉阳实者，足太阳经也。病苦逆满，腰中痛不可俯仰。劳也。

膀胱虚

左手尺中神门以后脉阳虚者，足太阳经也。病苦脚中筋急，腹中痛引腰背，不可屈伸，转筋，恶风，偏枯，腰痛，外踝后痛。

肾膀胱俱实

左手尺中神门以后脉阴阳俱实者，足少阴与太阳经俱实也。病苦脊强，反折戴眼，气上抢心，脊痛不能自反侧。

肾、膀胱俱虚

左手尺中神门以后脉阴阳俱虚者，足少阴与太阳经俱虚也。病苦小便利，心痛背寒，时时少腹满。

肺实

右手寸口气口以前脉阴实者，手太阳经也。病苦肺胀，汗出若露，上气喘逆，咽中寒，如欲呕状。

肺虚

右手寸口气口以前脉阴虚者，手太阴经也。病苦少气不足以息，嗌干不朝津液。

大肠实

右手寸口气口以前脉阳实者，手阳明经也。病苦腹满，善喘咳，面赤身热，喉咽中如核状。

大肠虚

右手寸口气口以前脉阳虚也，手阳明经也。病苦胸中喘，肠鸣、虚渴、唇口干、目急、善惊、泄白。

肺、大肠俱实

右手寸口气口以前脉阴阳俱实者，手太阴与阳明经俱实也。病苦头痛目眩，惊狂，喉痹痛，手臂卷，唇吻不收。

肺、大肠俱虚

右手寸口气口以前脉阴阳俱虚者，手太阴与阳明经俱虚也。病苦耳鸣嘈嘈，时妄见光明，情中不乐，或如恐怖。

脾实

右手关上脉阴实者，足太阴经也。病苦足寒，胫热，腹胀满，烦扰不得卧。

脾虚

右手关上脉阴虚者，足太阴经也。病苦泄注，腹满气逆，霍乱呕吐，黄疸，心烦不得卧，肠鸣。

胃实

右手关上脉阳实者，足阳明经也。病苦腹中坚痛而热，汗不出如温疟，唇口干，善哕，乳痈，缺盆腋下肿痛。

胃虚

右手关上脉阳虚者，足阳明经也。病苦胫寒不得卧，恶寒洒洒、目急、腹中痛、虚鸣、时寒时热、唇口干、面目浮肿。

脾、胃俱实

右手关上脉阴阳俱实者，足太阴与阳明经俱实也。病苦脾胀、腹坚，抢胁下痛，胃气不转，大便难，时反泄利，腹中痛，上冲肺肝，动五脏，立喘鸣，多惊，身热汗不出，喉痹，精少。

脾胃俱虚

右手关上脉阴阳俱虚者，足太阴与阳明经俱虚也。病苦胃中如空状，少气不足以息，四逆寒，泄注不已。

肾实

右手尺中神门以后脉阴实者，足少阴经也。病苦痹，身热，心痛，脊胁相引痛，足逆，热烦。

肾虚

右手尺中神门以后脉阴虚者，足少阴经也。病苦足胫小弱，恶风寒，脉代绝，时不至，足寒，上重下轻，行不可以按地，少腹胀满，上抢胸痛引胁下。

膀胱实

右手尺中神门以后脉阳实者，足太阳经也。病苦转胞，不得小便、头眩痛、烦满、脊背强。

膀胱虚

右手尺中神门以后脉阳虚者，足太阳经也。病苦肌肉振动，脚中筋急，耳聋，忽忽不闻，恶风飕飕作声。

肾、膀胱俱实

右手尺中神门以后脉阴阳俱实者，足少阴与太阳经俱实也。病苦癫疾，头重与目相引痛厥，欲起走，反眼，大风，多汗。

肾、膀胱俱虚

右手尺中神门以后脉阴阳俱虚者，足少阴与太阳经俱虚也。病苦心痛，若下重不自收，篡反出，时时苦洞泄，寒中泄，肾心俱痛。

（一说云：肾有左右，而膀胱无二，今用当以左肾合膀胱，右肾合三焦。）

平三关病候并治宜第三

寸口脉浮，中风，发热，头痛。宜服桂枝汤，葛根汤，针风池、风府，向火灸身，摩治风膏，覆令汗出。

寸口脉紧，苦头痛骨肉疼，是伤寒。宜服麻黄汤发汗，针眉冲、颞颥，摩治伤寒膏。

寸口脉微，苦寒，为衄。宜服五味子汤，摩茱萸膏，令汗出。

寸口脉数，即为吐，以有热在胃脘，熏胸中。宜服药吐之，及针胃脘，服除热汤。若是伤寒七、八日至十日，热在中，烦满渴者，宜服知母汤。

寸口脉缓，皮肤不仁，风寒在肌肉，宜服防风汤，从药薄熨之，摩以风膏，灸诸治风穴。

寸口脉滑，阳实，胸中壅满，吐逆，宜服前胡汤，针太阳、巨阙，泻之。

寸口脉弦，心下愊愊，微头痛，心下有水气。宜服甘遂丸，针期门，泻之。

寸口脉弱，阳气虚，自汗出而短气。宜服茯苓汤、内补散，适饮食消息，勿极劳，针胃管，补之。

寸口脉涩，是胃气不足。宜服干地黄汤，自养，调和饮食，针三里，补之。

寸口脉芤，吐血；微芤者，衄血。空虚，去血故也。宜服竹皮汤、黄芪汤，灸膻中。

寸口脉伏，胸中逆气，噎寒不通，是胃中冷气上冲心胸。宜服前胡汤、大三建丸，针巨阙、上管，灸膻中。

寸口脉沉，胸中引胁痛，胸中有水气。宜服泽漆汤，针巨阙，泻之。

寸口脉濡，阳气弱，自汗出，是虚损病，宜服于地黄汤，薯蓣丸、内补散、牡蛎散并粉，针太冲，补之。

寸口脉迟，上焦有寒，心痛咽酸，吐酸水。宜服附子汤、生姜汤，调和饮食以暖之。

寸口脉实，即生热，在脾肺，呕逆气塞；虚，即生寒，在脾胃，食不消化。有热，即宜服竹叶汤、葛根汤；有寒，宜服茱萸丸，生姜汤。

寸口脉细，发热及吐。宜服黄芩龙胆汤。吐不止，宜服橘皮桔梗汤，灸中府。

寸口服洪大，胸胁满。宜服生姜汤、白薇丸，亦可紫菀汤下之，针上管、期门、章门。

右上部寸口十七条。

关脉浮，腹满不欲食。浮为虚满，宜服平胃丸、茯苓汤，生姜前胡汤，针胃管，先泻后补之。

关脉紧，心下苦满，急痛。脉紧者为实，宜服茱萸当归汤，又大黄汤，两治之良。针巨阙，下管，泻之。

关脉微，胃中冷，心下拘急。宜服附子汤、生姜汤，附子丸，针巨阙，补之。

关脉数，胃中有客热。宜服知母丸，除热汤，针巨阙、上管，泻之。

关脉缓，其人不欲食，此胃气不调，脾气不足。宜服平胃丸、初脾汤，针章门，补之。

关脉滑，胃中有热。滑为热实，以气满故不欲食，食即吐逆。宜服紫菀汤下之，太平胃丸，针胃管，泻之。

关脉弦，胃中有寒，心下厥逆，此以胃气虚故尔。宜服茱萸汤，温调饮食，针胃管，补之。

关脉弱，胃气虚，胃中有客热。脉弱为虚热作病，其说云有热不可大攻之，热去则寒起。止宜服竹叶汤，针胃管，补之。

关脉涩，血气逆冷。脉涩为血虚，以中焦有微热。宜服干地黄汤、内补散，针足太冲上，补之。

关脉芤，大便去血数升者，以膈腧伤故也。宜服生地黄并生竹皮汤，灸膈腧。若重下去血者，针关元，甚者，宜服龙骨丸，必愈。

关脉伏，中焦有水气，溏泄。宜服水银丸，针关元，利小便，溏泄便止。

关脉沉，心下有冷气，苦满吞酸。宜服白薇茯苓丸，附子汤，针胃管，补之。

关脉濡，苦虚冷，脾气弱，重下病。宜服赤石脂汤，女萎丸，针关元，补之。

关脉迟，胃中寒。宜服桂枝丸，茱萸汤，针胃脘，补之。

关脉实，胃中痛。宜服栀子汤，茱萸乌头丸，针胃脘，补之。

关脉牢，脾胃气塞，盛热，即腹满响响。宜服紫菀丸、泻脾丸，针灸胃管，泻之。

关脉细，脾胃虚，腹满。宜服生姜茱萸蜀椒汤、白薇丸，针灸三管。

关脉洪，胃中热，必烦满。宜服平胃丸，针胃管，先泻后补之。

右中部关脉十八条

尺脉浮，下热风，小便难，宜服瞿麦汤、滑石散，针横骨、关元，泻之。

尺脉紧，脐下痛，宜服当归汤，灸天枢，针关元，补之。

尺脉微，厥逆，小腹中拘急，有寒气，宜服小建中汤，针气海。

尺脉数，恶寒，脐下热痛，小便赤黄。宜服鸡子汤、白鱼散，针横骨，泻之。

尺脉缓，脚弱下肿，小便难，有余沥，宜服滑石散、瞿麦汤，针横骨，泻之。

尺脉滑，血气实，妇人经脉不利，男子尿血，宜服朴硝煎、大黄汤，下去经血，针关元，泻之。

尺脉弦，小腹疼，小腹及脚中拘急，宜服建中汤，当归汤、针血海，泻之。

尺脉弱，阳气少，发热骨烦，宜服前胡汤，干地黄汤，茯苓汤，针关元，补之。

尺脉涩，足胫逆冷，小便赤，宜服附了四逆汤，针足太冲补之。

尺脉芤，下焦虚，小便去血，宜服竹皮生地黄汤，灸丹田、关元，亦针补之。

尺脉伏，小腹痛，症疝，水谷不化，宜服大平胃丸、桔梗丸，针关元，补之。

尺脉沉，腰背痛，宜服肾气丸，针京门，补之。

尺脉濡，苦小便难，宜服瞿麦汤、白鱼散，针关元，泻之。

尺脉迟，下焦有寒，宜服桂枝丸，针气海、关元，补之。

尺脉实，小腹痛，小便不禁，宜服当归汤加大黄一两，以利大便；针关元，补之，止小便。

尺脉牢，腹满，阴中急，宜服葶苈子茱萸丸，针丹田、关元、中极。

右下部尺脉十六条。

平奇经八脉病第四

脉有奇经八脉者，何谓也？然：有阳维、阴维，有阳跷、阴跷、有冲、有督、有任、有带之脉，凡此八脉者，皆不拘于经，故曰奇经八脉也。经有十二，络有十五，凡二十七气，相随上下，何独不拘于经也？然，圣人图设沟渠，通利水道，以备不虞。天雨降下，沟渠溢满，滂沛妄行，当此之时，圣人不能复图也。

此络脉流溢，诸经不能复拘也。

奇经八脉者，既不拘于十二经，皆何起何系也？然，阳维者起于诸阳之会；阴维者起于诸阴之交。阳维、阴维者，维络于身，溢畜不能环流溉灌诸经者也。

阳跷者起于跟中，循外踝而上行入风池。阴跷者亦起于跟中，循内踝而上行至咽喉，交贯冲脉。冲脉者起于关元，循腹里，直上至咽喉中。督脉者起于下极之输，并于脊里，循背，上至风府。冲脉者阴脉之海也。督脉者阳脉之海也。任脉者起于胞门、子户、夹脐上行至胸中。带脉者起于季肋，回身一周。此八者，皆不系于十二经，故曰奇经八脉者也。

奇经之为病何如？然：阳维维于阳，阴维维于阴。阴阳不能相维，怅然失志，容容不能自收持。阳维为病，苦寒热；阴

中华藏书

黄帝内经·最新整理珍藏版

中国书店

一三四八

维来病，苦心痛。阴跷为病，阳缓而阴急。阳跷为病，阴缓而阳急。冲之为病，逆气而里急。督之为病，脊强而厥。任之为病，其内苦结，男子为七疝，女子为瘕聚。带之为病，苦腹满，腰容容若坐水中状，此奇经八脉之为病也。

诊得阳维脉浮者，暂起目弦，阳盛实，苦肩息，洒洒如寒。

诊得阴维脉沉大而实者，苦胸中痛，胁下支满，心痛。

诊得阴维如贯珠者，男子两胁实，腰中痛；女子阴中痛，如有疮状。

诊得带脉左右绕脐腹腰脊痛，冲阴股也。

两手脉，浮之俱有阳，沉之俱有阴，阴阳实盛者，此为冲督之脉也。冲督之脉者，十二经之道路也。冲督用事，则十二经不复朝于寸口，其人皆苦恍惚狂疑。

不者，必当由豫有两心也。

两手阳脉浮而细微绵绵不可知，俱有阴脉，亦复细绵绵，此为阴跷、阳跷之脉也。此家曾有病鬼魅风死，苦恍惚亡人为祸也。

诊得阳跷，病拘急，阴跷病缓。

尺寸俱浮，直上直下，此为督脉。腰背强痛，不得俯仰，大人癫病，小人风痫疾。

脉来中央浮，直上下痛者，督脉也。动苦腰背膝寒，大人癫，小儿痫也。

灸顶上三丸，正当顶上。

尺寸脉俱牢，直上直下，此为冲脉。胸中有寒疝也。

脉来中央坚实，径至关者，冲脉也。动苦少腹痛，上抢心，有瘕疝、绝孕、遗失溺，胁支满烦也。横寸口边丸丸，此为任脉。苦腹中有气如指，上抢心，不得俯仰，拘急。脉来紧细实长至关者，任脉也。动苦少腹绕脐下引横骨，阴中切痛，取脐下三寸。

脉经卷第三

肝胆部第一

肝象木，与胆合为腑。其经足厥阴，与足少阳为表里。其脉弦。其相，冬三月；王，春三月；废，夏三月，囚，季夏六月，死秋三月。其王日，甲乙，王时，平旦、日出。其困日，戊巳，困时，食时、日昳，其死日，庚辛。死时，晡时、日入。其神魂、其主色、其养筋、其候目、其声呼、其色青。

其臭臊。其液泣。其味酸。其宜苦，其恶辛。肝俞在背第九椎，募在期门；胆俞在背第十椎，募在日月。

右新撰。

冬至之后得甲子，少阳起于夜半，肝家王，肝者东方木，万物始生，其气来软而弱，宽而虚。故脉为弦。软即不可发汗，弱即不可下。宽者汗，开者通，通者利，故名曰宽而虚。春以胃气为本，不可犯也。

右四时经

黄帝问曰：春脉如弦，何如而弦？岐伯曰：春脉肝也，东方木也，万物之所以始生也，故其气来濡弱轻虚而滑，端直以长，故曰弦。反此者病。黄帝曰：何如而反？岐伯曰：其气来实而强，此谓太过，病在外；其气来不实而微，此谓不及，病在中。黄帝曰：春脉太过与不及，其病皆何如？岐伯曰：太过则令人善忘忽忽，眩冒而癫疾。不及则令人胸肋痛引背，下则两胁胠满。

黄帝曰：善。

肝脉来濡弱，招招，如揭竿末梢曰平，春以胃气为本，肝脉来盈实而滑，如循长竿，曰肝病。肝脉来急而益劲，如新张弓弦，曰肝死。

真肝脉至，中外急，如循刀刃责责然，如按琴瑟弦。色青白不泽，毛折乃死。

春胃微弦曰平，弦多胃少曰肝病，但弦无胃曰死，有胃而

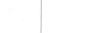

毛曰秋病，毛甚曰今病。

肝藏血，血舍魂，悲哀动中则伤魂，魂伤则狂妄不精，不敢正当人，阴缩而筋挛，两肋骨不举，毛悴色夭，死于秋。

春肝木王，其脉弦细而长，名曰平脉也。反得浮涩而短者，是肺之乘肝，金之克木，为贼邪大逆，十死不治。反得洪大而散者，是心之乘肝，子之扶母为实邪，虽病自愈。反得沉濡而滑者，是肾之乘肝，母之归子为虚邪，虽病易治。反得大而缓者，是脾之乘肝，土之陵木为微邪，虽病即差。

肝脉来濯濯如倚竿，如琴瑟之弦，再至曰平、三至曰离经病、四至脱精、五至死、六至命尽。足厥阴脉也。

肝脉急甚为恶言。微急为肥气，在胁下若覆杯，缓甚为善呕。微缓水瘕痹。大甚为内痈，善呕衄。微大为肝痹阴缩，咳引少腹。小甚为多饮；微小为消瘅。

滑甚为颓疝，微滑为遗溺。涩甚为淡饮，微涩，为瘈疭挛筋。

足厥阴气绝则筋缩，引卵与舌。厥阴者肝脉也，肝者筋之合也，筋者聚于阴器，而脉络于舌本，故脉弗营则筋缩急，筋缩急则引舌与卵，故唇青舌卷卵缩，则筋先死。庚笃辛死，金胜木也。

肝死脏，浮之脉弱，按之中如索不来，或曲如蛇行者，死。右《素问》，《针经》，张仲景。

心小肠部第二

心象火，与小肠合为腑。其经手少阴，与手太阴为表里。其脉洪。其相，春三月。王，夏三月。废，季夏六月。囚，秋三月，死。冬三月。其王日，丙丁，王时、禺中、日中。其困日，庚辛。困时，晡时、日入。其死日，壬癸；死时，人定、夜半。其藏神、其主臭、其养血、其候舌、其声言、其色赤、其臭焦、其液汗、其味苦、其宜甘、其恶咸。心俞在背第五椎，募在巨阙；小肠俞在第十八椎，募在关元。

右新撰。

心者南方火。万物洪盛，垂枝布叶，皆下垂如曲，故名曰钩。心脉洪大而长，洪则行气实，实则气无从出。大则荣气萌。萌洪相薄，可以发汗，故名曰长。

长洪相得，即引水浆。溉灌经络，津液皮肤。太阳洪大，皆是母躯。

幸得戊已，用牢根株。阳气上出，汗见于头。五内干枯，胞中空虚，医反下之，此为重虚也。脉浮有表无里，阳无所使。不但危身，并中其母。

右四时经。

黄帝问曰：夏脉如钩，何如而钩？岐伯曰：夏脉心也，南方火也，万物之所以盛长也。故其气来盛去衰，故曰钩。反此者病。黄帝曰：何如而反？

岐伯曰：其气来盛去亦盛，此谓太过，病在外。其来不盛去反盛，此谓不及，病在中。黄帝曰：夏脉太过与不及，其病皆何如？岐伯曰：太过，则令人身热而肤痛为浸淫。不及，则令人烦心。上见咳唾，下为气泄。帝曰：善。

心脉来，累累如连珠，如循琅玕，曰平；夏以胃气为本，心脉来，喘喘连属，其中微曲曰心病；心脉来，前曲后居，如操带钩，曰心死。

真心脉至，坚而搏，如循薏苡子，累累然，其色赤黑不泽，毛折乃死。

夏胃微钩曰乎，钩多胃少曰心病，但钩无胃曰死。胃而有石曰冬病。石甚曰今病。

心藏脉，脉舍神。怵惕思虑则伤神，神伤则恐惧自失，破脱肉，毛悴色夭，死于冬。

夏心火王，其脉洪，大而散，名曰平脉。反得沉濡而滑者，是肾之乘心，水之克火为贼邪，大逆，十死不治。反得大而缓者，是脾之乘心，子之扶母，为实邪，虽病自愈。反得弦细而长者，是肝之乘心，母之归子，为虚邪，虽病易治。反得浮涩而短者，是肺之乘心，金之陵火，为微邪，虽病即差。

心脉来，累累如贯珠滑利，再至曰平、三至曰离经病、四至脱精、五至死、六至命尽。手少阴脉。

心脉急甚为瘛疭；微急为心痛引背，食不下。缓甚为狂

中華藏書

黄帝内经

最新整理珍藏版

中国书店

笑；微缓为伏梁，在心下上下行，时唾血。大甚为喉介；微大为心痹引背，善泪出。小甚为善哕；微小为消瘅。滑甚为善渴；微滑为心疝引脐少腹鸣；涩甚为喑；微涩，为血溢维厥，耳鸣癫疾。

手少阴气绝，则脉不通；少阴者，心脉也；心者，脉之合也；脉不通，则血不流，血不流，则发色不泽，故其面黑如漆柴者，血先死。壬笃癸死，水胜火也。

心死脏。浮之脉实如豆麻击手，按之益躁疾者，死。

右《素问》、《针经》、张仲景。

脾胃部第三

脾象土，与胃合为腑。其经足太阴，与足阳明为表里。其脉缓。其相，夏三月；王，季夏六月，废，秋三月，囚，冬三月，死春三月。其王日，戊已。王时，食时，日昳，困日，壬癸；困时，人定，夜半。其死日，甲乙；死时，平旦、日出。其神意、其主味、其养肉、其侯口、其声歌、其色黄。

其臭香。其液涎。其味甘。其宜辛。其恶酸。脾俞在背第十一椎，募在章门。

胃俞在背第十二椎，募在太仓。

右新撰。

脾者土也，敦而福，敦者，厚也，万物众色不同，故名曰得福者广。万物悬根住茎，其叶在巅。蛸蜚蠕动，蚑蟜喘息，皆蒙土恩，德则为缓，恩则为迟，故令太阴脉缓而迟。尺寸不同。酸咸苦辛，大沙而生，互行其时，而以各行，皆不群行，尽可常服。土寒则温，土热则凉。土有一子，名之曰金，怀挟抱之，不离其身。金乃畏火，恐热来熏，遂弃其母，逃归水中，水自金子，而藏火神，闭门塞户，内外不通，此谓冬时也。土亡其子，其气衰微，水为洋溢，浸渍为池。走击皮肤，面目浮肿，归于四肢。愚医见水，直往下之，虚脾空胃。水遂居之，肺为喘浮。肝反畏肺，故下沉没。下有荆棘，恐伤其身，避在一边，以为水流。心衰则伏，肝微则沉，故令脉伏而沉。工医来占，固转孔穴，利其溲便，遂通水道，甘液下流，亭其阴阳，喘息则微，汗出正流。肝著其根，心气因起，阳行四肢。

肺气亭亭，喘息则安。肾为安声，其味为咸。倚坐母败，洟臭如腥。土得其子，则成为山；金得其母，名曰丘矣。

右四时经。

黄帝曰：四时之序，逆顺之变异也。然脾脉独何主？歧伯曰：脾者土也，孤脏以灌四旁者也。曰：然则脾善恶可得见乎？曰：善者不可得见，恶者可见。曰：恶者何如？曰：其来如水之流者，此谓太过，病在外。如鸟之喙，此谓不及，病在中。太过，则令人四肢沉重不举。其不及。则令人九窍雍塞不通，名曰重强。

脾脉来，而和柔相离，如鸡足践地，曰平；长夏以胃气为本，脾脉来，实而盈数如雉举足，曰脾病；脾脉来，坚兑如鸟之喙、如鸟之距、如屋之漏、如水之溜，曰脾死。

真脾脉至，弱而乍疏乍散，色青黄不泽，毛折乃死。

长夏胃微濡弱，曰平；弱多胃少，曰脾病；但弱无胃，曰死；濡弱有石，曰冬病；石甚，曰今病。

脾藏荣，荣舍意。愁忧不解则伤意，意伤则闷乱，四肢不举，毛悴色夭，死于春。

六月季夏建未，坤未之间土之位，脾王之时。其脉大，阿阿而缓，名曰平脉。反得弦细而长者，是肝之乘脾，木之克土，为贼邪，大逆，十死不治。

反得浮。涩而短者，是肺之乘脾，子之扶母，为实邪。虽病自愈。反得洪大而散者，是心之乘脾，母之归子，为虚邪，虽病易治。反得沉濡而滑者，肾之乘脾，水之陵土，为微邪，虽病即差。

脾脉长长而弱，来疏去数，再至曰平、三至曰离经病、四至脱精、五至死、六至命尽。足太阴脉也。

脾脉急甚为瘈疭，微急为膈中满，食饮入而还出，后沃沫。缓甚为痿厥，微缓为风痿，四肢不用。心慧然若无病。大甚为击仆。微大为痞气裹大脓血在肠胃之外，小甚为寒热。微小，为消瘅。滑甚为㿉癃。微滑为虫毒蛕，肠鸣热。涩甚为肠颊；微涩，为内溃，多下脓血也。

足太阴气绝，则脉不营其口唇，口唇者肌肉之本也，脉不营则肌肉濡，肌肉濡则人中满，人中满则唇反，唇反者肉先死。甲笃乙死，木胜土也。

脾死脏，浮之脉大缓，按之中如覆杯，洁洁状。如摇者，死。

右《素问》、《针经》、张仲景。

肺大肠部第四

肺象金，与大肠合为腑。其经手太阴，与手阳明为表里。其脉浮。其相，季夏六月；其王，秋三月；废，冬三月；囚，春三月；死，夏三月。其王日，庚辛；王时，晡时、日入。其困日，甲乙；困时，平旦、日出；其死日，丙丁；死时，禺中、日中。其神魄、其主声、其养皮毛、其候鼻、其声哭、其色白、其臭腥。

其液涕、其味辛、其宜咸、其恶苦。肺俞在背第三椎，募在中府。大肠俞在背第十六椎，募在天枢。

右新撰。

肺者西方金，万物之所终。宿叶落柯，萋萋枝条，其机然独在。其脉为微浮毛，卫气迟。荣气数，则在上，迟则在下，故名曰毛。阳当陷而不陷，阴当升而不升，为邪所中。阳中邪则卷，阴中邪则紧，卷则恶寒，紧则为栗，寒栗相薄，故名曰疟。弱则发热，浮乃来出。旦中旦发，暮中暮发。脏有远近，脉有迟疾，周有度数，行有漏刻。迟在上，伤毛采。数在下，伤下焦。

中焦有恶则见，有善则匿。阳气下陷，阴气则温，阳反在下，阴反在巅，故名曰长而且留。

右四时经。

黄帝问曰：秋脉如浮，何如而浮？歧伯对曰：秋脉肺也，西方金也，万物之所以收成也。故其气来，轻虚而浮，其气来急去散，故曰浮。反此者病。

黄帝曰：何如而反？歧伯曰：其气来毛而中央坚，两傍虚，此谓太过，病在外。其气来毛而微，此谓不及，病在中。黄帝曰：秋脉太过与不及，其病何如？

歧伯曰：太过，则令人气逆而背痛愠愠然。不及，则令人喘，呼吸少气而咳，上气见血，下闻病音。

肺脉来，厌厌聂聂，如落榆荚，曰肺平；秋以胃气为本，肺脉来不上不下如循鸡羽，曰肺病；肺脉来，如物之浮，如风吹毛，曰肺死。

真肺脉至，大而虚，如以毛羽中人肤色赤白不泽，毛折乃死。

秋胃微毛，曰平；毛多胃少，曰肺病；但毛无胃，曰死；毛而有弦，曰春病；弦甚，曰今病。

肺藏气，气舍魄。喜乐无极则伤魄，魄伤则狂，狂者意不存人，皮革焦，毛悴色夭，死于夏。

秋金肺王，其脉浮涩而短，曰平。脉反得洪大而散者，是心之乘肺，火之克金，为贼邪，大逆，十死不治。反得沉濡而滑者，肾之乘肺，子之扶母，为实邪，虽病自愈。反得大而缓者，是脾之乘肺，母之归子，为虚邪，虽病易治。反得弦细而长者，是肝之乘肺，木之陵金，为微邪，虽病即差。

肺脉来，泛泛，轻如微风吹鸟背上毛，再至曰平、三至曰离经病、四至脱精、五至死、六至命尽。手太阴脉也。

肺脉急甚为癫疾。微急为肺寒热，怠堕，咳唾血，引腰背胸，苦鼻息肉不通，缓甚为多汗。微缓为痿偏风，头以下汗出不可止。大甚为胫肿；微大为肺痹，引胸背，起腰内。小甚为飧泄；微小为消瘅。滑甚为息贲上气；微滑为上下出血。涩甚为呕血；微涩为鼠瘘，在颈支掖之间，下不胜其上，其能喜酸。

手太阴气绝，则皮毛焦。太阴者，行气温皮毛者也。气弗营则皮毛焦，皮毛焦则津液去，津液去则皮节伤，皮节伤者则爪枯毛折，毛折者，则气先死。丙笃丁死，火胜金也。

肺死脏，浮之虚，按之弱如葱叶，下无根者，死。

右《素问》、《针经》、张仲景。

肾膀胱部第五

肾象水，与膀胱合为腑。其经足少阴，与足太阳为表裏。其脉沉。其相，秋三月；其王，冬三月，废，春三月，囚，夏三月；其死，季夏六月。其王日，壬癸，王时，人定、夜半。其困日，丙丁；困时，禺中、日中。其死日，戊已，死时，食时、日昳。其神志、其主液其养骨、其候耳、其声呻、其色黑、其臭腐。

其液唾、其味咸、其宜酸、其恶甘。

肾俞在背第十四椎，募在京门。膀胱俞在背第十九椎，募在中极。

右新撰。

肾者，北方水，万物之所藏。百虫伏蜇，阳气下陷，阴气上升，阳气中出。阴气烈为霜，遂不上升，化为雪霜。猛兽伏蜇，蜾虫匿藏。其脉为沉，沉为阴，在里，不可发汗，发则蜾虫出，见其霜雪。阴气在表，阳气在藏，慎不可下，下之者伤脾，脾土弱即水气妄行。下之者，如鱼出水，蜾入汤。

重客在里，慎不可熏，熏之逆客，其息则喘。无持客热，令口烂疮。阴脉且解，血散不通，正阳遂厥，阴不往从。客热狂入，内为结胸。脾气遂弱，清溲痢通。

右四时经。

黄帝问曰：冬脉如营，何如而营？歧伯对曰：冬脉肾也，北方水也，万物之所以合藏，故其脉来沉而搏，故曰营。反此者病。黄帝曰：何如而反？

歧伯曰：其气来如弹石者。此谓太过，病在外。其去如数者，此谓不及，病在中。黄帝曰：冬脉太过与不及，其病皆如何？歧伯曰：太过则令人解，脊脉痛，而少气，不欲言。不及，则令人心悬如病饥，胻中清，脊中痛，小腹满，小便黄赤。

肾脉来，喘喘累累如钩，按之而坚，曰肾平；冬以胃气为本，肾脉来如引葛，按之益坚，曰肾病；肾脉来，发如夺索，辟辟如弹石，曰肾死。

真肾脉至，搏而绝，如以指弹石，辟辟然，其色黑黄不泽，毛折乃死。

冬胃微石，曰平；石多胃少，曰肾病；但石无谓，曰死；石而有钩，曰夏病；钩甚，曰今病。

凡人以水谷为本，故人绝水谷则死，脉无胃气亦死。所谓无胃气者，但得真脏脉，不得胃气也。所谓脉不得胃气者，肝不弦，肾不石也。

肾藏精，精舍志，盛怒而不止，则伤志，伤志则善忘其前言，腰脊痛，不可以俯仰屈伸，毛悴色夭，死于季夏。

冬肾水王，其脉沉濡而滑，曰平。脉反得大而缓者，是脾之乘肾，土之克水，为贼邪，大逆，十死不治。反得弦细而长者，是肝之乘肾，子之扶母，为实邪，虽病自愈。反得浮涩而短者，是肺之乘肾，母之归子，为虚邪，虽病易治。反得洪大而散者，是心之乘肾，火之陵水，为微邪，虽病即差。

肾脉沉细而紧，再至曰平、三至曰离经病、四至脱精、五至死、六至命尽。足少阴脉也。

肾脉，急甚为骨痿、癫疾；微急为奔豚，沉厥，足不收不得前后。缓甚为折脊；微缓为洞下，洞下者，食不化，入咽还出。大甚为阴痿；微大为石水，起脐下以至小腹，肿垂垂然，上至胃脘，死不治。小甚为洞泄；微小为消瘅。滑甚，为癃㿉；微滑为骨痿，坐不能起，目无所见，视见黑花。涩甚为大痈；微涩为不月水，沉痔。

足少阴气绝，则骨枯。少阴者，冬脉也，伏行而濡骨髓者也，故骨不濡，则肉不能著骨也。骨肉不相亲，则肉濡而却，肉濡而却，故齿长而垢，发无泽，发无泽者，骨先死，戊笃己死，土胜水也。

肾死脏，浮之坚，按之乱如转，益下入尺中者，死。

右《素问》、《针经》，张仲景。

脉经卷第四

辨三部九候脉证第一

经言：所谓三部者，寸关尺也。九候者，每部中有天地人也。上部主候从胸以上至头，中部主候从膈以下至气街，下部主候从气街以下至足。

浮、沉、牢、结、迟、疾、滑、涩，各自异名，分理察之，勿急观变，所以别三部九候，知病之所起，审而明之，针灸亦然也。故先候脉寸中，浮在皮肤，沉细在里。昭昭天道，可得长久。

上部之候，牢、结、沉、滑，有积气在膀胱。微细而弱，卧引里急，头痛，咳嗽。逆气上下。心膈上有热者，口干渴燥。病从寸口，邪人上者，名曰解。脉来至状如琴弦，苦少腹痛，女子经月不利，孔窍生疮，男子病痔，左右胁下有疮，上部不通者，苦少腹痛，肠鸣，寸口中虚弱者伤气，气不足。

大如桃李实，苦痹也。寸口直上者，逆虚也。如浮虚者，泄利也。

中部脉结者，腹中积聚，若在膀胱两胁下有热。脉浮而大，风从胃管入，水胀干呕，心下澹澹，如有桃李核。胃中有寒时，苦烦痛不食，食即心痛，胃胀支满，膈上积。胁下有热时，寒热淋露。脉横出上者，胁气在膀胱。病即著右横关入寸口中者，膈中不通，喉中咽难。刺关元，入少阴。

下部脉者，其脉来至浮大者脾也。与风集合时，上头痛引腰背；小滑者厥也。足下热，烦满，逆上抢心，上至喉中，状如恶肉，脾伤也。病少腹下，在膝诸骨节间，寒清不可屈伸，脉急如弦者筋急，足挛结者，四肢重。从尺邪入阳明者，寒热也。大风邪入少阴，女子漏白下赤，男子溺血，阳萎不起，引少腹痛。

人有三百六十脉，法三百六十日，三部者寸关尺也。尺脉为阴，阴脉常沉而迟；寸关为阳，阳脉俱浮而速，气出为动，入为息。故阳脉六息七息十三投，阴脉八息七息十五投，此其常也。

二十八脉相逐上下，一脉不来知疾所苦，尺胜治下，寸胜治上，尺寸俱平治中央。脐以上阳也，法于天；脐以下阴也，法于地。脐为中关，头为天，足为地。

有表无里，邪之所止得鬼病。何为表里？寸尺为表，关为里，两头有脉，关中绝不至也。尺脉上不至关为阴绝，寸脉下不至关为阳绝，阴绝而阳微，死不治。三部脉或至或不至，冷气在胃中，故令脉不通也。

上部有脉，下部无脉，其人当吐，不吐者死。上部无脉，下部有脉，虽困无所苦，所以然者，譬如人之有足，树之有根，虽枝叶枯槁，根本将自生，木有根本，即自有气，故知不死也。寸口脉平而死者，何也？然，诸十二经脉者，皆系于生气之原。所谓生气之原者，三焦之原，非谓十二经之根本也，谓肾间动气也。

此五脏六腑之本，十二经之根，呼吸之门，一名守邪之神也。

故气者，人根本也，根绝则茎枯矣。寸口脉平而死者，生气独绝于内也。

歧伯曰：形盛脉细，少气不足以息者，死。形瘦脉大，胸中多气者，死。

行气相得者，生；参伍不调者，病；三部九候皆相失者，死；上下左右之脉，相应如参舂者，病甚；上下左右相失，不可数者，死；中部之候虽独调，与众脏相失者，死；中部之候相减者，死；目内陷者，死。

黄帝曰：冬阴夏阳奈何？歧伯曰：九候之脉，皆沉细悬绝者，为阴主冬，故以夜半死。盛躁喘数者，为阳主夏，故以日中死。是故寒热者，平旦死。

热中及热病者，日中死；病风者，以日夕死；病水者，以夜半死；其脉乍数乍疏，乍迟乍疾者，以日乘四季死；形肉以脱，九候虽调犹死；七诊虽见，九候皆顺者，不死；所言不死者，风气之病及经月之病，似七诊之病而非也，故言不死。若

中華藏書

黄帝内经·最新整理珍藏版

中国书房

有七诊之病，其脉候亦败者，死矣。必发哕噫，必审问其所始病，与今之所方病，而后各切循其脉，视其经络浮沉，以上下送顺循之。其脉疾者，不病。其脉迟者，病。脉不往来者，死。皮肤著者，死。

两手脉结上部者濡，结中部者缓。结三里者豆起，弱反在关，濡反在巅，微在其上，涩反在下。微即阳气不足，沾热汗出，涩即无血，厥而且寒。

黄帝问曰：余每欲视色持脉，独调其尺，以言其病，从外知内为之奈何？

歧伯对曰：审其尺之缓急小大滑涩，肉之坚脆，而病形变定矣。调之何如？

对曰：脉急者，尺之皮肤亦急，脉缓者，尺之皮肤亦缓。脉小者，尺之皮肤减而少。脉大者，尺之皮肤亦大。脉滑者，尺之皮肤亦滑。脉涩者，尺之皮肤亦涩。凡此六变，有微有甚。故善调尺者，不待于寸。善调脉者，不待于色，能参合行之，可为上工。

尺肤滑以淖泽者，风也。尺内弱解安卧脱肉者，寒热也。尺肤涩者，风痹也。只肤粗如枯鱼之鳞者，水泆饮也。尺肤热甚脉盛躁者，病温也。其脉盛而滑者，汗且出。尺肤寒甚脉小者，泄少气。尺肤烜热，先热后寒者，寒热也。尺肤先寒久持之而热者，亦寒热也。尺烜然热，人迎大者，当夺血。

尺紧人迎脉小甚则少气，色白有加者，立死。肘后独热者，腰以上热。肘前独热者，膺前热。肘后独热者，肩背热。肘后粗以下三、四寸，肠中有虫。

手所独热者，腰以上热。臂中独热者，腰腹热。掌中热者，腹中热。掌中寒者，腹中寒。鱼上白肉有青血脉者，胃中有寒。

诸浮诸沉，诸滑诸涩，诸弦诸紧，若在寸口，膈以上病。若在关上，胃以下病。若在尺中，肾以下病。

寸口脉滑而迟，不沉不浮，不长不短，为无病，左右同法。

寸口太过与不及，寸口之脉中手短者曰头痛。中手长者曰足胫痛。中手促上击者曰肩背痛。

寸口脉浮而盛者，病在外。

寸口脉沉而坚者，病在中。

寸口脉沉而弱者曰寒热及疝瘕，小腹痛。

寸口脉沉而弱，发必堕落。

寸口脉沉而紧，苦心下有寒，时痛，有积聚。

寸口脉沉，胸中短气。

寸口脉沉而喘者，寒热。

寸口脉但实者，心劳。

寸口脉紧或浮，膈上有寒，肺下有水气。

脉紧而长过寸口者，注病。

脉紧上寸口者，中风。风头痛，亦如之。

脉弦上寸口者，宿食；降者，头痛。

脉来过寸入鱼际者，遗尿。

脉出鱼际，逆气喘息。

寸口脉潋潋，如羹上肥，阳气微。连连如蜘蛛丝，阴气衰。

寸口脉偏绝，而臂偏不遂。其人两手俱绝者，不可治。两手前部阳绝者，苦心下寒毒，喙中热。

关上脉浮而大，风在胃中，张口肩息，心下澹澹，食欲呕。

关上脉微浮，积热在胃中，呕吐蛔虫，心健忘。

关上脉滑而大小不匀，是为病方欲进，不出一、二日，复欲发动，其人欲多饮，饮即注利。如利止者，生；不止者，死。

关上脉紧而滑者，蛔动。

关上脉涩而坚大而实，按之不减有力，为中焦实，有伏结在脾，肺气塞，实热在胃中。

关上脉襜襜大，而尺寸细者，其人必心腹冷积，症瘕结聚，欲热饮食。

关上脉时来时去，乍大乍小，乍疏乍数者，胃中寒热，羸劣不欲饮食，如疟状。

尺脉浮者，客阳在下焦。

尺脉细微，溏泄下冷利。

尺脉弱寸强，胃络脉伤。

尺脉虚小者，足胫寒，痿痹脚疼。

尺脉涩，下血，不利，多汗。

尺脉滑而疾为血虚。

尺脉沉而滑者，寸白虫。

尺脉细而急者，筋挛痹不能行。

尺脉粗常热者，谓之热中，腰胯疼，小便赤热。

尺脉偏滑疾，面赤如醉，外热为病。

平杂病脉第二

滑为实，为下，又为阳气衰；数为虚，为热；浮为风，为虚；动为痛、为惊。

沉为水、为实，又为鬼疰。弱为虚，为悸。

迟则为寒，涩则少血，缓则为虚，洪则为气。

紧则为寒，弦数为疟。

疟脉自弦，弦数多热，弦迟多寒。微则为虚，代散则死。

弦为痛痹，偏弦为饮，双弦则胁下拘急而痛，其人恶寒。

脉大，寒热在中。

伏者，霍乱。安卧脉盛，谓之脱血。

凡亡汗，肺中寒，饮冷水，咳嗽，下利，胃中虚冷，此等其脉并紧。

浮而大者，风。

浮而大者，中风，头重鼻塞。

浮而缓，皮肤不仁，风寒入肌肉。

滑而浮散者，摊缓风。

滑者，鬼疰。

涩而紧，痹病。

浮洪大长者，风眩癫疾。

大坚疾者，癫病。

弦而钩，胁下如刀刺，状如蜚尸，至困不死。紧而急者，遁尸。

洪大者，伤寒热病。

浮洪大者，伤寒。秋吉，春成病。

浮而滑者，宿食。

浮滑而疾者，食不消，脾不磨。

短疾而滑，酒病。

浮而细滑，伤饮。

迟而滑，中寒，有癥结。

駃而紧，积聚，有击痛。

弦急，疝瘕，小腹痛，又为癖病。

迟而滑者，胀。

盛而紧曰，胀。

弦小者，寒澼。

沉而弦者，悬饮内痛。

弦数，有寒饮，冬夏难治。紧而滑者，吐逆。

小弱而涩，胃反。

迟而缓者，有寒。

微而紧者，有寒。

沉而迟，腹藏有冷病。

微弱者，有寒，少气。

实紧，胃中有寒，苦不能食，时时利者，难治。滑数，心下结，热盛。

滑疾，胃中有热。

缓而滑，曰热中。

沉而急，病伤寒，暴发虚热。

浮而绝者，气急。

辟大而滑，中有短气。

浮短者，其人肺伤，诸气微少，不过一年死，法当嗽也。沉而数，中水，冬不治，自愈。

短而数，心痛心烦。

弦而紧，胁病，脏伤，有瘀血。

沉而滑，为下重，亦为背膂痛。

脉来细而滑，按之能虚，因急持直者僵仆，从高堕下，病在内。

微浮，秋吉，冬成病。

微数，虽甚不成病，不可劳。

浮滑疾紧者，以合百病，久易愈。

阳邪来，见浮洪。

阴邪来，见沉细。

水谷来，见坚实。

脉来乍大乍小、乍长乍短者，为祟。

脉来洪大嫋者，社祟。

脉来沉沉泽泽，四肢不仁而重，土祟。

脉与肌肉相得，久持之至者，可下之。

弦小紧者，可下之。

紧而数，寒热俱发，必下乃愈。

弦迟者，宜温药。

紧数者，可发其汗。

诊五脏六腑气绝证候第三

病人肝绝，八日死，何以知之？面青，但欲伏眠，目视而不见人，汗出如水不止。

病人胆绝，七日死，何以知之？眉为之倾。

病人筋绝，九日死，何以知之？手足爪甲青，呼骂不休。

病人心绝，一日死，何以知之？肩息回视，立死。

病人肠绝，六日死。何以知之？发直如干麻不得屈伸，白汗不止。

病人脾绝，十二日死，何以知之？口冷，足肿，腹热胪胀，泄利不觉，出无时度。

病人胃绝，五日死，何以知之？脊痛腰中重，不可反复。

病人肉绝，六日死，何以知之？耳干，舌皆肿，溺血，大便赤泄。

病人肺绝，三日死，何以知之？口张，但气出而不还。

病人大肠绝，不治，何以知之？泄利无度，利绝则死。

病人肾绝，四日死，何以知之？齿为暴枯，面为正黑，目中黄色，腰中欲折，白汗出如注流水。

病人骨绝，齿黄落，十日死。

诸浮脉无根者，皆死。

诊四时相反脉证第四

春三月木王，肝脉治当先至、心脉次之、肺脉次之、肾脉次之、此为四时王相顺脉也。到六月土王，脾脉当先至，而反不至，反得肾脉，此为肾反脾也，七十日死。何为肾反脾？夏火王，心脉当先至，肺脉次之，而反得肾脉，是谓反肾脾。期五月六月，忌丙丁。

脾反肝，三十日死。何谓脾反肝？春肝脉当先至而反不至，脾脉先至，是谓脾反肝。期正月、二月，忌甲乙。

肾反肝，三岁死。何为肾反肝？春肝脉当先至，而反不至，肾脉先至，是谓肾反肝也。期七月、八月，忌庚辛。

肾反心，二岁死。何为肾反心？夏心脉当先至，而反不至，肾脉先至，是谓肾反心也。期六月，忌戊己。

论诊损至脉第五

脉有损至，何谓也？然，至之脉，一呼再至曰平；三至曰离经；四至曰夺精；五至曰死；六至曰命绝；此至之脉也。何谓损？一呼一至曰离经；二呼一至曰夺精；三呼一至曰死；四呼一至曰命绝；此损之脉也。至脉从下上，损脉从上下也。损脉之为病奈何？然，一损，损于皮毛，皮聚而毛落；二损，损于血脉，血脉虚少，不能荣于五脏六腑也；三损，损于肌肉，肌肉消瘦，食饮不为肌肤；四损，损于筋，筋缓不能自收持；五损，损于骨，骨痿不能起于床；反此者至之为病也。从上下者，骨痿不能起于床者，死。从下上者，皮而毛落者，死。治损之法奈何？然，损其肺者，益其气。损其心者，调其荣卫。损其脾者，调其饮食，适其寒温。损其肺者，缓其中。损其肾者，益其精气，此治损之法也。

脉有一呼再至，一吸再至。一呼三至，一吸三至。一呼四至，一吸四至。一呼五至，一吸五至。一呼六至，一吸六至。一呼一至，一吸一至。再呼一至，再吸一至。呼吸再至，脉来如此，何以别知其病也？然：脉来一呼再至，一吸再至，不大不小，曰平。一呼三至，一吸三至，为适得其病。前大后小，即头痛目眩。

前小后大，即胸满短气。一呼四至，一吸四至，病适欲甚。脉洪大者，苦烦满。沉细者，腹中痛，滑者，伤热。涩者，中雾露。一呼五至，一吸五至，其人当困。

即夜加，浮大即昼加，不大小，虽困可治，其有大小者，为难治。一呼六至，一吸六至，为十死脉也。沉细夜死，浮大昼死。

一呼一至，吸一至，名曰损。人虽能行，犹当着床，所以然者，血气皆不足故也。再呼一至，再吸一至，名曰无魂。无魂者，当死也。人虽能行，名曰行尸。

扁鹊曰：脉一出一入，曰平。再出一入少阴；三出一入太阴；四出一入厥阴。再入一出少阳，三入一出阳明；四入一出太阳，脉出者为阳，入者为阴。故人一呼而脉再动，气行三寸，一吸而脉再动，气行三寸。呼吸定息，脉五动，一呼一吸为一息。气行六寸。人十息。脉五十动，气行六尺。二十息。脉百动，为一备之气，以应四时。天有三百六十五日，人有三百六十五节。昼夜漏下水百刻，一备之气。脉行丈二尺。一日一夜，行于十二辰，气行尽，则周遍于身，与天道相合，故曰平。平者无病也。一阴一阳是也。

脉再动为一至，再至而紧，即夺气。一刻百三十五息，十刻千三百五十息，百刻万三千五百息，二刻为一度，一度气行一周身，昼夜五十度。脉三至者离经。

一呼而脉三动，气行四寸半，人一息脉七动，气行九寸。十息脉七十动，气行九尺，一备之气，脉百四十动，气行一丈八尺，一周于身，气过百八十度，故曰离经。离经者，病，一阴二阳是也。

三至而紧，则夺血。脉四至，则夺精。一呼而脉四动，气

中華藏書

《脉经》

中国书房

一三六七

行六寸。人一息脉九动，气行尺二寸。人十，脉九十动，气行一丈二尺。一备之气，脉百八十动，气行二丈四尺。一周于身，气过三百六十度，再遍于身，不及五节，一时之气而重至。诸脉浮涩者，五脏无精，难治。一阴三阳是也。四至而紧，则夺形。

脉五至者，死。一呼而脉五动，气行七寸半。人一息，脉十一动，气尺五寸。人十息，脉百一十动，气行丈五尺。一备之气，脉二百二十动，气行三丈。一周于身，三百六十五节，气行过五百四十度。再周于身，过百七十度。一节之气，而至此，气浮涩，经行血气竭尽，不守于中，五脏痿痹，精神散亡。脉五至而紧则死。三阴三阳是也，虽五，犹末如之何也。

脉一损一乘者，人一呼而脉一动，人一息而脉再动，气行三寸。十息脉二十动，气行三尺。一备之气，脉四十动，气行六尺，不及周身，百八十节。

气短不能周遍于身，苦少气，身体懈堕矣。

脉再损者，人一息而脉一动，气行一寸五分。人十息脉十动，气行尺五寸。一备之气，脉二十动，气行三尺，不及周身二百节。凝气血尽，经中不能及，故曰离经。血去不在其处，小大便皆血也。

脉三损者，人一息复一呼而脉一动。十息脉七动，气行尺五寸。当行尺五寸。一备之气，脉十四动，气行三尺一寸，不及周身二百九十七节，故曰争。气行血留，不能相与俱微。气闭实则胸满脏枯，而争于中，其气不朝，血凝于中死矣。

脉四损者，再息而脉一动。人十息脉五动，气行七寸半。一备之气，脉十动，气行尺五寸。不及周身三百一十五节，故曰亡血。亡血者，亡失其度。

身羸疲，皮裹骨。故气俱尽，五脏失神，其死明矣。

脉五损者，人再息复一呼而脉一动。人十息脉四动，气行六寸。一备之气，脉八动，气行尺二寸。不及周身三百二十四节，故曰绝。绝者，气急不下床，口气寒，脉俱绝，死矣。

歧伯曰：脉失四时者，为至启，至启者，为损至之脉也。损之为言，少阴主骨为重，此志损也。饮食衰减，肌肉消者，是意损也。身安卧，卧不便利，耳目不明，是魂损也。呼吸不相通，五色不华，是魄损也。四肢皆见脉为乱，是神损也。

大损三十岁，中损二十岁，下损十岁，损各以春夏秋冬。平人，人长脉短者，是大损，三十岁。人短脉长者，是中损，二十岁。手足皆细，是下损，十岁。

失精气者，一岁而损。男子左脉短，右脉长是为阳损，半岁。女子右脉短，左脉长，是为阴损，半岁。春脉当得肝脉，反得脾肺之脉，损。夏脉当得心脉，反得肾肺之脉，损。秋脉当得肺脉反得肝心之脉，损。冬脉当得肾脉，反得心脾之脉，损。

当审切寸口之脉，知绝不绝，前后去为绝。掌上相击，坚如弹石，为上脉虚尽，下脉尚有，是为有胃气。上下脉皆尽者，死。不绝不消者，皆生。

是损脉也。至之为言，言语音深，远视愦愦，是志之至也。身体粗大，饮食暴多，是意之至也。语言妄见，手足相引，是魂之至也。茏葱华色，是魄之至也，脉微小不相应，呼吸自大，是神之至也，是至脉之法也。死生相应，病各得其气者，生。十得其半也。黄帝曰：善。

诊脉动止投数疏数死期年月第六

脉一动一止，二日死。二动一止，三日死。三动一止，四日死，或五日死。四动一止，六日死。五动一止，五日死，或七日死。六动一止，八日死。

七动一止，九日死。八动一止，十日死。九动一止，九日死。又云十一日死。

十动一止，立夏死。十一动一止，夏至死。十二、十三动一止，立秋死。十四、十五动一止，立冬死。二十动一止，一岁死，若立秋死。二十一动一止，二岁死。二十五动一止，立冬死。三十动一止，二岁若三岁死。三十五动一止，三岁死。四十动一止，四岁死。五十动一止，五岁死。不满五十动一止，五岁死。

脉来五十投而不止者，五脏皆受气，即无病。脉来四十投而一止者，一脏无气。却后四岁，春草生而死。脉来三十投而一止者，二脏无气，却后三岁，麦熟而死。脉来二十投而一止者，三脏无气，却后二岁，桑椹赤而死。

脉来十投而一止者，四脏无气，岁中死。得节不动，出清明日死，远不出谷雨而死。脉来五动而一止者，五脏无气，却后五日而死。脉一来而久住者，宿病在心主中治。脉二来而久住者，病在肝枝中治。脉三来而久住者，病在脾下中治。脉四来而久住者，病在肾间中治。脉五来而久住者，病在肺支中治。

五脉病，虚羸人得此者，死。所以然者，药不得而治，针不得而及，盛人可治，气全故也。

诊百病死生决第七

诊伤寒，热盛，脉浮大者，生。沉小者，死。

伤寒，已得汗，脉沉小者，生。浮大者，死。

温病，三、四日以下，不得汗，脉大疾者，生。脉细小难得者，死不治。

温病，穰穰大热，其脉细小者，死。

温病，下利，腹中痛甚者，死不治。

温病，汗不出，出不至足者，死。厥逆汗出，脉坚强急者，生。虚缓者，死。

温病，二、三日，身体热，腹满，头痛，食饮如故，脉直而疾者，八日死。四、五日，头痛，腹痛而吐，脉来细强，十二日死。八、九日，头不疼，身不痛，目不赤，色不变，而反利，脉来喋喋按之不弹手，时大，心下坚，十七日死。

热病，七、八日，脉不软不散者，当喑喑。后三日，温汗不出者，死。

热病，七、八日，其脉微细，小便不利，加暴口燥，脉代，舌焦干黑者，死。

热病，未得汗，脉盛躁疾，得汗者，生。不得汗者，难差。

热病，已得汗，脉静安者，生。脉躁者，难治。

热病，已得汗，常大热不去者，亦死。

热病，已得汗，热未去，脉微躁者，慎不得刺治。

热病，发热，热甚者，其脉阴阳皆竭，慎勿刺。不汗出，必下利。

诊人被风，不仁痿蹶，其脉虚者，生。紧急疾者，死。

诊癫病，虚则可治，实则死。

癫疾，脉实坚者，生。脉沉细小者，死。

癫疾，脉搏大滑者，久久自己。其脉沉小急实，不可治；小坚急，亦不可疗。

诊头痛目痛，久视无所见者，死。

诊人心腹积聚，其脉坚强急者，生。虚弱者，死。又实强者，生。沉者，死。其脉大，腹大胀，四肢逆冷，其人脉形长者，死。腹胀满，便血，脉大时绝，极下血，脉小疾者，死。心腹痛，痛不得急，脉细小迟者，生。坚大疾者，死。

肠澼，便血，身热则死，寒则生。

肠澼，下白沫，脉沉则生。浮则死。

肠澼，下脓血，脉弦绝则死。滑大则生。肠澼之属，身热，脉不弦绝，滑大者，生。弦涩者，死。以藏期之。

肠澼，下脓血，脉沉小流连者，生。数疾且大，有热者，死。

肠澼，筋挛，其脉小细安静者，生。浮大紧者，死。

洞泄，食不化，不得留，下脓血，脉微小迟者，生。紧急者，死。

泄注，脉缓时小结者，生。浮大数者，死。

蚀食阴肛，其脉虚小者，生。紧急者，死。

咳嗽，脉沉紧者，死。浮直者，生。浮软者，生。小沉伏匿者，死。

咳嗽，羸瘦，脉形坚大者，死。

咳嗽，脱形，发热，脉小坚急者，死。肌瘦，下脱形，热不去者，死。

咳而呕，腹胀且泄，其脉弦急欲绝者，死。

吐血、衄血、脉滑小弱者，生。实大者，死。

汗出若衄，其脉小滑者，生。大躁者，死。

唾血，脉紧强者；死。滑者，生。

吐血再咳，上气，其脉数，有热，不得卧者，死。

上气，脉数者，死。谓其形损故也。

上气，喘息低昂，其脉滑，手足温者，生。脉涩，四肢寒者，死。

上气，面浮肿，肩息，其脉大，不可治，加利必死。

上气，注液，其脉虚宁宁伏匿者，生。坚强者，死。

寒气上攻，脉实而顺滑者，生。实而逆涩者，死。

痟瘅，脉实大，病久可治。脉弦小坚急，病久不可治。

消渴，脉数大者，生。细小浮短者，死。

消渴，脉沉小者，生。实坚大者，死。

水病，脉洪大者，可治。微细者，不可治。

水病，胀闭，其脉浮大软者，生。沉细虚小者，死。

水病，腹大如鼓，脉实者，生。虚者，死。

卒中恶，吐血数升，脉沉数细者，死。浮大疾快者，生。

卒中恶，腹大，四肢满，脉大而缓者，生。紧大而浮者死。紧细而微者，亦生。

病疮，腰脊强急、瘛疭者，皆不可治。

寒热，瘛疭，其脉代绝者，死。

金疮，血出太多，其脉虚细者，生。数实大者，死。

金疮出血，脉沉小者，生。浮大者，死。

斫疮出血一、二石，脉来大，二十日死。

斫刺俱有，病多，少血，出不自止断者，其血止，脉来大者，七日死。

滑细者，生。

从高倾仆，内有血，腹胀满，其脉坚强者，生。小弱者，死。

人为百药所中伤，脉浮涩而疾者，生。微细者，死。洪大而迟者，生。

人病甚而脉不调者，难差。人病甚而脉洪者，易差。

人内外俱虚，身体冷而汗出，微呕而烦扰，手足厥逆，体不得安静者，死。

脉实满，手足寒，头热，春秋生，冬夏死。

老人脉微，阳赢阴强者，生。脉焱大加息者，死。阴弱阳强，脉至而代，奇月而死。

尺脉涩而坚，为血实气虚也。其发病腹痛，逆满气上行，此为妇人胞中绝伤，有恶血，久成结瘕，得病以冬时，黍稷赤而死。

尺脉细而微者，血气俱不足，细而来有力者，是谷气不充，病得节辄动，枣叶生而死，此病秋时得之。

左手寸口脉偏动，乍大乍小不齐，从寸口至关，关至尺，三部之位，处处动摇，各异不同，其人病，仲夏得之此脉，桃花落而死。

右手寸口脉偏沉伏，乍小乍大，朝来浮大，暮夜沉伏。浮大即太过，上出鱼际，沉伏即下不至关中，往来无常。时时复来者，榆叶枯落而死。

右手尺部脉，三十动一止，有顷更还，二十动一止，乍动乍疏，连连相因，不与息数相应，其人虽食谷犹不愈，蘩草生而死。

左手尺部脉，四十动而一止，止而复来，来逆如循直木，如循张弓弦，絙絙然如两人共引一索，至立冬死。

诊三部脉虚实决死生第八

三部脉调而和者，生。

三部脉废者，死。

三部脉虚，其人长病得之，死。虚而涩，长病亦死，虚而滑亦死，虚而缓亦死，虚而弦急，癫病亦死。

三部脉实而大，长病得之，死。实而滑，长病得之，生。卒病得之，死。

实而缓亦生，实而紧亦生。实而紧急，癫痫可治。

三部脉强，非称其人病便死。

三部脉赢，非其人得之，死。

三部脉粗，长病得之，死。卒病得之，生。

三部脉细而软，长病得之，生。细而数，亦生。微而紧亦生。

三部脉大而数，长病得之，生。卒病得之，死。

三部脉微而伏，长病得之，死。

三部脉软，长病得之，不治自愈。治之，死。卒病得之，生。

三部脉浮而结长病得之，死。浮而滑，长病亦死；浮而数，长病风得之，生。卒病得之，死。

三部脉孔，长病得之，生。卒病得之，死。

三部脉弦而数，长病得之，生。卒病得之，死。

三部脉革，长病得之，死。卒病得之，生。

三部脉坚而数，如银钗股，蛊毒病，必死。数而软，蛊毒病得之，生。

三部脉潋潋如羹上肥，长病得之，死。卒病得之，生。

三部脉连连如蜘蛛丝，长病得之，死。卒病得之，生。

三部脉如霹雳，长病得之，死。三十日死。

三部脉如弓弦，长病得之，死。

三部脉累累如贯珠，长病得之，死。

三部脉如水淹然流，长病不治自愈，治之反死。

三部脉如屋漏，长病十日死。

三部脉如雀啄、长病七日死。

三部脉如釜中汤沸，朝得暮死。夜半得，日中死。日中得夜半死。

三部脉急，切腹间病反婉转腹痛，针上下差。

脉经卷第五

张仲景论脉第一

问曰：脉有三部，阴阳相乘。荣卫气血，在人体躬，呼吸出入，上下于中，因息游布，津液流通。随时动作，效象形容，春弦秋浮，冬沉夏洪。察色观脉，大小不同，一时之间，变无经常，尺寸参差，或短或长。上下乖错，或存或亡。病辄改易，进退低昂。心迷意惑，动失纪纲，愿为缕陈，令得分明。

师曰：子之所问，道之根源。脉有三部，尺寸及关。荣卫流行，不失衡铨，肾沉心洪，肺浮肝弦，此自经常，不失铢分。出入升降，漏刻周旋，水下二刻，脉一周身，旋复寸口，虚实见焉。变化相乘，阴阳相干。风则浮虚，寒则紧弦，沉潜水滀，支饮急弦，动弦为痛，数洪热烦。设有不应，知变所缘，三部不同，病各异端。太过可怪，不及亦然。邪不空见，终必有奸，审察表里，三焦别分，知邪所舍，消息诊看，料度腑脏，独见若神。为子条记，传与贤人。

扁鹊阴阳脉法第二

脉，平旦曰太阳，日中见阳明，晡时曰少阳，黄昏曰少阴，夜半曰太阴，鸡鸣曰厥阴，是三阴三阳时也。

少阳之脉，乍小乍大，乍长，乍短，动摇六分。王十一月甲子夜半，正月、二月甲子王。太阳之脉，洪大以长，其来浮于筋上，动摇九分。三月、四月甲子王。阳明之脉，浮大以短，动摇三分。大前小后，状如科斗，其至跳。五月、六月甲子王。少阴之脉紧细，动摇六分。王五月甲子日，七月、八月甲子王。太阴之脉，紧细以长，乘于筋上，动摇九分。九月、十月甲子王。厥阴之脉，沉短以紧，动摇三分。十一月、十二月甲子王。厥阴之脉急弦，动摇至六分已上，病迟脉寒，少腹痛引腰，形喘者，死。

脉缓者，可治，刺足厥阴入五分。

少阳之脉乍短，乍长，乍大，乍小，动摇至六分已上。病头痛，胁下满，呕可治。扰即死。刺两季肋端足少阳也，入七分。

阳明之脉洪大以浮，其来滑而跳，大前细后，状如科斗，动摇至三分已上。病眩头痛，腹满痛，呕可治。扰即死。刺脐上四寸，脐下三寸，各六分。

从二月至八月，阳脉在表，从八月至正月，阳脉在里。附阳脉强，附阴脉弱。至即凉，实则癫疢．细而沉，不癫疢即泄，泄即烦，烦即渴，渴即腹满，满即扰，扰即肠澼，澼即脉代，乍至乍不至。大而沉即咳，咳即上气，上气甚则肩息，肩息甚则口舌血出，血出甚即鼻血出。

变出寸口，阴阳表里，以互相乘。如风有道，阴脉乘阳也。寸口中，前后溢者，行风；寸口中，外实内不满者，三风，四温；寸口者，劳风；劳风者，大病亦发。駃行汗出亦发。软风者，上下微微扶骨，是其诊也。表缓腹内急者，软风也。猥雷实夹者，飘风，从阴趋阳者，风邪，一来调，一来速，鬼邪也。阴缓阳急者，表有风来入藏也。阴急者，风已抱阳入腹。上逯逯，下宛宛，不能至阳，流饮也。上下血微，阴强者，为漏癖。阳强者，酒癖也。

伛偷不过微反阳，澹浆也。阴，扶骨绝者，从寸口前顿趣于阴，汗水也。来调四布者、欲病水也。阴脉不偷，阳脉伤，复少津。寸口中后大前兑，至阳而实者，癖食。小过阳，一分者，七日癖。二分者，十日癖。三分者，十五日癖。四分者，二十日癖；四分中伏不过者，半岁癖。敦敦不至胃阴一分，饮饵癖也。外勾者，久癖也。内卷者，十日以还。外强内弱者，裹大核也。

并浮而弦者汁核。并浮紧而数，如沉，病暑食粥。有内紧而伏，麦饭若饼。

寸口脉倚阳，紧细以微，爪菜皮也。若倚如紧，荠藏菜也。赜赜无数，生肉癖也；附阳者，灸肉癖也。小倚生，浮大如故，生麦豆也。

扁鹊脉法第三

扁鹊曰：人一息脉二至谓平脉，体形无苦。人一息脉三至谓病脉。一息四至谓痹者，脱脉气。其眼睛青者，死。人一息脉五至以上，死，不可治也。

都息病，脉来动，取极五至，病有六、七至也。

扁鹊曰：平和之气，不缓不急、不滑不涩、不存不亡、不短不长、不俯不仰、不从不横，此谓平脉。肾受如此，身无

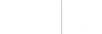

苦也。

扁鹊曰：脉气弦急，病在肝。少食多厌，里急，多言，头眩目痛，腹满筋挛，癫疾上气，少腹积坚，时时唾血，咽喉中干。相病之法，视色听声，观病之所在，候脉要诀岂不微乎。脉浮如数，无热者，风也。若浮如数，而有热者，气也。脉洪大者，又两乳房动，脉复数，加有寒热，此伤寒病也。

若羸长病，如脉浮溢寸口，复有微热，此疟气病也。如复咳又多热，乍剧乍差，难治也。又疗无剧者，易差。不咳者，易治也。

扁鹊华佗察声色要诀第四

病人五藏已夺，神明不守，声嘶者，死。

病人循衣缝，谵言者，不可治。

病人阴阳俱绝，掣衣撮空，妄言者，死。

病人妄言错乱及不能语者，不治。热病者，可治。

病人阴阳俱绝，失音不能言者，三日半死。

病人两目皆有黄色起者，其病方愈。

病人面黄目青者，不死；青如草滋，死。

病人面黄目赤者，不死；赤如衄血，死。

病人面黄目白者，不死；白如枯骨，死。

病人面黄目黑者，不死；黑如炲，死。

病人面目俱等者，不死。

病人面黑目青者，不死。

病人面青目白者，死。

病人面黑目白者，不死。

病人面赤目青者，六日死。

病人面黄目青者，九日必死，是谓乱经。饮酒当风，邪入胃经，胆气妄泄，目则为青，虽有天救，不可复生。

病人面赤目白者，十日死。忧恚思虑，心气内索，面色反好，急求棺椁。

病人面白目黑者，死；此谓荣华已去，血脉空索。

病人面黑目白者，八日死；肾气内伤，病因留积。

病人面青目黄者，五日死。

病人著床，心痛短气，脾竭内伤，百日复愈。能起傍徨，因坐于地，其立倚床，能治此者，可谓神良。

病人面无精光若土色，不受饮食者，四日死。

病人目无精光，及牙齿黑色者，不治。

病人耳目鼻口有黑色起，入于口者，必死。

病人耳目及颧颊赤者，死在五日中。

病人黑色出于额，上发际，下直鼻脊，两颧上者，亦死在五日中。

病人黑气出天中，下至年上颧上者，死。

病人及健人，黑色若白色起，入目及鼻口，死在三日中。病人及健人，面忽如马肝色，望之如青，近之如黑者，死。病人面黑，目直视，恶风者，死。

病人面黑唇青者，死。

病人面青唇黑者，死。

病人面黑，两肋下满，不能自转反者，死。

病人目直视，肩息者，一日死。

病人头目久痛，卒视无所见者，死。

病人阴结阳绝，目精脱，恍惚者，死。

病人阴阳绝竭，目眶陷者，死。

病人眉系倾者，七日死。

病人口如鱼口，不能复闭，而气出多不反者，死；病人口张者，三日死。

病人唇青，人中反，三日死。

病人唇反，人中反者，死。

病人唇口忽干者，不治。

病人唇肿齿焦者，死。

病人阴阳俱竭，其齿如熟小豆，其脉駃者，死。

病人齿忽变黑者，十三日死。

病人舌卷卵缩者，必死。

病人汗出不流，舌卷黑者，死。

病人发直者，十五日死。

病人发如干麻，善怒者，死。

病人发与眉冲起者，死。

病人爪甲青者，死。

病人爪甲白者，不治。

病人手足爪甲下肉黑者，八日死。

病人荣卫竭绝，面浮肿者，死。

病人卒肿，其面苍黑者，死。

病人手掌肿，无文者，死。

病人脐肿，反出者，死。

病人阴囊茎俱肿者，死。

病人脉绝，口张足肿者，五日死。

病人足跗上肿，两膝大如斗者，十日死。

病人卧，遗屎不觉者，死。

病人尸臭者，不可治。

肝病皮黑，肺之日庚辛死。

心病目黑，肾之日壬癸死。

脾病唇青，肝之日甲乙死。

肺病颊赤目肿，心之日丙丁死。

肾病面肿唇黄，脾之日戊己死。

青欲如苍璧之泽，不欲如蓝。

赤欲如绵裹朱，不欲如赭。

白欲如鹅羽，不欲如盐。

黑欲如重漆，不欲如炭。

黄欲如罗裹雄黄，不欲如黄土。

目色赤者，病在心，白在肺，黑在肾，黄在脾，青在肝。黄色不可名者，病胸中。

诊目病，赤脉从上下者，太阳病也，从下上者，阳明病也；从外入内者，少阳病也。

诊寒热瘰疬，目中有赤脉，从上下至瞳子，见一脉，一岁死。见一脉半，一岁半死。见二脉，二岁死。见二脉半，二岁半死。见三脉，三岁死。

诊龋齿痛，按其阳明之脉来，有过者独热。在右右热、在左左热、在上上热、在下下热。

诊血脉者，多赤多热，多青多痛，多黑为久痹。多赤多黑多青皆见者，寒热身痛，面色微黄，齿垢黄，爪甲上黄，黄疸也。安卧，小便黄赤，脉小而涩者，不嗜食。

扁鹊诊诸反逆死脉要诀第五

扁鹊曰：夫相死脉之气，如群鸟之聚，一马之驭系，水交驰之状，如悬石之落。出筋之上，藏筋之下，坚关之里，为在荣卫，伺候交射，不可知也。

脉病人不病，脉来如屋漏、雀啄者，死。又经言：得病七、八日，脉如屋漏、雀啄者，死。

脉来如弹石，去如解索者，死。

脉困病人脉如虾之游，如鱼翔者，死。

脉如悬薄卷索者，死。脉如转豆者，死。脉如偃刀者，死。脉涌涌不去者，死。脉忽去忽来暂止复来者，死。脉中侈者，死。脉分绝者，死。

脉有表无里者，死。经名曰结，去即死，何谓结？脉在指下如麻子动摇，属肾，名曰结，去死近也。

脉五来一止，不复增减者，死。经名曰代，何谓代？脉五来一止也。脉七来是人一息，半时不复增减，亦名曰代，正死不疑。

经言：病或有死，或有不治自愈，或有连年月而不已。其死生存亡，可切脉而知之耶？然，可具知也。设病者若闭目不欲见人者，脉当得肝脉，弦急而长，反得肺脉，浮短而涩者，死也。病若开目而渴，心下牢者，脉当得紧实而数，反得沉滑而微者，死。病若吐血，复鼽衄者，脉当得沉细，而反浮大牢者，死。病若谵言妄语，身当有热，脉当洪大，而反手足四逆，脉反沉细微者，死。病若大腹而泄，脉当微细而涩，反得紧大而滑者，死。此之谓也。

经言：形脉与病相反者，死。奈何？然，病若头痛目痛，脉反短涩者，死。

病若腹痛，脉反浮大而长者，死。病若腹满而喘，脉反滑利而沉者，死。病若四肢厥逆，脉反浮大而短者，死。病若耳

中华藏书

黄帝内经·最新整理珍藏版

中国书店

聋，脉反浮大而涩者，死。病若目，脉反大而缓者，死。

左有病而右痛，右有病而左痛，下有病而上痛，上有病而下痛，此为逆，逆者死，不可治。

脉来沉之绝濡，浮之不止，推手者，半月死；脉来微细而绝者，人病当死。

人病脉不病者，生。脉病人不病者，死。

人病尸厥，呼之不应，脉绝者，死；脉当大反小者，死。

肥人脉细小。如丝欲绝者，死。

赢人得躁脉者，死。

人身涩，而脉来往滑者，死。

人身滑，而脉来往涩者，死。

人身小，而脉来往大者，死。

人身短，而脉来往长者，死。

人身长，而脉来往短者，死。

人身大，而脉来往小者，死。

尺脉不应寸，时如驰，半日死。

肝脾俱至，则谷不化。肝多即死。

肺肝俱至，则痛疽，四肢重。肺多即死。

心肺俱至，则痹，消渴懈怠。心多即死。

肾心俱至，则难以言，九窍不通，四肢不举。肾多即死。

脾肾俱至，则五脏败坏。脾多即死。

肝心俱至，则热甚疭，汗不出，妄见邪。

肝肾俱至，则疝瘕，少腹痛，妇人月使不来。

肝满肾满肺满皆实则为肿。肺之雍喘而两胠满。肝雍，两胠满、卧则惊、不得小便。肾雍，脚下至少腹满、胫有大小、髀胻大跛、易偏枯。

心肺满大，痫瘛筋挛。

肝脉小急，痫瘛筋挛。

肝脉骛暴，有所惊骇，脉不至，若喑不治自已。

肾脉小急，肝脉小急，心脉小急，不鼓，皆为瘕。

肾肝并沉，为石水，并浮，为风水。并虚，为死。并小弦，欲惊。肾脉大急沉，肝脉大急沉，皆为疝。

心脉搏滑急为心疝。肺脉沉搏，为肺疝。

脾脉外鼓，沉为肠澼，久自已。

肝脉小缓为肠澼，易治。

肾脉小搏脉沉，为肠澼，下血，血温身热者，死。心肝澼，亦下血。脏同病者，可治。其脉小沉涩者，为肠澼，其身热者，死。热见七日死。

胃脉沉鼓涩，胃外鼓大，心脉小，紧急，皆膈偏枯。男子发左，女子发右，不喑舌转，可治，三十日起。其顺者喑，三岁起。年不满二十者，三岁死。

脉至而搏，血衄身有热者，死。脉来如悬钩，浮为热。

脉至如喘，名曰气厥。气厥者，不知与人言。

脉至如数，使人暴惊，三、四日，自已。

脉至浮合，浮合如数，一息十至，十至以上，是为经气予不足也。微见，九十日，死。脉至如火新然，是心精之予夺也，草干而死。

脉至如散叶，是肝气予虚也。木叶落而死。

脉至如省客，省客者，脉塞而鼓，是肾气予不足也。悬去枣华而死。脉至如泥丸，是胃经予不足也，榆荚落而死。

脉至如横格，是胆气予不足也。禾熟而死。

脉至如弦缕，是胞精予不足也。病善言，下霜而死。不言，可治。脉至如交漆，交漆者，左右傍至也，微见，四十日死。脉至如涌泉，浮鼓肌中，是太阳气予不足也，少气，味韭英而死。

脉至如委土之状，按之不得，是肌气予不足也，五色先见黑，白垒发死。

脉至如悬雍，悬雍者，浮揣切之益大，是十二俞之予不足也。水凝而死。

脉至如偃刀者，偃刀者，浮之小急，而按之坚大急，五脏菀熟，寒热独并于肾也，如此，其人不得坐，立春而死。

脉至如丸滑，不直手，不直手者，按之不可得也，是大肠气予不足也。

枣叶生而死。

脉至如春者，令人善恐，不欲坐卧，行立常听，是小肠气予不足也，季秋而死。

问曰：常以春二月中，脉一病人，其脉反沉。师记言：到秋当死。其病反愈，到七月复病，因往脉之，其脉续沉。复记言：至冬死。问曰：二月中，得沉脉，何以故处之至秋死也？师曰：二月之时，其脉自当濡弱而弦，得沉脉，到秋自沉，脉见浮即死，故知到秋当死也。七月之时，脉复得沉，何以处之至冬当死？师曰：沉脉属肾，真脏脉也，非时妄见。经言：王相囚死。冬脉本王脉，不再见，故知至冬当死也。然后至冬复病，正以冬至日死，故知为谛。华佗效此。

脉经卷第六

肝足厥阴经病证第一

肝气虚则恐；实则怒。肝气虚则梦见圆苑生草，得其时则梦伏树下不敢起。肝气盛则梦怒。厥气客于肝，则梦山林树木。

病在肝，平旦慧，下晡甚，夜半静。

病先发于肝者，头目眩，胁痛支满，一日之脾，闭塞不通，身痛体重。二日之胃，而腹胀。三日之肾，少腹腰首痛，胫酸。十日不已，死。冬日入，夏早食。

肝脉搏坚而长，色不青，当病坠堕若搏，因血在胁下，令人喘逆。若软而散。其色泽者，当病溢饮。溢饮者，渴暴多饮，而溢入肌皮、肠胃之外也。

肝脉沉之而急，浮之亦然，苦胁下痛，有气支满，引少腹而痛，时小便难，苦目眩头痛，腰背痛，足为逆寒，时癃，女人月使不来，时无时有，得之少时，有所坠堕。

青脉之至也，长而左右弹，诊曰有积气在心下支胠，名曰肝痹。得之寒湿，与疝同法。腰痛、足清、头痛。

肝中风者，头目瞤瞤，两胁痛，行常伛，令人嗜甘如阻归状。

肝中寒者，其人洗洗恶寒，翕翕发热，面翕然赤，絷絷有汗，胸中烦热。

肝中寒者，其人两臂不举、舌本燥、善太息、胸中痛、不得转侧、时时盗汗、咳、食已吐其汁。

肝主胸中喘，怒骂。其脉沉，胸中必室，欲令人推按之，有热，鼻窒。

凡有所坠堕，恶血留内，若有所大怒，气上而不能下，积于左胁下则伤肝。肝伤者其人脱肉，又卧，口欲得张，时时手足青，目瞑瞳人痛，此为肝脏伤所致也。

肝胀者，胁下满而痛，引少腹。肝水者，其人腹大，不能自转侧，而胁下腹中痛，时时津液微生，小便续通。

肺乘肝，即为痈肿；心乘肝，必吐利。

肝著者，其病人常欲蹈其胸上，先未苦时，但欲饮热。

肝之积，名曰肥气，在左胁下，如覆杯，有头足如龟鳖状。久久不愈，发咳、逆，痎疟，连岁月不已，以季夏戊己日得之，何也？肺病传肝、肝当传脾，脾适以季夏王，王者不受邪，肝复欲还肺，肺不肯受，因结留为积，故知肥气以季夏得之。

肝病：其色青，手足拘急，胁下苦满，或时眩冒，其脉弦长，此为可治。

宜服防风竹沥汤，秦艽散。春当刺大敦，夏刺行间，冬刺曲泉，皆补之。季夏刺太冲，秋刺中郄，皆泻之。又当灸期门百壮；背第九椎五十壮。

肝病者，必两胁下痛，引少腹，令人善怒。虚则目无所见，耳无所闻，善恐，如人将捕之。若欲治之，当取其经。

足厥阴与少阳气逆，则头目痛，耳聋不聪，颊肿，取血者。

邪在肝，则两胁中痛。寒中，恶血在腑内，善瘛，节时肿。取之行间，以引胁下，补三里，以温胃中，取血脉，以散恶血，取耳间青脉，以去其瘛。

足厥阴之脉，起于大指聚毛之际，上循足跗上廉，去内踝一寸，上踝八寸，交出太阴之后，上腘内廉，循股阴，入阴毛中，环阴器，抵少腹，侠胃，属肝，络胆，上贯膈，布胁肋，循喉咙之后，上入颃颡，连目系，上出额，与督脉会于巅。其支者，从目系，下颊里，环唇内。其支者，复从肝别贯膈，上注肺中。是动则病，腰痛不可以俯仰，丈夫㿉疝，妇人少腹肿，甚则嗌干，面尘，脱色。是主肝所生病者，胸满，呕逆，洞泄，狐疝，遗溺，闭癃。盛者，则寸口大一倍于人迎；虚者，则寸口反小于人迎也。

足厥阴之别，名曰蠡沟，去内踝上五寸，别走少阳。其别者，循经上睾，结于茎。其病气逆，则睾肿卒疝。实则挺长，热；虚则暴痒。取之所别。

肝病，胸满胁胀，善恚怒，叫呼，身体有热，而复恶寒，四肢不举，面目白，身体滑。其脉当弦长而急，今反短涩，其色当青，而反白者，此是金之克木，为大逆，十死不治。

胆足少阳经病证第二

胆病者，善大息，口苦，呕宿汁，心澹澹恐，如人将捕之，嗌中介介然，数唾。候在足少阳之本末，亦见其脉之陷下者灸火；其寒热，刺阳陵泉。善呕有若汁，长太息，心中澹澹善悲恐，如人将捕之。邪在胆，逆在胃，胆溢则口苦，胃气逆则呕苦汁，故曰呕胆。刺三里以下胃气逆；刺足少阳血络以闭胆；却调其虚实以去其邪也。

胆胀者，胁下痛胀，口苦，太息。

厥气客于胆，则梦斗讼。

足少阳之脉，起于目兑眦，上抵头角，下耳后，循颈，行手少阳之脉前，至肩上，却交手少阳之后，入缺盆。其支者，从耳后入耳中，出走耳前，至目兑眦后。其支者，别目兑眦，下大迎，合手少阳于，下加颊车，下颈，合缺盆，以下胸中，贯膈，络肝，属胆，循胁里，出气街，绕毛际，横入髀厌中。其直者，从缺盆下腋，循胸中，过季胁，下合髀厌中，以下循髀阳，出膝外廉，下外辅骨之前，直下抵绝骨之端，下出外踝之前，循足跗上，出小指次指之端。其支者，跗上入大指之间，循大指歧内，出其端，还贯入爪甲，出三毛。是动则病口苦，善太息，心胁痛，不能反侧，甚则面微尘，体无膏泽，足外反热，是为阳厥。是主骨所生病者，头角痛，颔痛，目兑眦痛，缺盆中肿痛，腋下肿，马刀挟瘿，汗出，振寒，疟，胸中、胁肋、髀、膝外至胻、绝骨、外踝前、及诸节皆痛，小指次不用。盛者，则人迎大一倍于寸口；虚者，则人迎反小于寸口也。

心手少阴经病证第三

心气虚，则悲不已；实，则笑不休。心气虚，则梦救火，伤物，得其时则梦燔灼。心气盛，则梦喜笑及恐畏。

厥气客于心，则梦兵烟火。

病在心，日中慧，夜半甚，平旦静。

病先发于心者，心痛。一日之肺喘咳，三日之肝胁痛支满，五日之脾闭塞不通，身痛体重。三日不已死。冬夜半，夏日中。

心脉搏坚而长，当病舌卷不能言。其软而散者。当病消渴，而已。

心脉沉之小而紧，浮之不喘，苦心下聚气而痛，食不下，喜咽唾，时手足热，烦满，时忘不乐喜太息，得之忧思。

赤脉之至也，喘而坚，诊曰：有积气在中，时害于食，名曰心痹。得之外疾，思虑而心虚，故邪从之。

心脉急，名曰心疝，少腹当有形。其以心为牡脏，小肠为之使，故少腹当有形。

邪哭使魂魄不安者，血气少也。血气少者，属于心。心气虚者，其人即畏，合目欲眠，梦远行而精神离散，魂魄妄行。阴气衰者即为癫，阳气衰者即为狂。

五脏者，魂魄之宅舍，精神之所依托也。魂魄飞扬者，其五脏空虚也，即邪神居之，神灵所使，鬼而下之，脉短而微，其脏不足，则魂魄不安。

魂属于肝，魄属于肺。肺主津液，即为涕泣。肺气衰者，即为泣出。肝气衰者，魂则不安。肝主善怒，其声呼。

心中风者，翕翕发热，不能起，心中饥而欲食，食则呕。

心中寒者，其人病心如啖蒜状，剧者，心痛彻背，背痛彻心，如虫注。

其脉浮者，自吐乃愈。

愁忧虑则伤心，心伤则苦惊，喜忘善怒。心伤者，其人劳倦即头面赤而下重，心中痛彻背，自发烦热，当脐跳手，其脉弦，此为心脏伤所致也。

心胀者，烦心短气，卧不安。

心水者，其人身体重。而少气，不得卧，烦而躁，其阴大肿。

肾乘心，必癃。

真心痛，手足至节，心痛甚，旦发夕死，夕发旦死。

心腹痛，懊，发作肿聚，往来上下行，痛有休作，心腹中热，苦渴，涎出者，是蛔咬也。以手聚按而坚，持之，毋令得移，以大针刺之，久持之；虫不动，乃出针。肠中有虫蛔咬，皆不可取以小针。

心之积，名曰伏梁，起于脐上，上至心，大如臂，久久不愈，病烦心，心痛。以秋庚辛日得之，何也？肾病传心，心当传肺，肺适以秋王，王者不受邪，心腹欲还肾，肾不肯受，因留结为积，故知伏梁以秋得之。

心病，其色赤，心痛短气，手掌烦热，或啼笑骂詈，悲思愁虑，面赤身热，其脉实大而数，此为可治。春当刺中冲，夏刺劳宫，季夏刺太陵，皆补之；秋刺间使，冬刺曲泽，皆泻之。又当灸巨阙五十壮，背第五椎百壮。

心病者，胸内痛，胁支满，两胁下痛，膺背肩甲间痛，两臂内痛。虚则胸腹大，胁下与腰背相引而痛。取其经，手少阴、大阳，舌下血者。其变病，刺郄中血者。

邪在心，则病心痛，善悲，时眩仆，视有馀不足而调之其俞。

黄帝曰：手少阴之脉独无输，何也？歧伯曰：少阴者，心脉也。心者，五脏六腑之大主也。心为帝王，精神之所舍，其脏坚固，邪不能客。客之则伤心，心伤则神去，神去则身死矣。故诸邪在于心者，皆在心之包络。包络也者，心主之脉也，故少阴无输焉。少阴无输，心不病乎？对曰：其外经肺病，脏不病，故独取其经于掌后兑骨之端也。

手心主之脉，起于胸中，出属心包，下膈，历络三焦。其支者，循胸，出胁，下腋三寸，上抵腋下，循膈内，行太阴少阴之间，入肘中，下臂，行两筋之间，入掌中，循中指出其端。其支者，别掌中，循小指次指出其端。

是动则病，手心热，肘臂挛急，腋肿，甚则胸胁支满，心中澹澹大动，面赤目黄，善笑不休。是主脉所生病者，烦心，心痛，掌中热。盛者，则寸口大一倍于人迎；虚者，则寸口反小于人迎也。

手心主之别，名曰内关，去腕二寸，出于两筋间，循经以上，系于心包络，心系气实则心痛，虚则为烦心。取之两筋间。

心病，烦闷，少气，大热，热上烫心，呕吐，咳逆，狂语，汗出如珠，身体厥冷。其脉当浮，今反沉濡而滑。其色当赤，而反黑者，此是水之克火，为大逆，十死不治。

小肠手太阳经病证第四

小肠病者，少腹痛，腰脊控睾而痛，时窘乏，复耳前热。苦寒甚，独肩上热，及手小指次指之间热。若脉陷者，此其候也。

少腹控睾，引腰脊，上中心，邪在小肠者，连睾系，属于脊，贯肝肺，络心系。气盛则厥逆，上冲肠胃，动肝肺，散于肓，结于厌，故取之肓原以散之，刺太阴以与之，取厥阴以下之，取巨虚下廉以去之，按其所过之经以调之。

小肠有寒，其人下重，便脓血，有热，必痔。小肠有宿食，常暮发热，明日复止。小肠胀者，少腹䐜胀，引腹而痛。

厥气客于小肠，则梦聚邑街衢。

手太阳之脉，起之于小指之端，循手外侧，上腕，出踝中，直上循臂骨下廉，出肘内侧两骨之间，上循臑外后廉，出肩解绕肩甲，交肩上，入缺盆，向腋络心，循咽，下膈，抵胃，属小肠。其支者，从缺盆循颈上颊，至目兑眦，却入耳中。其支者，别者，别颊，上䪼，抵鼻，至目内眦，斜络于颧。

是动则病嗌痛，颔肿，不可以顾，肩似拔，似折。是主液所生病者，耳聋，目黄，颊颔肿、颈、肩、肘、臂外后廉痛。盛者，则人迎大再倍于寸口；虚者，则人迎反小于寸口也。

脾足太阴经病证第五

脾气虚，则四肢不用，五脏不安；实则腹胀，泾溲不利。

脾气虚，则梦饮食不足，得其时，则梦筑垣盖屋。脾气盛，则梦歌乐，体重，手足不举。

厥气客于脾，则梦丘陵大泽，坏屋风雨。

病在脾，日昳慧，平旦甚，日中持，下晡静。

病先发于脾，闭塞不通，身痛体重。一日之胃，而腹胀；二日之肾，少腹腰脊痛，胫酸；三日之膀胱，背筋痛，小便闭。十日不已，死。冬人定，夏晏食。

脾脉搏坚而长，其色黄，当病少气。其软而散，色不泽者，当病足胻肿，若水状。

脾脉沉之而濡，浮之而虚，苦腹胀，烦满，胃中有热，不嗜食，食而不化，大便难，四肢苦痹，时不仁，得之房内。月使不来，来而频并。

黄脉之至也，大而虚，有积气在腹中，有厥气，名曰厥疝。女子同法，得之疾使四肢，汗出当风。

寸口脉弦而滑，弦则为痛，滑则为实。痛即为急，实即为踊，痛踊相搏，即胸胁抢急。

趺阳脉浮而涩，浮即胃气微，涩即脾气衰，微衰相搏，即呼吸不得，此为脾家失度。

寸口脉双紧，即为入，其气不出，无表有里，心下痞坚。

趺阳脉微而涩，微即无胃气，涩即伤脾，寒在于膈，而反下之，寒积不消，胃微脾伤，谷气不行，食已自噫，寒在胸膈，上虚下实，谷气不通，为秘塞之病。

寸口脉缓而迟，缓则为阳，卫气长；迟则为阴，荣气促。荣卫俱和，刚柔相得，三焦相承，其气必强。

跌阳脉滑而紧，滑即胃气实，紧即脾气伤。得食而不消者，此脾不治也。

能食而腹不满，此为胃气有馀。腹满而不能食，心下如饥，此为胃气不行，心气虚也。得食而满者，此为脾家不治。

脾中风者，翕翕发热，形如醉人，腹中烦重，皮肉瞤瞤而短气也。

凡有所击仆，若醉饱入房，汗出当风，则伤脾。脾伤则中气阴阳离别，阳不从阴，故以三分候死生。

脾气弱，病利下白，肠垢大便坚，不能更衣，汗出不止，名口脾气弱。

或五液注下，青、黄、赤、白、黑。

病人鼻下平者，胃病也。微赤者，病发痈。微黑者，有热。青者，有寒。白者，不治，唇黑者，胃先病。微燥而渴者，可治。不渴者，不可治。脐反出者，此为脾先落。

脾胀者，善哕，四肢急，体重不能衣。

脾水者，其人腹大，四支苦重，津液不生，但苦少气，小便难。

跌阳脉浮而涩，浮则胃气强，涩则小便数，浮涩相搏，大便则坚，其脾为约。脾约者，其人大便坚，小便利而反不渴。

凡人病脉以解，而反暮微烦者，人见病者差安，而强与谷，脾胃气尚弱，不能消谷，故令微烦。损谷则愈。

脾之积，名曰痞气，在胃脘，覆大如盘。久久不愈，病四肢不收，黄瘅，食饮不为肌肤。以冬壬癸日得之，何也？肝病传脾，脾当传肾，肾适以冬王，王者不受邪，脾复欲还肝，肝不肯受，因留结为积，故知痞气以冬得之。

脾病，其色黄，饮食不消，腹苦胀满，体重节痛，大便不利，其脉微缓而长，此为可治。宜服平胃丸、泻脾丸、茱萸丸、附子汤。春当刺隐白，冬刺阴陵泉，皆泻之；夏刺大都，季夏刺公孙，秋刺商丘，皆补之。又当灸章门五十壮，背第十一椎百壮。

脾病者，必身重，苦饥，足痿不收；行善瘛，脚下痛；虚则腹胀，肠鸣，溏泄，食不化；取其经，足太阴、阳明、少阴血者。

邪在脾，则肌肉痛。阳气有余，阴气不足，则热中，善饥。阳气不足，阴气有余，则寒中，肠鸣腹痛。阴阳俱有余，若俱不足，则有寒有热。皆调其三里。

足太阴之脉，起于大指之端，循指内侧白肉际，过核骨后，上内踝前廉，上腨内，循胻骨后，交出厥阴之前，上循膝股内前廉，入腹，属脾，络胃，上膈侠咽，连舌本，散舌下。其支者，复从胃别上膈，注心中。是动则病舌本强，食则呕，胃管痛，腹胀，善噫，得后与气，则快然而食，身体皆重。

是主脾所生病者，舌本痛，体不能动摇，食不下，烦心，心下急痛、寒疟、溏、瘕、泄、水闭、黄疸、好卧、不能食肉、唇青、强立股膝内痛厥、足大指不用。盛者，则寸口大三倍于人迎；虚者，则寸口反小于人迎也。

足太阴之别，名曰公孙，去本节后一寸，别走阳明，其别者，入络肠胃。

厥气上逆，则霍乱。实则腹中切痛；虚则膨胀。取之所别。

脾病，其色黄，体青，失溲，直视，唇反张，爪甲青，饮食吐逆，体重节痛，四肢不举。其脉当浮大而缓，今反弦急，其色当黄，今反青，此是木之克土，为大逆，十死不治。

胃足阳明经病证第六

胃病者，腹胀，胃脘当心而痛，上支两胁，膈咽不通，饮食不下，取三里。

饮食不下，隔塞不通，邪在胃脘。在上管，则抑而刺之；在下管，则散而去之。

胃脉搏坚而长，其色赤，当病折髀。其软而散者，当病食痹，髀痛。胃中有癖，食冷物者，痛，不能食；食热即能食。胃胀者，腹满，胃管痛，鼻闻焦臭，妨于食，大便难。

诊得胃脉，病形何如？曰：胃实则胀，虚则泄。

病先发于胃，胀满。五日之肾，少腹腰脊痛，胻酸。三日之膀胱，背筋痛，小便闭。五日上之脾，闭塞不通，身痛体重。六日不已，死。冬夜半后，夏日昳，脉浮而芤，浮则为阳，芤则为阴，浮芤相搏，胃气生热，其阳则绝。

趺阳脉浮者，胃气虚也。趺阳脉浮大者，此胃家微，虚烦圊，必日再行。

芤而有胃气者，脉浮之大而软、微按之芤，故知芤而有胃气也。

趺阳脉数者，胃中有热，即消谷引食。趺阳脉涩者，胃中有寒，水谷不化。趺阳脉粗粗而浮者，其病难治。趺阳脉浮迟者，故久病。趺阳脉虚，则遗溺；实则失气。

动作头痛重，热气朝者，属胃。

厥气客于胃，则梦饮食。

足阳明之脉，起于鼻交頞中，旁约太阳之脉，下循鼻外，入上齿中，还出侠口，环唇，下交承浆，却循颐后下廉，出大迎，循颊车，上耳前，过客主人，循发际，至额颅。其支者，从大迎前下人迎，循喉咙，入缺盆，下膈属胃，络脾。其直者，从缺盆下乳内廉，下侠脐，入气街中；其支者，起胃下口，循腹里，下至气街中而合，以下髀关，抵伏菟，下入膝膑中，下循胻外廉，不足跗，入中指内间。其支者，下膝三寸而别，以下入中指外间；其支者，别跗上，入大指间，出其端，是动则病凄凄然振寒，善伸，数欠，颜黑，病至恶人与火，闻木音则惕然而惊，心动，欲独闭户牖而处，甚则欲上高而歌，弃衣而走，贲响腹胀，是为骭厥，是主血。所生病者，狂疟，温淫汗出，衄衊，口喎，唇紧，颈肿，喉痹，大腹水肿，膝膑痛循膺、乳、街、股、伏菟、骭外廉、足跗上皆痛，中指不用。

气盛，则身以前皆热，其有余于胃，则消谷善饥，溺色黄。气不足，则身以前皆寒栗，胃中寒，则胀满。

盛者，则人迎大三倍于寸口；虚者，则人迎反小于寸口也。

肺手太阴经病证第七

肺气虚，则鼻息利少气；实，则喘喝，胸凭仰息。肺气虚，则梦见白物，见人斩血藉藉，得其时，则梦见兵战。肺气盛，则梦恐惧哭泣。厥气客于肺，则飞扬，见金铁之器奇物。

病在肺，下晡慧，日中甚，夜半静。

病先发于肺，喘咳。三日之肝，胁痛支满。一日之脾，闭塞不通，身痛体重。五日之胃，腹胀。十日不已，死。冬日入，夏日出。

肺脉搏坚而长，当病唾血。其濡而散者，当病漏汗至今不复散发。

肺脉沉之而数，浮之而喘，苦洗洗寒热，腹满，肠中热，小便赤，肩背痛，从腰以上汗出。得之房内，汗出当风。

白脉之至也，喘而浮大，上虚下实，惊，有积气在胸中，喘而虚，名曰肺痹，寒热，得之醉而使内也。

肺中风者，口燥而喘，身运而重，冒而肿胀。肺中寒者，其人吐浊涕。

形寒寒饮则伤肺，以其两寒相感，中外皆伤，故气逆而上行。肺伤者，其人劳倦则咳唾血。其脉细紧浮数，皆吐血，此为躁扰嗔怒得之，肺伤气壅所致。

肺胀者，虚而满，喘咳逆倚息，目如脱状，其脉浮。肺水者，其人身体重而小便难，时时大便鸭溏。

肝乘肺，必作虚喘。

脉软而弱，弱反在关，软反在颠。浮反在上，弱反在下。浮则为阳，弱则血不足。必弱为虚，浮弱自别，浮则自出，弱则为入。浮则为出不入，此为有表无里。弱则为入不出，此为无表有里。阳出极汗，齐腰而还，此为无表有里，故名曰厥阳。在当汗出不汗出。

趺阳脉浮缓，少阳微紧，微为血虚，紧为微寒，此为鼠乳，其病属肺。

肺之积，名曰息贲，在右胁下，覆大如杯。久久不愈，病洒洒寒热，气逆喘咳，发肺痈。以春甲乙日得之，何也？心病传肺，肺当传肝，肝适以春王，王者不受邪，肺复欲还心，心不肯受，因留结为积，故知息贲以春得之。

肺病，其色白，身体但寒无热，时时咳，其脉微迟，为可治。宜服五味子大补肺汤、泻肺散。春当刺少商，夏刺鱼际，皆泻之；季夏刺太渊，秋刺经渠，冬刺尺泽，皆补之。又当灸膻中百壮，背第三椎二十五壮。

肺病者，必喘咳，逆气，肩息，背痛，汗出，尻、阴、股、膝挛，髀、腨、胻足皆痛。虚则少气，不能报息，耳聋，嗌干。取其经手太阴，足太阳之外、厥阴内、少阴血者。

邪在肺，则皮肤痛，发寒热，上气，气喘，汗出，咳动肩背。取之膺中外俞，背第三椎之傍，以手痛按之，快然，乃刺之；取之缺盆中以越之。

手太阴之脉，起于中焦，下络大肠，还循胃口，上膈，属肺，从肺系横出腋下，下循臑内，行少阴、心主之前，下循臂内上骨下廉，入寸口，上鱼，循鱼际，出大指之端。其支者，从腕后直次指内廉，出其端。是动则病肺胀满，膨膨而喘咳，缺盆中痛，甚则交两手而瞀、是为臂厥。是主肺所生病者，咳，上气喘喝，烦心胸满，臑臂内前廉痛，掌中热。气盛有余，则肩背痛，风汗出，小便数而欠。气虚，则肩背痛寒，少气不足以息，溺色变，卒遗失无度。盛者则寸口大三倍于人迎。虚者，则寸口反小于人迎也。

手太阴之别，名曰列缺，起于腕上分间，别走阳明。其别者，并太阴之经，直入掌中，散入于鱼际。其实则手兑掌热；虚则欠咳，小便遗数。取之去腕一寸半。

肺病，身当有热，咳嗽，短气，唾出脓血。其脉当短涩，今反浮大，其色当白，而反赤者，此是火之克金，为大逆，十死不治。

大肠手阳明经病证第八

大肠病者，肠中切痛而鸣濯濯，冬日重感于寒则泄，当脐而痛，不能久立。与胃同候，取巨虚上廉。

肠中雷鸣，气上冲胸，喘，不能久立，邪在大肠。刺肓之原、巨虚上廉、三里。

大肠有寒，鹜溏；有热，便肠垢。

大肠有宿食，寒栗发热，有时如疟状。

大肠胀者，肠鸣而痛，寒则泄，食不化。

厥气客于大肠，则梦田野。

手阳明之脉，起于大指次指之端外侧，循指上廉，出合谷两骨之间，上入两筋之中，循臂上廉，上入肘后廉，循臑外前廉，上肩，出髃骨之前廉，上出柱骨之会上，下入缺盆，络肺，下膈，属大肠。其支者，从缺盆直入上颈，贯颊，入下齿缝中，还出侠口，交人中，左之右，右之左，上侠鼻孔。

是动则病齿痛，肿；是主津所生病者，目黄，口干，鼽衄，喉痹，肩前臑痛，大指次指痛不用；气盛有余，则当脉所过者热肿。虚，则寒栗不复。盛者，则人迎大三倍寸口；虚者，则人迎反小于寸口也。

肾足少阴经病证第九

肾气虚，则厥逆。实，则胀满，四肢正黑。肾气虚，则梦见舟船溺人，得其时，梦伏水中，若有畏怖。肾气盛，则梦腰脊两解不相属。厥气客于肾，则梦临渊，没居水中。

病在肾，夜半慧，日乘四季甚，下晡静。

病先发于肾，少腹腰脊痛，胫酸；三日之膀胱，背筋痛，小便闭，二日上之心，心痛；三日之小肠，胀；四日不已，死。冬大食，夏晏晡。

肾脉搏坚而长，其色黄而赤，当病折腰。其软而散者，当病少血。

肾脉沉之大而坚，浮之大而紧，苦手足骨肿，厥，而阴不兴，腰脊痛，少腹肿，心下有水气，时胀闭，时泄。得之浴水中，身未干而合房内，及劳倦发之。

黑，脉之至也，上坚而大，有积气在少腹与阴，名曰肾痹。得之沐浴清水而卧。

凡有所用力举重，若入房过度，汗出如浴水，则伤肾。

肾胀者，腹满引背，央央然，腰髀痛。肾水者，其人腹大，脐肿，腰重痛，不得溺，阴下湿如鼻头汗，其足逆寒，大便反坚。

肾著之为病，从腰以下冷，腰重如带五千钱。

肾著之病，其人身体重，腰中冷如冰状，反不渴，小便自利，食饮如敌，是其证也。病属下焦。从身劳汗出，衣里冷湿故，久久得之。

肾之积，名曰奔豚，发于少腹，上至心下，如豚奔走之状，上下无时。

久久不愈，病喘逆，骨痿，少气。以夏丙丁日得之，何也？脾病传肾，肾当传心，心适以夏王，王者不受邪，肾复欲还脾，脾不肯受，因留结为积，故知奔豚以夏得之。

水流夜疾，何以故？师曰：土休，故流疾而有声。人亦应之，人夜卧则脾不动摇，脉为之数疾也。

肾病，其色黑，其气虚弱，吸吸少气，两耳苦聋，腰痛，时时失精，饮食减少，膝以下清，其脉沉滑而迟，此为可治。宜服内补散、建中汤、肾气丸、地黄煎。春当刺涌泉，秋刺伏留，冬刺阴谷，皆补之；夏刺然谷、季夏刺大溪，皆泻之。又当灸京门五十壮，背刺第十四椎百壮。

肾病者，必腹大，胫肿痛，喘咳，身重，寝汗出，憎风。虚即胸中痛，大腹、小腹痛，清厥，意不乐。取其经，足少阴、太阳血者。

邪在肾，则骨痛，阴痹。阴痹者，按之而不得、腹胀，腰痛，大便难，肩背、颈项强痛，时眩。取之涌泉、昆仑，视有血者尽取之。

足少阴之脉，起于小指之下，斜趣足心，出然骨之下，循内踝之后，别入跟中，以上腨内，出腘中内廉，上股内后廉，贯脊，属肾，络膀胱。其直者，从肾上贯肝膈，入肺中，循喉咙，侠舌本。其支者，从肺出络心，注胸中。是动则病饥而不欲食，面黑如炭色，咳唾则有血，喉鸣而喘，坐而欲起，目无所见，心悬若饥状，气不足则善恐，心惕惕若人将捕之，是为肾厥。是主肾所生病者，口热，舌干，咽肿，上气，嗌干及痛，烦心，心痛，黄疸，肠澼，脊股内后廉痛，痿厥，嗜卧，足下热而痛。灸则强食生肉，缓带被发，大杖重履而步。盛者，则寸口大再倍于人迎，虚者，则寸口反小于人迎也。

足少阴之别，名曰大冲，当踝后绕跟，别走太阳。其别者，并经上走于心包，下贯腰脊。其病气逆则烦闷，实则闭癃，虚则腰痛，取之所别。

肾病，手足逆冷，面赤目黄，小便不禁，骨节烦疼，小腹结痛，气冲于心。其脉当沉细而滑，今反浮大；其色当黑，而反黄，此是土之克水，为大逆，十死不治。

膀胱足太阳经病证第十

膀胱病者，少腹偏肿而痛，以手按之，则欲小便而不得，肩上热。若脉陷，足小指外侧及胫踝后皆热。若脉陷者，取委中。

膀胱胀者，少腹满而气癃。

病先发于膀胱者，背筋痛，小便闭。五日之肾，少腹、腰脊痛，胫酸。一日之小肠，胀。一日之脾，闭塞不通，身痛体重。二日不已，死。冬鸡鸣，夏下晡。

厥气客于膀胱，则梦游行。

足太阳之脉，起于目内眦，上额，交巅上。其支者，从巅至耳上角。其直者，从巅入络脑，还出别下项，循肩膊内，侠脊，抵腰中，入循膂，络肾，属膀胱。

其支者，从腰中下会于后阴，下贯臀，入腘中。其支者，从膊内，左右别，下贯髋，过髀枢，循髀外后廉，过腘中，以下贯腨内，出外踝之后，循京骨，至小指外侧。是动则病冲头痛，目似脱，项似拔，脊痛，腰似折，髀不可以曲，腘如结，腨如裂，是为踝厥。是主筋所生病者，痔、疟、狂、颠疾、头脑顶痛，目黄，泪出，鼽衄，项、背、腰、尻、腘、腨、脚皆痛，小指不用，盛者，则人迎大再倍于寸口；虚者，则人迎反小于寸口也。

三焦手少阳经病证第十一

三焦病者，腹胀气满，小腹尤坚，不得小便，窘急，溢则为本，留则为胀。候在足太阳之外大络，在太阳、少阳之间，亦见于脉。取委阳。

少腹病肿，不得小便，邪在三焦。约取太阳大络，视其络脉与厥阴小络，结而血者。上及胃脘，取三里。

三焦胀者，气满于皮肤，壳壳然而不坚，不疼。

手少阳之脉，因咳，为肺痿，热在中焦因腹坚；热在下焦，因溺血。

手少阳之脉，起于小指次指之端，上出两指之间，循手表腕，出臂外两骨之间，上贯肘，循臑外，上肩，而交出足少阳之后，入缺盆，布膻中，散络心包，下膈，偏属三焦。其支者，从膻中上出缺盆，上项，侠耳后，直上出耳上角，以屈下额，至。其支者，人耳后入耳中，出走耳前，过客主人前，交颊。至目兑眦。

是动则病耳聋，辉辉焞焞，嗌肿，喉痹。是土气所生病者，汗出，目兑眦痛，颊肿，耳后、肩、臑、肘、臂外皆痛，小指次指不用。盛者，则人迎大一倍于寸口；虚者，则人迎反小于寸口也。

脉经卷第七

病不可发汗证第一

少阴病，脉细沉数，病为在里，不可发其汗。

脉浮而紧，法当身体疼痛，当以汗解。假令尺中脉迟者，不可发其汗，何以故然此为荣气不足？血微少故也。

少阴病，脉微，不可发其汗，无阳故也。

脉濡而弱，弱反在关，濡反在颠，微反在上，涩反在下。微则阳气不足，涩则无血。阳气反微，中风汗出，而反躁烦；涩则无血，厥而且寒。阳微发汗，躁不得眠。

动气在右，不可发汗；发汗则衄而渴，心苦烦，饮即吐水。

动气在左，不可发汗；发汗则头眩，汗不止，筋惕肉瞤，动气在上，不可发汗。发汗则气上冲，正在心端。

动气在下，不可发汗；发汗则无汗，心中大烦，骨节苦疼，目运恶寒，食即反吐，谷不得前。

咽中闭塞，不可发汗；发汗则吐血，气微绝，手足逆冷，欲得蜷卧，不能自温。

诸脉数，动微弱，并不可发汗；发汗则大便难，腹中干，胃燥而烦。

脉濡而弱，弱反在关，濡反在巅，弦反在上，微反在下；弦为阳运，微为阴寒，上实下虚，意欲得温。微弦为虚，不可发汗，发汗则寒栗，不能自还；咳者则剧，数吐涎沫，咽中必干，小便不利，心中饥烦，晬时而发，其形似疟，有寒无热，虚而寒栗；咳而发汗，蜷而苦满，腹中复坚。

厥，不可发汗，发汗则声乱，咽嘶，舌萎，谷不得前。

诸逆发汗，微者难愈，剧者言乱，睛眩者死，命将难全。

太阳病，得之八九日，如疟状，发热而恶寒，热多寒少，其人不呕，清便续自可，一日再三发，其脉微而恶寒，此为阴阳俱虚，不可复发汗也。

太阳病，发热恶寒，热多寒少，脉微弱，则无阳也，不可复发其汗。咽干燥者，不可发汗。

亡血家，不可攻其表，汗出则寒栗而振。

衄家，不可攻其表，汗出必额陷，脉上促急而紧，直视而不能眴，不得眠。

汗家，重发其汗，必恍惚心乱，小便已，阴疼，可与禹余粮丸。淋家，不可发汗，发其汗，必便血。疮家，虽身疼痛，不可攻其表，汗出则痉。

冬时发其汗，必吐利，口中烂，生疮。

下利清谷，不可攻其表，汗出必胀满。

咳而小便利，若失小便，不可攻其表。汗出则厥逆冷。汗出多极，发其汗，亦坚。

伤寒一、二日至四、五日，厥者必发热，前厥者后必热，厥深者热亦深，厥微者热亦微。厥应下之，而反发其汗，必口伤烂赤。病人脉数，数为有热，当消谷引食。反吐者，医发其汗，阳微，膈气虚，脉则多数，数为客阳，不能消谷，胃中虚冷，故令吐也。

伤寒四、五日，其脉沉，烦而喘满。脉沉者，病为在里，反发其汗，津液越出，大便为难，表虚里实，久则谵语。

伤寒头痛，翕翕发热，形象中风，常微汗出，又自呕者，下之益烦心，懊如饥；发汗则致痉，身强难以屈伸；熏之则发黄，不得小便，久则发咳唾。

太阳病，发其汗，因致痉。

伤寒脉弦细，头痛而反发热，此属少阳，少阳不可发其汗。

太阳与少阳并病，头项强痛，或眩冒，时如结胸，心下痞坚者，不可发其汗。

少阴病，咳而不利，谵语者，此被火气劫故也。小便必难，以强责少阴汗也。

少阴病，但厥无汗，而强发之，必动其血，未知从何道出，或从口鼻，或从目出者，是为下厥上竭，为难治。

伤寒有五，皆热病之类也，同病异名，同脉异经。病虽俱伤于风，其人自有痼疾，则不得同法。其人素伤于风，因复伤于热，风热相薄，则发风温，四肢不收，头痛身热，常汗出不解，治在少阴、厥阴，不可发汗，汗出谵言独语，内烦，躁扰不得卧，善惊，目乱无精，治之复发其汗，如此者医杀之也。

伤寒湿温，其人常伤于湿，因而中暍，湿热相薄，则发湿温，病若两胫逆冷，腹满叉胸，头目痛苦，妄言，治在足太阴，不可发汗，汗出必不能言，耳聋不知痛所在，身青，面色变，名曰重暍，如此者，死。医杀之也。

病可发汗证第二

大法，春夏宜发汗。

凡发汗，欲令手足皆周至，絷絷一时间益佳，但不欲如水流离。若病不解，当重发汗。汗多则亡阳，阳虚不得重发汗也。

凡服汤药发汗，中病便止，不必尽剂也。

凡云可发汗而无汤者，丸散亦可用，要以汗出为解，然不如汤随证良。

太阳病，外证未解，其脉浮弱，当以汗解，宜桂枝汤。太阳病，脉浮而数者，可发其汗，属桂枝汤证。阳明病，脉迟，汗出多，微恶寒，表为未解，可发其汗，属桂枝汤证。

夫病脉浮大，问病者，言但便坚耳。设利者为虚，大逆。坚为实，汗出而解，何以故？脉浮，当以汗解。

伤寒，其脉不弦紧而弱，弱者必渴，被火必谵语。弱者发热脉浮，解之，当汗出愈。

病者烦热，汗出即解；复如疟状，日晡所发热，此属阳明；脉浮虚者，当发其汗，属桂枝汤证。

病常自汗出，此为荣气和，荣气和而外不解，此卫不和也；荣行脉中，为阴主内；卫行脉外，为阳，主外；复发其汗，卫和则愈，属桂枝汤证。

病人脏无他病，时发热自汗出，而不愈，此卫气不和也。先其时汗即愈，属桂枝汤证。

脉浮而紧，浮则为风，坚则为寒，风则伤卫，寒则伤荣，荣卫俱病，骨节烦疼，可发其汗，宜麻黄汤。

太阳病不解，热结膀胱，其人如狂，血必自下，下者即愈。其外未解者，尚未可攻，当先解其外，属桂枝汤证。

太阳病，下之，微喘者，表未解故也，属桂枝加厚朴杏子汤。

伤寒病，脉浮紧，发其汗，因衄，属麻黄汤。阳明病，脉浮，无汗，其人必喘，发其汗则愈，属麻黄汤。太阴病，脉浮者，可发其汗，属桂枝汤。太阳病，脉浮紧，无汗而发热，其身疼痛，八、九日不解，表候续在，此当发其汗，服汤微除。发烦目瞑，剧者必衄，衄乃解。所以然者，阳气重故也，属麻黄汤。

脉浮者，病在表，可发其汗，属桂枝汤。

伤寒不大便六、七日，头痛有热，与承气汤，其小便反清，此为不在里故，在表也，当发其汗。头痛者，必衄，属桂枝汤。

下利后，身体疼痛，清便自调，急当救表，宜桂枝汤。

太阳病，头痛发热，汗出恶风，若恶寒，属桂枝汤。

太阳中风，阳浮而阴濡弱，浮者热自发，濡弱者汗自出。

啬啬恶寒，淅淅恶风，翕翕发热。鼻鸣干呕，属桂枝汤。

太阳病，发热汗出，此为荣弱卫强，故使汗出，欲救邪风，属桂枝汤证。

太阳病，下之，气上撞，可与桂枝汤，不撞，不可与之。

太阳病，初服桂枝汤，而反烦不解者，法当先刺风池、风府，却与桂枝汤则愈。

烧针令其汗，针处被寒，核起而赤者，必发贲豚，气从少腹上撞心者，灸其核上一壮，与桂枝加桂汤。

太阳病，项背强几几，反汗出恶风，属桂枝加葛根汤。

太阳病，项背强几几，无汗恶风，属葛根汤。

太阳与阳明合病，而自利不呕者，属葛根汤。

太阳与阳明合病，不下利，但呕，属葛根加半夏汤。

太阳病，桂枝证，医反下之，遂利不止，其脉促者，表未解，喘而汗出，属葛根黄芩黄连汤。

太阳病，头痛发热，身体疼，腰痛，骨节疼痛，恶风，无汗而喘，属麻黄汤证。

太阳与阳明合病，喘而胸满，不可下也，属麻黄汤证。

太阳中风，脉浮紧，发热恶寒，身体疼痛，不汗出而烦躁，头痛，属大青龙汤。脉微弱，汗出恶风，不可服之，服之则厥，筋惕肉瞤，此为逆也。

伤寒脉浮缓，其身不疼，但重，乍有轻时，无少阴证者，大青龙汤发之。

伤寒表不解，心下有水气，干呕，发热而咳，或喝、或利、或噎、或小便不利、小腹满、或微喘，属小青龙汤。

伤寒心下有水气，咳而微喘，发热不渴，服汤已而渴者，此寒去为欲解，属小青龙汤证。

阳明中风，脉弦浮大而短气，腹部满，胁下及心痛，久按之气不通，鼻干不得汗，嗜卧，一身及目悉黄，小便难，有潮热，时时哕，耳前后肿，刺之小差，外不解，病过十日，脉续浮，与小柴胡汤。但浮无余证，与麻黄汤。

不溺，腹满加哕，不治。

太阳病，十日以去，脉浮细，嗜卧，此为外解。设胸满胁痛，与小柴胡汤；脉浮者，属麻黄汤。

中风，往来寒热，伤寒五、六日以后，胸胁苦满，嘿嘿不欲饮食，烦心喜呕，或胸中烦而不呕，或渴，或腹中痛，或胁下痞坚，或心中悸，小便不利，或不渴，外有微热，或咳者，属小柴胡汤。伤寒四、五日身体热，恶风，颈项强，胁下满，手足温而渴，属小柴胡汤。

伤寒六、七日，发热，微恶寒，支节烦疼，微呕，心下支结，外证未去者，属小柴胡汤。

少阴病，得之二、三日，麻黄附子甘草汤微发汗，以二、三日无里证，故微发汗也。

脉浮，小便不利，微热，消渴与五苓散，利小便发汗。

病发汗以后证第三

二阳并病，太阳初得病时，发其汗，汗先出，复不彻，因转属阳明，续自微汗出，不恶寒。若太阳证不罢，不可下，下之为逆，如此者，可小发其汗。设面色缘缘正赤者，阳气怫郁在表，当解之，熏之。若发汗不大彻，不足言，阳气怫郁不得越。当汗而不汗，其人躁烦，不知痛处，乍在腹中，乍在四肢，按之不可得，其人短气但坐，汗出而不彻故也，更发其汗即愈。何以知其汗不彻？脉涩故以知之。

未持脉时，病人叉手自冒心，师因教试令咳而不即咳者，此必两耳无所闻也。所以然者，重发其汗，虚故也。

发汗后，饮水多者，必喘，以水灌之，亦喘。发汗后，水药不得入口，为逆。若更发其汗，必吐下不止。

阳明病，本自汗出，医复重发其汗，病已瘥，其人微烦，不了了，此大便坚也，以亡津液，胃中干燥，故令其坚。当问小便日几行，若本日三、四行，今日再行者，必知大便不久出，今为小便数少，津液当还入胃中，故知必当大便也发汗多，又复发其汗，此为亡阳，若谵语，脉短者，死；脉自和者，不死。

伤寒发其汗，身目为黄，所以然者，寒湿相搏在里，不解故也。

病人有寒，复发其汗，胃中冷，必吐蚘。

太阳病，发其汗，遂漏而不止，其人恶风，小便难，四肢微急，难以屈伸，属桂枝加附子汤。

服桂枝汤，大汗出，若脉但洪大，与桂枝汤。若其形如疟，一日再三发，汗出便解，属桂枝二麻黄一汤。

服桂枝汤，大汗出，大烦渴不解，若脉洪大，属白虎汤。

伤寒，脉浮，自汗出，小便数，必烦微恶寒，而脚挛急，反与桂枝汤，欲攻其表，得之便厥，咽干，烦躁，吐逆，当作甘草干姜汤，以复其阳，厥愈足温，更作芍药甘草汤与之，其脚即伸，而胃气不和，谵语，可与承气汤。

重发其汗，复加烧针者，属四逆汤。

伤寒，发汗已解，半日许复烦，其脉浮数，可复发其汗，属桂枝汤。

发汗后，身体疼痛，其脉沉迟，属桂枝加芍药生姜人参汤。发汗后，不可更行桂枝汤，汗出而喘，无大热，可以麻黄杏子甘草石膏汤。

发汗过多已后，其人叉手自冒心，心下悸，而欲得按之，属桂枝甘草汤。

发汗后，其人脐下悸，欲作贲豚，属茯苓桂枝甘草大枣汤。发汗后，腹胀满，属厚朴生姜半夏甘草人参汤。

发其汗不解，而反恶寒者，虚故也，属芍药甘草附子汤。不恶寒但热者，实也，当和其胃气，宜小承气汤。

太阳病，发汗，若大汗出，胃中燥烦不得眠，其人欲饮水，当稍饮之，令胃中和则愈。

发汗已，脉浮而数，复烦渴者、属五苓散。

伤寒，汗出而渴，属五苓散。不渴，属茯苓甘草汤。

太阳病，发其汗，汗出不解，其人发热，心下悸，头眩，身瞤而动，振振欲擗地，属真武汤。

伤寒，汗出解之后，胃中不和，心下痞坚，干噫食臭，胁下有水气，腹中雷鸣而利，属生姜泻心汤。伤寒发热，汗出不解后，心中痞坚，呕而下利，属大柴胡汤。

太阳病三日，发其汗不解，蒸蒸发热者，属于胃也，属承气汤。

大汗出，热不去，内拘急，四肢疼，下利，厥而恶寒，属四逆汤。

发汗多，亡阳谵语者，不可下，与柴胡桂枝汤，和其荣卫，以通津液后自愈。

病不可吐证第四

太阳病，当恶寒而发热，今自汗出，反不恶寒发热，关上脉细而数，此医吐之过也。若得病一日、二日吐之，腹中饥，口不能食。三日、四日吐之，不喜糜粥，欲食冷食，朝食暮吐，此医之所致也，此为小逆。

太阳病，吐之者，但太阳病当恶寒，今反不恶寒，不欲近衣，此为吐之内烦也。

少阴病，饮食入则吐，心中温温欲吐，复不能吐，始得之，手足寒，脉弦迟，此胸中实，不可下。若膈上有寒饮，干呕者，不可吐，当温之。

诸四逆厥者，不可吐之，虚家亦然。

病可吐证第五

大法，春宜吐。

凡服汤吐，中病便止，不必尽剂也。

病如桂枝证，其头不痛，项不强，寸口脉微浮，胸中痞坚，气上撞咽喉，不得息，此为胸有寒，当吐之。

病胸上诸实，胸中郁郁而痛，不能食，欲使人按之，而反有浊唾，下利日十余行，其脉反迟，寸口微滑，此可吐之，利即止。

少阴病，饮食入则吐，心中温温欲吐，复不能吐，当遂吐之。

宿食在上管，当吐之。

病者手厥冷，脉乍紧，邪结在胸中，心下满而烦，饥不能食，病在胸中，当吐之。

病不可下证第六

脉濡而弱，弱反在关，濡反在巅，微反在上，涩反在下。微则阳气不足，涩则无血。阳气反微，中风汗出，而反躁烦；涩则无血，厥而且寒。阳微不可下，下之则心下痞坚。

动气在右，不可下；下之则津液内竭，喉燥鼻干，头眩心悸。

动气在左，不可下；下之则腹里拘急，食不下，动气反剧，身虽有热，卧反欲蜷。

动气在上，不可下；下之则掌握热烦，身浮冷，热汗自泄，欲水自灌。

动气在下，不可下；下之则腹满，卒起头眩，食则下清谷，心下痞坚。

咽中闭塞，不可下；下之则上轻下重，水浆不下，卧则欲蜷，身体急痛，复下利日十数行。

诸外实，不可下；下之则发微热，亡脉则厥，当脐握热。

诸虚，不可下；下之则渴，引水者易愈，恶水者剧。

脉濡而弱，弱反在关，濡反在巅，弦反在上，微反在下。弦为阳运，微为阴寒，上实下虚，意欲得温。微弦为虚，虚者不可下，微则为咳，咳则吐涎沫。下之咳则止，而利不休，胸中如虫啮，粥入则出，小便不利，两胁拘急，喘息为难，颈背相牵，臂则不仁，极寒反汗出，躯冷若冰，眼睛不慧，语言不休，谷气多入，则为除中，口虽欲言，舌不得前。

脉濡而弱，弱反在关，濡反在巅，浮反在上，数反在下。浮则为阳虚，数则为无血，浮则为虚，数则生热。浮则为虚，自汗而恶寒。数则为痛，振而寒栗。

微弱在关，胸下为急，喘满汗流，不得呼吸。呼吸之中，痛在于胁，振寒相搏，其形如疟。医反下之，令脉急数，发热，狂走见鬼，心下为痞，小便淋沥，少腹甚坚，小便血出。

脉濡而紧，濡则阳气微，紧则荣中寒。阳微卫中风，发热而恶寒。荣紧胃气冷，微呕心内烦。医以为大热，解肌而发汗，亡阳虚烦躁，心下苦痞坚，表里俱虚竭。卒起而头眩，客热在皮肤，怅怏不得眠。不知胃气冷，紧寒在关元，技巧无所施，汲水灌其身。客热应时罢，栗栗而振寒，重被而覆之，汗出而冒巅，体惕而又振，小便为微难。寒气因水发，清谷不容间，呕变反肠出，颠倒不得安，手足为微逆，身冷而内烦。迟欲从后救，安可复追还。

脉浮而大，浮为气实，大为血虚。血虚为无阴，气实为孤阳，当小便难，胞中虚，今反小便利而大汗出，法卫家当微，今反更实，津液四射，荣竭血尽，千烦不眠，血薄内消，而成暴液。医复以毒药攻其胃，此为重虚，客阳去有期，必下如污泥而死。

趺阳脉迟而缓，胃气如经。趺阳脉浮而数，浮则伤胃，数则动脾，此非本病，医特下之所为也。荣卫内陷，其数先微，脉反但浮，其人必坚，气噫而除。何以言之？脾脉本缓，今数脉动脾，其数先微，故知脾气不治，大便坚，气噫而除。今脉反浮，其数改微，邪气独留，心中则饥，邪热杀谷，潮热发渴。数脉当迟缓，脉因前后度数如法，病者则饥。数脉不时，则生恶疮。

脉数者，久数不止，止则邪结，正气不能复，正气却结于脏，故邪气浮之，与皮毛相得。脉数者不可下，下之必烦，利不止。

少阴病，脉微，不可发其汗，无阳故也。阳已虚，尺中弱涩者，复不可下之。

脉浮大，应发其汗，医反下之，此为大逆。

脉浮而大，心下反坚，有热属脏，攻之，不令发汗。属腑，溲数则坚，汗多即愈，汗少便难。脉迟，尚未可攻。

二阳并病，太阳初得病时，发其汗，汗先出，复不彻，因转属阳明，欲自汗出，不恶寒。若太阳证不罢，不可下，下之为逆。

结胸证，其脉浮大，不可下，下之即死。

太阳与阳明合病，喘而胸满，不可下之。

太阳与少阳并病，心下痞坚，颈项强而眩，勿下之。

诸四逆厥者，不可下之，虚家亦然。

病欲吐者，不可下之。

太阳病，有外证未解，不可下，下之为逆。

病发于阳，而反下之，热入因作结胸；发于阴，而反下之，因作痞。痞脉浮紧而下之，紧反入里，因作痞。

夫病阳多者热，下之则坚。本虚，攻其热必哕。

无阳，阴强而坚，下之必清谷而腹满。

太阴之为病、腹满而吐、食不下、下之益甚、腹时自痛、胸下结坚。

厥阴之为病，消渴，气上撞，心中疼热，饥而不欲食，甚者则欲吐，下之不肯止。

少阴病，其人饮食入则吐，心中温温欲吐，复不能吐。始得之，手足寒，脉弦迟，此胸中实，不可下也。

伤寒五、六日，不结胸、腹濡、脉虚、复厥者，不可下，下之亡血死。

伤寒，发热，但头痛，微汗出。发其汗则不识人。熏之则喘，不得小便，心腹满。下之则短气在腹满，小便难，头痛背强；加温针则必衄。

伤寒，其脉阴阳俱紧，恶寒发热，则脉欲厥。厥者，脉初来大，渐渐小，更来渐大，是其候也。恶寒甚者，翕翕汗出，喉中痛。热多者，目赤，睛不慧。医复发之，咽中则伤。若复下之，则两目闭，寒多清谷，热多便脓血。熏之则发黄，熨之则咽燥。小便利者可救。难者必危殆。

伤寒发热，口中勃勃气出，头痛目黄，衄不可制。贪水者必呕，恶水者厥。下之咽中生疮。假令手足温者，下重便脓血。头痛目黄者，下之目闭。

贪水者，下之其脉必厥，其声嘤，咽喉塞。发其汗则战栗，阴阳俱虚。恶水者，下之里冷不嗜食，大便完谷出；发其汗，口中伤，舌上苔滑，烦躁。脉数实，不大便六七日，后必便血，复发其汗，小便即自利。

得病二、三日，脉弱，无太阳柴胡证，而烦躁，心下硬；至四五日，虽能食，以承气汤少与微和之，令小安；至六日、与承气汤一升；不大便六、七日，小便少者，虽不大便，但头坚后溏，未定成其坚，攻之必溏。当须小便利，定坚，乃可攻之。

脏结无阳证，寒而不热，其人反静，舌上苔滑者，不可攻也。

伤寒呕多，虽有阳明证，不可攻之。

阳明病，潮热，微坚，可与承气汤；不坚，不可与。若不大便六、七日，恐有燥屎，欲知之法可少与小承气汤，腹中转矢气者，此为有燥屎，乃知攻之。若不转矢气者，此但头坚后溏，不可攻之，攻之必腹满不能食。欲饮水者，即哕。其后发热者，必复坚，以小承气汤和之。若不转矢气者，慎不可攻之。

阳明病，身汗色赤者，不可攻也；必发热色黄者，小便不利也。阳明病，当心下坚满，不可攻之；攻之，遂利下止者，死；止者愈。阳明病，自汗出，若发其汗，小便自利，此为内竭，虽坚不可攻之。当须自欲大便，宜蜜煎导而通之，若土瓜根及猪胆汁，皆可以导。

下利，其脉浮大，此为虚，以强下之故也。设脉浮革，因尔肠鸣，属当归四逆汤。

病可下证第七

大法，秋宜下。

凡可下者，以汤胜丸散，中病便止，不必尽三服。

阳明病，发热汗多者，急下之，属大柴胡汤。

少阴病，得之二、三日，口燥咽干者，急下之，属承气汤。少阴病六、七日，腹满不大便者，急下之，属承气汤证。少阴病，下利清水，色青者，心下必痛，口干燥者，可下之，属大柴胡汤、承气汤证。

下利，三部脉皆平，按其心下坚者，可下之，属承气汤证。

阳明与少阳合病而利，脉不负者为顺，负者失也。互相克贼为负。

滑而数者，有宿食，当下之，属大柴胡汤、承气汤证。

伤寒后脉沉，沉为内实，下之解，属大柴胡汤证。

伤寒六、七日，目中不了了，睛不和，无表里证，大便难，微热者，此为实，急下之，属大柴胡汤、承气汤证。太阳病未解，其脉阴阳俱沉，必先振，汗出解。但阳微者，先汗之而解；但阴微者，先下之而解。属大柴胡汤证。

脉双弦迟，心下坚，脉大而紧者，阳中有阴，可下之，属承气汤证。

结胸者，项亦强，如柔痓状，下之即和。

病者无表里证，发热七、八日，虽脉浮数，可下之，属大柴胡汤证。

太阳病六、七日，表证续在，其脉微沉，反不结胸，其人发狂，此热在下焦，少腹当坚而满，小便自利者，下血乃愈。所以然者，以太阳随经，瘀热在里故也，属抵当汤。

太阳病，身黄、其脉沉结、少腹坚、小便不利，为无血。小便自利，其人如狂者，血证谛。属抵当汤证。

伤寒有热而少腹满，应小便不利，而反利者，此为血，当之下，属抵当丸证。

阳明病，发热而汗出，此为热越，不能发黄，但头汗出，其身无热，齐颈而还，小便不利，渴引水浆，此为瘀热在里，身必发黄，属茵陈蒿汤。

阳明证，其人喜忘，必有蓄血。所以然者，本有久瘀血，故令喜忘，虽坚大便必黑，属抵当汤证。汗出而谵语，有躁屎在胃中，此风也，过经乃可下之。下之若早，语言乱，以表虚里实故也。下之则愈，属大柴胡汤、承气汤证。

病者烦热，汗出即解，复如疟状，日晡所发者，属阳明；脉实者，当下之，属大柴胡汤，承气汤证。

阳明病，谵语，有潮热，而反不能食者，必有燥屎五六枚。若能食者，但坚耳，属承气汤证。

太阳中风，下利呕逆，表解，乃可攻之。其人絷絷汗出，发作有时，头痛，心下痞坚满，引胁下痛，呕则短气，汗出不恶寒，此为表解里未和，属十枣汤。

太阳病不解，热结膀胱，其人如狂，血自下，下者即愈。

其外未解，尚未可攻，当先解其外；外解，小腹急结者，乃可攻之，属桃仁承气汤。

伤寒七、八日，身黄如橘，小便不利，少腹微满，属茵陈蒿汤证。伤寒十余日，热结在里，复往来寒热，属大柴胡汤证。

但结胸，无大热，此为水结在胸胁，头微汗出，与大陷胸汤。

伤寒六、七日，结胸热实，其脉沉紧，心下痛，按之如石坚，与大陷胸汤。

阳明病，其人汗多，津液外出，胃中燥，大便必坚，坚者必谵语，属承气汤证。阳明病，不吐下而心烦者，可与承气汤。

阳明病，其脉迟，虽汗出而不恶寒，其体必重，短气腹满而喘，有潮热，如此者，其外为解，可攻其里。若手足濈然汗出者，此大便已坚，属承气汤，其热不潮，未可与承气汤；若腹满大而不大便者，属小承气汤，微和胃气，勿令至大下。

阳明病，谵语、发潮热、其脉滑疾，如此者，属承气汤。因与承气汤一升，腹中转矢气者，复与一升；如不转矢气者，勿更与之。明日又不大便，脉反微涩者，此为里虚，为难治，不可更与承气汤。

二阳并病，太阳证罢，但发潮热，手足絷汗出，大便难而谵语者，下之愈，属承气汤证。

病人小便不利，大便乍难乍易，时有微热，喘冒不能卧者，有燥屎也，属承气汤。

发汗吐下以后证第八

师曰：病人脉微而涩者，此为医所病也。大发其汗，又数大下之，其人亡血，病当恶寒而发热，无休止时。夏月盛热而与著复衣，冬月盛寒而与裸其体。所以然者，阴徵即恶寒，阴弱即发热，医发其汗，使阳气微，又大下之，令阴气弱。五月之时，阳气在表，胃中虚冷，以阳气内微，不能胜冷，故与著复衣。十一月之时，阳气在里，胃中烦热，以阴气内弱，不能胜热，故与裸其体。又阴脉迟涩，故知亡血。

太阳病三日，已发其汗，吐下、温针而不解，此为坏病，桂枝复不中与也。观其脉证，知犯何逆，随证而治之。

脉浮数，法当汗而愈，而下之，则身体重，心悸，不可发其汗，当自汗出而解。所以然者，尺中脉微，此里虚，须表里实，津液和，即自汗出愈。

凡病苦发汗，若吐，苦下，若亡血，无津液而阴阳自和者，必愈。

大下后，发汗，其人小便不利，此亡津夜，勿治，其小便利，必自愈。下以后，复发其汗，必振寒，又其脉微细。所以然者，内外俱虚故也。

太阳病，先下而不愈，因复发其汗，表里俱虚，其人因冒。冒家当汗出自愈。所以然者，汗出表和故也。表和，然后下之。

得病六、七日，脉迟浮弱，恶风寒，手足温。医再三下之，不能食，其人胁下满。面目及身黄，颈项强，小便难，与柴胡汤，后必下重，大渴饮水而呕，柴胡汤不复中与也。食谷者哕。

太阳病，二、三日，终不能卧，但欲起者，心下必结，其脉微弱者，此本寒也。而反下之，利止者，必结胸；未止者，四、五日复重下之。此挟热利也。

太阳病，下之，其脉促，不结胸者，此为欲解。其脉浮者，必结胸。其脉紧者，必咽痛；其脉弦者，必两胁拘急。其脉细而数者，头痛未止。其脉沉而紧者，必欲呕。其脉沉而滑者，挟热利。其脉浮而滑者，必下血。

太阳少阳并病，而反下之，成结胸，心下坚，下利不复止，水浆不肯下，其人必心烦。

脉浮紧，而下之，紧反入里，则作痞，按之自濡，但气痞耳。

伤寒吐下、发汗，虚烦，脉甚微，八、九日心下痞坚，胁下痛，气上冲咽喉，眩冒，经脉动惕者，久而成痿。

阳明病，不能食，下之不解，其人不能食，攻其热必哕。

所以然者，胃中虚冷故也。阳明病，脉迟，食难用饱，饱即发烦，头眩者，必小便难，此欲作谷疸。

虽下，其腹满如故耳，所以然者，脉迟故也。

太阳病，寸缓关浮尺弱，其人发热而汗出，复恶寒，不呕，但心下痞者，此为医下之也。

伤寒，大吐大下之，极虚，复极汗者，其人外气怫郁，复与之水，以发其汗，因得哕。所以然者，胃中寒冷也。

吐、下、发汗后，其人脉平，而小烦者，以新虚不胜谷气故也。

太阳病，医发其汗，遂发热而恶寒，复下之，则心下痞。此表里俱虚，阴阳气并竭，无阳则阴独。复加火针，因而烦，面色青黄，肤瞤，如此者，为难治。

今色微黄，手足温者，易愈。

服桂枝汤，下之，头项强痛、翕翕发热、无汗、心下满微痛、小便不利，属桂枝去桂加茯苓术汤。

太阳病，先发其汗，不解，而下之，其脉浮者，不愈。浮为在外，而反下之，故令不愈。今脉浮，故在外，当解其外则愈，属桂枝汤。下以后，复发其汗者，则昼日烦躁不眠，夜而安静，不呕不渴，而无表证，其脉沉微，身无大热，属干姜附子汤。

伤寒吐、下、发汗后，心下逆满，气上撞胸，起即头眩，其脉沉紧，发汗即动经，身为振摇，属茯苓桂枝术甘草汤。

发汗、吐、下以后，不解，烦躁，属茯苓四逆汤。

伤寒发汗、吐、下后，虚烦不得眠，剧者，反复颠倒，心下懊，属栀子汤，若少气，栀子甘草汤；若呕，栀子生姜汤；若腹满者，栀子厚朴汤。

发汗若下之，烦热，胸中塞者，属栀子汤证。

太阳病，过经十余日，心下温温欲吐，而胸中痛，大便反溏，其腹微满，郁郁微烦，先时自极吐下者，与承气汤。不尔者，不可与。欲呕、胸中痛、微溏，此非柴胡汤证，以呕故知极吐下也。

太阳病，重发其汗，而复下之，不大便五、六日，舌上燥而渴，日晡小有潮热，从心下至少腹坚满而痛，不可近，属大陷胸汤。

伤寒五、六日，其人已发汗，而复下之，胸胁满微结，小便不利，渴而不呕，但头汗出，往来寒热，心烦，此为未解，属柴胡桂枝干姜汤。伤寒汗出，若吐下，解后，心中痞坚，噫气不除者，属旋复代赭汤。

大下以后，不可更行桂枝汤。汗出而喘，无大热，可以麻黄杏子甘草石膏汤。

伤寒大下后，复发其汗，心下痞，恶寒者，表未解也。不可攻其痞，当先解表，表解，乃攻其痞。解表属桂枝汤，攻痞属大黄黄连泻心汤。

伤寒吐下后，七、八日不解，热结在里，表里俱热，时时恶风，大渴，舌上干燥而烦，欲饮水数升，属白虎汤。

伤寒吐下后未解，不大便五、六日至十余日，其人日晡所发潮热，不恶寒，独语如见鬼神之状。若剧者，发则不识人，循衣妄撮，怵惕不安，微喘直视，脉弦者生，涩者死。微者，但发热谵语，属承气汤。若下者，勿复服。

三阳合病，腹满身重、难以转侧、口不仁、面垢、谵语、遗溺。发汗则谵语，下之则额上生汗，手足厥冷，自汗，属白虎汤证。

阳明病，其脉浮紧，咽干口苦，腹满而喘，发热汗出，而不恶寒，反偏恶热，其身体重。发其汗即躁，心愦愦而反谵语，加温针，心怵惕，又烦躁不得眠；下之，即胃中空虚，客气动膈，心中懊，舌上苔者，属栀子汤证。阳明病，下之，其外有热，手足温，不结胸，心中懊，若饥不能食，但头汗出，属栀子汤证。阳明病，下之，心中懊而烦，胃中有燥屎者，可攻。其人腹微满，头坚后溏者，不可下之。有燥屎者，属承气汤证。

太阳病，吐下发汗后，微烦，小便数，大便因坚，可与小承气汤和之，则愈。

大汗若大下，而厥冷者，属四逆汤证。

太阳病，下之，其脉促胸满者，属桂枝去芍药汤。若微寒，属桂枝去芍药加附子汤。

伤寒五、六日，大下之，身热不去，心中结痛者，未欲解也，属栀子汤证。伤寒下后，烦而腹满，卧起不安，属栀子厚朴汤。

伤寒，医以丸药大下之，身热不去，微烦，属栀子干姜汤。

伤寒，医下之，续得下利清谷不止，身体疼痛，急当救里。身体疼痛，清便自调，急当救表。救里宜四逆汤，救表宜桂枝汤。

太阳病，过经十余日，反再三下之，后四、五日，柴胡证续在，先与小柴胡汤。呕止小安，其人郁郁微烦者，为未解，与大柴胡汤，下者止。

伤寒，十三日不解，胸胁满而呕，日晡所发潮热，而微利，此本当柴胡汤下之，不得利，今反利者，故知医以丸药下之，非其治也。潮热者，实也，先再服小柴胡汤，以解其外，后属柴胡加芒硝汤。

伤寒十三日，过经而谵语，内有热也，当以汤下之；小便利者，大便当坚，而反利，其脉调和者，知医以如药下之，非其治也；自利者，其脉当微厥，今反和者，此为内实，属承气汤证。

伤寒八、九日，下之，胸满烦惊，小便不利，谵语，一身不可转侧，属柴胡加龙骨牡蛎汤。

火逆下之，因烧针烦躁，属桂枝甘草龙骨牡蛎汤。

太阳病，脉浮而动数，浮则为风，数则为热，动则为痛，数则为虚。头痛发热，微盗汗出，而反恶寒，其表未解。医反下之，动数则迟，头痛即眩，胃中空虚，客气动膈，短气躁烦，心中懊，阳气内陷，心下因坚，则为结胸，属大陷胸汤。若不结胸，但头汗出，其余无有，齐颈而还，小便不利，身必发黄。

伤寒五、六日，呕而发热，柴胡汤证具，而以他药下之，柴胡证仍在，复与柴胡汤。此虽已下，不为逆也，必蒸蒸而振，却发热汗出而解；若心下满坚痛者，此为结胸，属大陷胸汤。若但满而不痛者，此为痞，柴胡复不中与也。属半夏泻心汤。

本以下之，故心下痞，与之泻心，其痞不解，其人渴而口燥，小便不利者，属五苓散。

伤寒中风，医反下之，其人下利日数十行，谷不化，腹中雷鸣，心下痞坚而满，干呕而烦，不能得安。医见心下痞，为病不尽，复重下之，其痞益甚，此非结热，但胃中虚，客气上逆，故使之坚，属甘草泻心汤。

伤寒，服汤药，而下利不止，心下痞坚，服泻心汤已。复以他药下之，利不止，医以理中与之，利益甚。理中理中焦，此利在下焦，属赤石脂禹余粮汤。若不止者，当利其小便。

太阳病，外证未除，而数下之，遂挟热而利不止，心下痞坚，表里不解，属桂枝人参汤。

伤寒吐后，腹满者，与承气汤。

病者无表里证，发热七、八日，脉虽浮数者，可下之。假令下已，脉数不解，今热则消谷喜饥，至六、七日不大便者，有瘀血，属抵当汤。若脉数不解，而不止，必夹血，便脓血。

太阳病，医反下之，因腹满时痛，为属太阴，属桂枝加芍药汤。

大实痛，属桂枝加大黄汤。

伤寒六、七日，其人大下后，脉沉迟，手足厥逆，下部脉不至，喉咽不利，唾脓血，泄利不止，为难治，属麻黄升麻汤。

伤寒，本自寒呕，医复吐之，寒格更遂吐，食入即出，属干姜黄芩黄连人参汤。

病可温证第九

大法，冬宜温热药及灸。

师曰：病发热头痛，脉反沉，若不瘥，身体更疼痛，当救其里，宜温药，四逆汤。

下利，腹满，身体疼痛，先温其里，宜四逆汤。自利，不渴者，属太阴，其脏有寒故也，当温之，宜四逆辈。

中华藏书

黄帝内经·

最新整理珍藏版

中国书房

少阴病，其人饮食入则吐，心中温温欲吐，复不能吐。始得之，手足寒，脉弦迟；若膈上有寒饮，干呕者，不可吐，当温之，宜四逆汤。

少阴病，脉沉者，急当温之，宜四逆汤。

下利，欲食者，就当温之。下利，脉迟紧，为痛未欲止，当温之。得冷者满，而便肠垢。下利，其脉浮大，此为虚，以强下之故也。设脉浮革，因尔肠鸣，当温之，宜当归四逆汤。

少阴病，下利，脉微涩者，即呕汗出，必数更衣，反少，当温之。

伤寒，医下之，续得下利清谷不止，身体疼痛，急当救里，宜温之，以四逆汤。

病不可灸证第十

微数之脉，慎不可灸，因火为邪，则为烦逆，追虚逐实，血散脉中，火气虽微，内攻有力，焦骨伤筋，血难复也。

脉浮，当以汗解，而反灸之，邪无从去，因火而盛，病从腰以下必当重而痹，此为火逆；若欲自解，当先烦，烦乃有汗，随汗出而解，何以知之？

脉浮，故知汗当解。

脉浮，热甚，而灸之，此为实，实以虚治，因火而动，咽燥必唾血。

病可灸证第十一

烧针令其汗，针处被寒，核起而赤者，必发贲豚。气从少腹上撞者，灸其核上一壮，与桂枝加桂汤。

少阴病，得之一、二日，口中和，其背恶寒者，当灸之。少阴病，其人吐利，手足不逆，反发热，不死。脉不足者，灸其少阴七壮。少阴病，下利，脉微涩者，即呕汗出，必数更衣，反少，当温其上，灸之。

诸下利，皆可灸足大都五壮，商邱、阴陵泉皆三壮。

下利，手足厥，无脉，灸之不温，反微喘者，死。少阴负跌阳者，为顺也。

伤寒六、七日，其脉微，手足厥，烦躁，灸其厥阴。厥不还者，死。

伤寒，脉促，手足厥逆，可灸之，为可灸少阴、厥阴，主逆。

病不可刺证第十二

大怒无刺，已刺无怒；新内无刺，已刺无内；大劳无刺，已刺无劳；大醉无刺，已刺无醉；大饱无刺，已刺无饱；大饥无刺，已刺无饥；大渴无刺，已刺无渴；无刺大惊，无刺熇熇之热，无刺漉漉之汗，无刺浑浑之脉。身热甚，阴阳皆争者，勿刺也。其可刺者，急取之，不汗则泄。所谓勿刺者，有死征也。无刺病与脉相逆者。上工刺未生，其次刺未盛，其次刺正衰，粗工逆此，谓之伐形。

病可刺证第十三

太阳病，头痛，至七日，自当愈，其经竟故也。若欲作再经者，当针足阳明，使经不传则愈。太阳病，初服桂枝汤，而反烦不解者，当先刺风池、风府，乃却与桂枝汤则愈。

伤寒，腹满而谵语，寸口脉浮而紧者，此为肝乘脾，名纵，当刺期门。伤寒，发热，啬啬恶寒，其人大渴，欲饮酢浆者，其腹必满，而自汗出，小便利，其病欲解，此为肝乘肺，名曰横，当刺期门。

阳明病，下血而谵语，此为热人血室。但头汗出者，当刺期门，随其实而泻之发，濈然汗出者则愈。

妇人中风，发热恶寒，经水适来，得之七、八日，热除，脉迟，身凉，胸胁下满，如结胸状，其人谵语，此为热人血室，当刺期门，随其虚实而取之。平病云：热入血室，无犯胃气，及上三焦与此相反。岂谓药不谓针耶？

太阳与少阳并病，头痛，颈项强而眩，时如结胸，心下痞坚，当刺大椎第一间，肺输、肝输慎不可发汗，发汗则谵语，谵语则脉弦。谵语五日不止，当刺期门。

少阴病，下利，便脓血者，可刺。

妇人伤寒，怀身腹满，不得小便，加从腰以下重，如有水气状，怀身七月，太阴当养不养，此心气实，当刺泻劳宫及关元，小便利则愈。

伤寒，喉痹，刺手少阴。少阴在腕，当小指后动脉是也，针入三分，补之。

问曰：病有汗出而身热烦满，烦满不为汗解者何？对曰：汗出而身热者，风也。汗出而烦满不解者，厥也，病名曰风厥也。太阳主气，故先受邪，少阴与为表里也，得热则上从之，从之则厥。治之，表里刺之，饮之汤。

热病三日，气口静，人迎躁者，取之诸阳五十九刺，以泻其热，而出其汗，实其阴，以补其不足。所谓五十九刺者，两手外内侧各三，凡十二痏。五指间各一，凡八痏。足亦如是；头入发一寸傍三分，各三，凡六痏。更入发三寸，边各五，凡十痏。耳前后、口下、项中各一，凡六痏。巅上一。

热病先肤痛，窒鼻充面，取之皮，以第一针五十九。苛菌为诊，鼻索皮于肺，不得，索之火。火，心也。

热病，嗌干多饮，善惊卧不能安，取之肤肉，以第六针五十九；目眦赤，索肉于脾，不得索之木。木，肝也。

热病而胸胁痛，手足躁，取之筋间，以第四针，针于四达；筋辟目浸，索筋于肝，不得，索之金。金肺也。

热病数惊，瘛疭而狂，取之脉，以第四针，急泻有余者；癫疾，毛发去，索血于心，不得，索之水。水，肾也。

热病身重骨痛，耳聋而好瞑，取之骨，以第四针五十九；骨病食啮牙齿，耳清，索骨于肾，不得，索之土。土，脾也。

热病，先身涩傍倚，烦闷，干唇嗌，取之以第一针五十九。肤胀，口干，寒汗。热病，头痛，摄目脉紧，善衄，厥热也，取之以第三针，视有余不足。

寒热病。

热病，体重，肠中热，取之以第四针，于其输及下诸指间，索气于胃络，得气也。热病，侠脐痛急，胸胁支满，取之涌泉，与太阴、阳明，以第四针，针嗌里。

热病而汗且出，及脉顺可汗者，取之鱼际、大渊、大都、太白。泻之则热去，补之则汗出。汗出太甚者，取踝上横文以止之。

热病七日、八日，脉口动，喘而眩者，急刺之。汗且自出，浅刺手大指间。热病，先胸胁痛，手足躁，刺足少阳，补手太阴，病甚，为五十九刺。热病，先手臂痛，刺手阳明、太阴而汗出止。热病，始于头首者，刺项太阳而汗出止。热病，先身重骨痛，耳聋目瞑，刺足少阴，病甚，为五十九刺。热病，先眩冒而热，胸胁满，刺足少阴少阳。热病，始足胫者，先取足阳明而汗出。

病不可水证第十四

发汗后，饮水多者，必喘。以水灌之，亦喘。

伤寒，大吐、大下之，极虚，复极汗者，其人外气怫郁，复与之水，以发其汗，因得哕，所以然者，胃中寒冷故也。

阳明病，潮热，微坚，可与承气汤。不坚，勿与之。若不大便六、七日，恐有燥尿，欲知之法，可与小承气汤。若腹中不转矢气者，此为但头坚后溏，不可攻之，攻之必腹满，不能食，欲饮水者，即哕。

阳明病，若胃中虚冷，其人不能食，饮水即哕。

下利，其脉浮大，此为虚，以强下之故也。设脉浮革，因而肠鸣，当温之，与水即哕。

病在阳，当以汗解，而反以水噀之。若灌之，其热却不得去，益烦，皮上粟起，意欲饮水，反而不渴，宜文蛤散。若不差，与五苓散。若寒实结胸，无热证者，与三物小陷胸汤，白散亦可。身热皮粟不解，欲引衣自覆，若以水噀之洗之，益令热却不得出。当汗而不汗，即烦。假令汗出已，腹中痛，与芍药三两，如上法。

寸口脉浮大，医反下之，此为大逆。浮即无血，大即为寒，寒气相搏，即为肠鸣，医乃不知，而反饮水，令汗大出，水得寒气，冷必相搏，其人即。

寸口脉濡而弱，濡即恶寒，弱即发热，濡弱相搏，脏气衰微，胸中苦烦，此非结热。而反薄居水渍布冷铫贴之，阳气遂微，诸腑无所依，阴脉凝聚，结在心下，而不肯移，胃中虚冷，水谷不化，小便纵通，复不能多，微则可救，聚寒心下，当奈何也？

病可水证第十五

太阳病，发汗后，若大汗出，胃中干燥，烦不得眠，其人欲饮水，当稍饮之，令胃中和则愈。

厥阴病，渴欲饮水者，与饮之即愈。

太阳病，寸口缓，关上小浮，尺中弱，其人发热而汗出，复恶寒，不呕，但心下痞者，此为医下之也。若不下，其人复不恶寒而渴者，为转属阳明。

小便数者，大便即坚，不便更衣十日，无所苦也。欲饮水者，但与之，当以法救之，宜五苓散。

寸口脉洪而大，数而滑，洪大则荣气长，滑数则胃气实，荣长则阳盛。

怫郁不得出身，胃实则坚难，大便则干燥、三焦闭塞、津液不通、医发其汗、阳盛不周，复重下之，胃燥热畜、大便遂摈、小便不利、荣卫相搏、心烦发热、两眼如火、鼻干面赤、舌燥齿黄焦，故大渴。过经成坏病，针药所不能治。与水灌枯槁，阳气微散，身寒温衣覆，汗出表里通，然其病即除。形脉多不同，此愈非法治，但医所当慎，妄犯伤荣卫。

霍乱而头痛发热，身体疼痛，热多欲饮水，属五苓散。

呕吐而病在膈上，后必思水者，急与猪苓散。饮之水亦得也。

病不可火证第十六

太阳中风，以火劫发其汗，邪风被火热，血气流泆，失其常度，两阳相熏灼，其身发黄。阳盛则欲衄，阴虚小便难，阴阳俱虚竭，身体则枯燥，但头汗出，齐颈而还，腹满而微喘，口干咽烂，或不大便，久则谵语，甚者至哕，手足躁扰，循衣摸床。小便利者，其人可治。

太阳病，医发其汗，遂发热而恶寒，复下之，则心下痞。

此表里俱虚，阴阳气并竭，无阳则阴独，复加火针，因而烦，面色青黄，肤瞤，如此者为难治。今色微黄，手足温者愈。

伤寒，加温针必惊。

阳脉浮，阴脉弱，则血虚，血虚则筋伤。其脉沉者，荣气微也。其脉浮，而汗出如流珠者，卫气衰也。荣气微，加烧针，血留不行，更发热而躁烦也。

伤寒，脉浮，而医以火迫劫之，亡阳惊狂，卧起不安，属桂枝去芍药加蜀漆牡蛎龙骨救逆汤。

问曰：得病十五、十六日，身体黄，下利，狂欲走。师脉之，言当下清血如豚肝，乃愈。后如师言，何以知之？师曰：寸口脉阳浮阴濡弱，阳浮则为风，阴濡弱为少血，浮虚受风，少血发热，恶寒洒淅，项强头眩。医加火熏，郁令汗出，恶寒遂甚，客热因火而发，怫郁蒸肌肤，身目为黄、小便微难、短气，从鼻出血。而复下之。胃无津液，泄利遂不止，热瘀在膀胱，畜结成积聚，状如豚肝，当下未下，心乱迷愦，狂走赴水，不能自制。畜血若去，目明心了。此皆医所为，无他祸患。微轻得愈，极者不治。

伤寒，其脉不弦紧而弱者，必渴，被火必谵言。弱者发热，脉浮，解之，当汗出愈。

太阳病，以火熏之，不得汗，其人必躁，到经不解，必有清血。

阳明病，被火，额上微汗出，而小便不利，必发黄。阳明病，其脉浮紧，咽干口苦，腹满而喘，发热汗出而不恶寒，反偏恶热，其身体重，发其汗则躁，心愦愦而反谵语，加温针必怵惕，又烦躁不得眠。

少阴病，咳而下利，谵语，是为被火气劫故也，小便必难，为强责少阴汗出。

太阳病二日，而烧瓦熨其背，大汗出，火气入胃，胃中竭燥，必发谵语、十余日振而反汗出者，此为欲解。其汗从腰以下不得汗，其人欲小便反不得，呕欲失溲，足下恶风，大便坚者，小便当数，而反不数及多，便已，其头卓然而痛，其人足心必热，谷气下流故也。

病可火证第十七

下利，谷道中痛，当温之以火，宜熬末盐熨之。一方灸枳实熨之。

热病阴阳交并少阴厥逆阴阳竭尽生死证第十八

问曰：温病，汗出辄复热，而脉躁疾，不为汗衰，狂言，不能食，病名为何？对曰：名曰阴阳交，交者，死。人所以汗出者，生于谷，谷生于精。

今邪气交争于骨肉而得汗者，是邪却而精胜，精胜则当能食而不复热，热者邪气也，汗者精气也；今汗出而辄复热者，邪胜也。不能食者，精无俾也。汗而热留者，寿可立而倾也。

夫汗出而脉尚躁盛者，死。此今脉不与汗相应，此不胜其病也。狂言者，是失志，失志者，死。有三死，不见一生，虽愈必死。

热病，已得汗，而脉尚躁盛，此阳脉之极也，死。其得汗而脉静者，生也。

热病，脉尚躁盛。而不得汗者，此阳脉之极也，死。脉躁盛得汗者，生也。

热病，已得汗，而脉尚躁，喘且复热，勿肤刺，喘甚者，死。

热病，阴阳交者，死。

热病。烦已而汗，脉当静。

太阳病，脉反躁盛者，是阴阳交，死；复得汗，脉静者，生。

热病，阴阳交者，热烦身躁，太阴寸口脉两冲，尚躁盛，是阴阳交，死；得汗脉静者，生。

热病，阳进阴退，头独汗出，死；阴进阳退，腰以下至足汗出，亦死。

阴阳俱进，汗出已热如故，亦死；阴阳俱退，汗出已寒栗不止，鼻口气冷，亦死。

热病，所谓并阴者，热病已得汗，因得泄，是谓并阴，故治。

热病，所谓并阳者，热病已得汗，脉尚躁盛，大热，汗之，虽不汗出，若衄，是谓并阳，故治。

右热病并阴阳部

少阴病，恶寒，蜷而利，手足逆者，不治。

少阴病，下利止而眩，时时自冒者，死。

少阴病，其人吐利，躁逆者，死。

少阴病，四逆，恶寒而蜷，其脉不至，其人不烦而躁者，死。

少阴病六、七日，其人息高者，死。

少阴病，脉微细沉，但欲卧，汗出不烦，自欲吐，五、六日自利，复烦躁，不得卧寐者，死。

少阴病，下利，若利止，恶寒而蜷，手足温者，可治。

少阴病，恶寒而蜷，时时自烦，欲去其衣被者，可治。

少阴病，下利不止，厥逆无脉，干呕烦，服汤药，其脉暴出者，死。微细者，生。

伤寒六、七日，其脉微，手足厥，烦躁，灸其厥阴，厥不还者，死。

伤寒，下利，厥逆，躁不能卧者，死。

伤寒，发热，下利至厥不止者，死。

伤寒，厥逆，六、七日不利，便发热而利者，生；其人汗出，利不止者，死。但有阴无阳故也。

伤寒五、六日，不结胸，腹濡，脉虚复厥者，不可下，下之，亡血，死。

伤寒，发热而厥，七日，下利者，为难治。

热病，不知所痛，不能自收，口干，阳热甚，阴颇有寒者，热在髓，死不治。

热病在肾，令人渴，口干，舌焦黄赤，昼夜欲饮不止，腹大而胀，尚不厌饮，目无精光，死不治。

脾伤，即中风，阴阳气别离，阴不从阳，故以三分候其死生。

伤寒，咳逆上气，其脉散者，死。谓其人形损故也。

伤寒，下利，日十余行，其人脉反实者，死。

病者胁下素有痞，而下在脐傍，痛引少腹，入阴侠阴筋，此为脏结，死。

夫实则谵语，虚则郑声。郑声者重语是也。直视、谵语、喘满者，死。

若下利者，亦死。

结胸证悉具而烦躁者，死。

吐舌下卷者，死；唾如胶者，难解。舌头四边，徐有津液，此为欲解。

病则至经，上唇有色，脉自和，为欲解。色急者，来解。

重实重虚阴阳相附生死证第十九

问曰：何谓虚实？对曰：邪气盛则实，精气夺则虚。重实者，内热，病气热，脉满，是谓重实。问曰：经络俱实何如？对曰：经络皆实，是寸脉急而尺内缓也。皆当俱治。故曰滑则顺，涩则逆。夫虚实者，皆从其物类始，五脏骨肉滑利，可以长久。寒气暴上，脉满实；实而滑，顺则生；实而涩，逆则死；形尽满，脉急大坚，尺满而不应，顺则生，逆则死。所谓顺者，手足温；所谓逆者，手足寒也。

问曰：何谓重虚？对曰：脉虚、气虚、尺虚，是谓重虚也。所谓气虚者，言无常也。尺虚者，行步匡然也。脉虚者，不象阴也。如此者，滑则生，涩则死。

气虚者，肺虚也。气逆者，足寒也。非其时则生，当其时则死，余脏皆如此也。脉实满，手足寒，头热者，春秋则生，冬夏则死，脉浮而涩，涩而身有热者，死。

络气不足，经气有余，脉热而尺寒，秋冬为逆，春夏为顺。

经虚络满者，尺热满脉寒涩，春夏死，秋冬生。络满经虚，灸阴刺阳；经满络虚，刺阴灸阳。问曰：秋冬无极阴，春夏无极阳，何谓也？对曰：无极阳者，春夏无数虚阳明，阳明虚则狂；无极阴者，秋冬无数虚太阴，太阴虚则死。

热病，所谓阳附阴者，腰以下至足热，腰以上寒，阴气下争，还心腹满者，死。所谓阴附阳者，腰以上至头热，腰以下寒，阳气上争，还得汗者生。

热病生死期日证第二十

太阳之脉，色荣颧骨，热病也。荣未夭，曰今且得汗，待时自己。与厥阴脉争见者，死期不过三日，其热病气内连肾。少阳之脉，色荣颊前，热病也。荣未夭，曰今且得汗，待时自已。与少阴脉争见者，死期不过三日。

热病七、八日，脉微小，病者溲血，口中干，一日半而死。脉代者，一日死。热病七、八日，脉不躁喘，不数，后三日中有汗，三日下汗，四日死。

未曾汗，勿肤刺。

热病三、四日，脉不喘，其动均者，身虽烦热，今自得汗，生。传曰：始腑入脏，终阴复还阳，故得汗。

病热七、八日，脉不喘，其动均者，生。微热在阳不入阴，今自汗也。热病七、八日，脉不喘，动数均者，病当喑。期三日不得汗，四日死。

热病，身面尽黄而肿，心热，口干，舌卷，焦黄黑，身麻臭，伏毒伤肺。

中脾者，死。

热病，瘈疭，狂言，不得汗，瘈疭不止，伏毒伤肝。中胆者，死。热病，汗不出，出不至足，呕胆，吐血，善惊不得卧，伏毒在肝，腑足少阳者，死。

热病十逆死证第二十一

热病，腹满胀，身热者，不得大小便，脉涩小疾，一逆见，死；

热病，肠鸣腹满，四肢清泄注，脉浮大而洪不已，二逆见，死；

热病，大衄不止，腹中痛，脉浮大绝，喘而短气，三逆见，死；

热病，呕且便血，夺形肉，身热甚，脉绝动疾，四逆

中华藏书

黄帝内经·

最新整理珍藏版

中国书斋

一四二六

中国书斋

见，死；

热病，咳喘，悸眩，身热，脉小疾，夺形肉，五逆见，死；

热病，腹大而胀，四肢清，夺形肉，短气，六逆见，一旬内死；

热病，腹胀便血，脉大，时时小绝，汗出而喘，口干舌焦，视不见人，七逆见，一旬死；

热病，身热甚，脉转小，咳而便血，目眶陷，妄言，手循衣缝，口干，躁扰不得卧，八逆见，一时死；

热病，瘛疭，狂走，不能食，腹满胸痛，引腰脐背，呕血，九逆见，一时死；

热病，呕血，喘咳，烦满，身黄，其腹鼓胀，泄不止，脉绝，十逆见，一时死。

热病五脏气绝死日证第二十二

热病，肺气绝，喘逆，咳唾血，手足腹肿，面黄，振栗不能言语，死。

魄与皮毛俱去，故肺先死，丙日笃，丁日死。

热病，脾气绝，头痛，呕宿汁，不得食，呕逆吐血，水浆不得入，狂言谵语，腹大满，四肢不收，意不乐，死。脉与肉气俱去，故脾先死，甲日笃，乙日死。热病，心主气绝，烦满骨痛，嗌肿，不可咽，欲咳不能咳，歌哭而笑，死；神与荣脉俱去，故心先死，壬日笃，癸日死。热病，肝气绝，僵仆，足不安地，呕血，恐惧，洒淅恶寒，血妄去，遗屎溺，死；魂与筋血俱去，故肝先死，庚日笃，辛日死。热病，肾气绝，喘悸，吐逆，踵疸，尻痈，目视不明，骨痛，短气，喘满，汗出如珠，死；精与骨髓俱去，故肾先死，戊日笃，已日死。

故外见瞳子青小，爪甲枯，发堕，身涩，齿挺而垢，又皮面厚尘黑，咳而唾血，渴欲数饮，大满，此五脏绝表病也。

热病至脉死日证第二十三

热病，脉四至，三日死；脉四至者，平人一至，病人脉四至也。

热病，脉五至，一日死；时一大至，半日死。忽忽闷乱者，死。

热病，脉六至，半日死；忽急疾大至，有顷死。

热病脉损日死证第二十四

热病，脉四损，三日死；所谓四损者，平人四至，病人脉一至，名曰四损。

热病，脉五损，一日死；所谓五损者，平人五至，病人脉一至，名曰五损。

热病，脉六损，一时死；所谓六损者，平人六至，病人脉一至，名曰六损。若绝不至，或久乃至，立死。

脉经卷第八

平卒尸厥脉证第一

寸口沉大而滑，沉则为实，滑则为气，实气相搏，血气入于脏即死，入于腑即愈，此为卒厥。不知人，唇青身冷，为入脏，即死。如身温和，汗自出，为入腑，而复自愈。

平痉湿暍脉证第二

太阳病，发热无汗，而反恶寒者，名刚痉。太阳病，发热汗出，而不恶寒者，名柔痉．太阳病，发热，其脉沉而细者，为痉。太阳病，发其汗，因致痉．病者身热足寒，颈项强急，恶寒，时头热，面赤目脉赤，独头动摇者，为痉。太阳病，无汗，而小便反少，气上冲胸，口噤不得语，欲作刚痉，葛根汤主之。

刚痉为病，胸满口噤，卧不著席，脚挛急，其人必齘齿，可与大承气汤。

痉病，发其汗已，其脉淐淐如蛇，暴腹胀大者，为欲解。脉如故，反伏弦者，必痉。脉来，按之筑筑而弦，直上下行。

痉家，其脉伏坚直上下。

夫风病，下之则痉。复发其汗，必拘急。

太阳病，其证备，身体强几几然，脉沉迟，此为痉，栝蒌桂枝汤主之。

痉病有灸疮，难疗。

疮家，虽身疼痛，不可发其汗，汗出则痉．太阳病，关节疼烦，脉沉而缓者，为中湿。

病者一身尽疼，发热日晡即剧，此为风湿，汗出所致也。

湿家之为病，一身尽疼，发热，而身色熏黄也。湿家之为病，其人但头汗出，而背强，欲得被覆向火。若下之早，则哕，或胸满，小便利，舌上如胎，此为丹田有热，胸上有寒，渴欲饮而不能饮，则口燥也。

湿家下之，额上汗出，微喘，小便利者，死。若下利不止者，亦死。

问曰：风湿相搏，身体疼痛，法当汗出而解，值天阴雨不止，师云此可发汗，而其病不愈者，何也？答曰：发其汗，汗大出者，但风气去，湿气续在，是故不愈。若治风湿者，发其汗，微微似欲出汗者，则风湿俱去也。

湿家身烦疼，可与麻黄汤加术四两，发其汗为宜，慎不可以火攻之。

风湿，脉浮身重、汗出恶风者，防己汤主之。

病人喘，头痛，鼻塞而烦，其脉大，自能饮食，腹中和，无病。病在头中寒湿，故鼻塞，内药鼻中即愈。

伤寒八、九日，风湿相搏，身体疼痛，不能自转侧，不呕不渴，脉浮虚而涩者，桂枝附子附汤主之。若其人大便硬，小便自利者，术附子汤主之。

风湿相搏，骨节疼烦，掣痛不得屈伸，近之则痛剧，汗出短气，小便不利，恶风不欲去衣，或身微肿者，甘草附子汤主之。

太阳中热，暍是也。其人汗出恶寒，身热而渴也，白虎汤主之。太阳中热，身热疼重，而脉微弱，此以夏月伤冷水，水行皮肤中所致也，瓜蒂汤主之。太阳中暍，发热恶寒，身重而疼痛，其脉弦细芤迟，小便已洒洒然毛耸，手足逆冷，小有劳，身热，口前开，板齿燥，若发其汗，恶寒则甚。加温针，则发热益甚。数下之，淋复甚。

平阳毒阴毒百合狐惑脉证第三

阳毒为病，身重，腰背痛，烦闷不安，狂言，或走，或见鬼，或吐血下痢，其脉浮大数，面赤斑斑如锦文，喉咽痛，唾脓血。五日可治，至七日不可治也。

有伤寒一、二日便成阳毒。或服药吐、下后变成阳毒，升麻汤主之。

阴毒为病，身重背强，腹中绞痛，咽喉不利，毒气攻心，心下坚强，短气不得息，呕逆，唇青面黑，四肢厥冷，其脉沉细紧数，身如被打，五、六日可治，至七日不可治也；或伤寒初病一、二日，便结成阴毒；或服药六、七日以上至十日，变成阴毒。甘草汤主之。

百合之为病，其状常默默欲卧复不能卧；或如强健人，欲得出行而复不能行，意欲得食复不能食；或有美时，或有不用闻饮食臭时，如寒无寒，如热无热，朝至口苦，小便赤黄，身形如和，其脉微数，百脉一宗，悉病，各随证治之。

百合病，见于阴者，以阳法救之；见于阳者，以阴法救之。见阳攻阴，复发其汗，此为逆，其病难治；见阴攻阳，乃复下之，此亦为逆，其病难治。

狐惑为病，其状如伤寒，默默欲眠，目不得闭，卧起不安。蚀于喉为惑，蚀于阴为狐。狐惑之病，并不欲饮食，闻食臭，其面乍赤、乍白、乍黑。其毒蚀于上部则声喝，其毒蚀下部者，则咽干。蚀于上部，泻心汤主之。蚀于下部，苦参汤淹洗之；蚀于肛者，雄黄熏之。

其人脉数，无热，微烦，默默欲卧，汗出，初得三、四日，目赤如鸠眼，得之七、八日，目四眦黄黑，若能食者，脓已成也，赤小豆当归散主之。

病人或从呼吸上蚀其咽，或从下膲蚀其肛阴。蚀上为惑，蚀下为狐。狐惑病者，猪苓散主之。

平霍乱转筋脉证第四

问曰：病有霍乱者何？师曰：呕吐而利，此为霍乱。

问曰：病者发热，头痛，身体疼，恶寒，而复吐利，当属何病？师曰：当为霍乱；霍乱吐利止，而复发热也；伤寒，其脉微涩，本是霍乱，今是伤寒，却四、五日至阴经上，转入阴必吐利。

转筋为病，其人臂脚直，脉上下行。微弦，转筋入腹，鸡屎白散主之。

平中风历节脉证第五

夫风之为病，当半身不遂，或但臂不遂者，此为痹。脉微而数，中风使然。

头痛脉滑者，中风，风脉虚弱也。

寸口脉浮而紧，紧则为寒，浮则为虚，虚寒相搏，邪在皮肤。浮者血虚，络脉空虚，贼邪不泻，或左或右，邪气反缓，正气则急，正气引邪，喎僻不遂。邪在于络，肌肤不仁。邪在于经，则重不胜。邪人于腑，则不识人。邪人于脏，舌即难言，口吐于涎。

寸口脉迟而缓，迟则为寒，缓则为虚。荣缓则为亡血，卫迟则为中风。

邪气中经，则身痒而瘾疹。心气不足，邪气入中，则胸满而短气。

趺阳脉浮而滑，滑则谷气实，浮则汗自出。

少阴脉浮而弱，弱则血不足，浮则为风，风血相搏，则疼痛如掣。

盛人脉涩小，短气，自汗出，历节疼，不可屈伸，此皆饮酒汗出当风所致也。

寸口脉沉而弱，沉则主骨，弱则主筋；沉则为肾，弱则为肝。

味酸则伤筋，筋伤则缓，名曰泄；咸则伤骨，骨伤则痿，名曰枯；枯泄相搏，名曰断泄。荣气不通，卫不独行，荣卫俱微，三焦无所御，四属断绝，身体羸瘦，独足肿大，黄汗出，胫冷，假令发热，便为历节也。病历节，疼痛不可屈伸，乌头汤主之。

诸肢节疼痛，身体魁羸，脚肿如脱，头眩短气，温温欲吐，桂枝芍药知母汤主之。

平血痹虚劳脉证第六

问曰：血痹从何得之？师曰：夫尊荣人骨弱肌肤盛，重因疲劳汗出，起卧不时动摇，如被微风，遂得之。形如风状。但其脉自微涩，在寸口、关上小紧，宜针引阳气，令脉和紧去则愈。

血痹，阴阳俱微，寸口、关上微，尺中小紧，外证身体不仁，如风状，黄芪桂枝五物汤主之。

男子平人，脉大为劳，极虚亦为劳。男子劳之为病，其脉浮大，手足烦热，春夏剧，秋冬差，阴寒精自出，足酸削不能行，少腹虚满。

人年五十六十其病脉大者，痹侠背行，苦肠鸣马刀侠婴者，皆为劳得之。

男子平人，脉虚弱细微者，喜盗汗出也。

男子面色薄者，主渴及亡血。卒喘悸，其脉浮者，里虚也。

男子脉虚沉弦，无寒热、短气、里急、小便不利、面色白、时时目瞑、此人喜衄、少腹满，此为劳使之然。

男子脉微弱而涩，为无子，精气清冷。

夫失精家，少腹弦急，阴头寒，目眩痛，发落，脉极虚芤迟，为清谷亡血，失精。脉得诸芤动微紧，男子失精，女子梦交通，桂枝加龙骨牡蛎汤主之。

脉沉小迟，名脱气，其人疾行则喘喝，手足逆寒，腹满，甚则溏泄，食不消化也。脉弦而大，弦则为减，大则为芤，减则为寒，芤则为虚，寒虚相搏，此名为革。妇人则半产、漏下；男子则亡血，失精。

平消渴小便利淋脉证第七

师曰：厥阴之为病，消渴，气上冲心，心中疼热，饥而不欲食，食即吐，下之不肯止。

寸口脉浮而迟，浮则为虚，迟则为劳。虚则卫气不足，迟则荣气竭。

趺阳脉浮而数，浮则为气，数则消谷而坚。气盛则溲数，溲数则坚，坚数相搏，则为消渴。

男子消渴，小便反多，以饮一斗，小便一斗，肾气丸主之。

师曰：热在下焦则溺血，亦令人淋闭不通。淋之为病，小便如粟状，少腹弦急，痛引脐中。

寸口脉细而数，数则为热，细则为寒。数为强吐。

趺阳脉数，胃中有热，则消谷引食，大便必坚，小便则数。少阴脉数，妇人则阴中生疮，男子则气淋。

淋家不可发汗，发汗则必便血。

平水气黄汗气分脉证第八

师曰：病有风水、有皮水、有正水、有石水、有黄汗。风水其脉自浮，外证骨节疼痛，其人恶风。皮水，其脉亦浮，外证胕肿，按之没指，不恶风，其腹如鼓，不渴，当发其汗；正水，其脉沉迟，外证自喘；石水，其脉自沉，外证腹满，不喘；黄汗，其脉沉迟，身体发热，胸满，四肢、头面肿，久不愈必致痈脓。

脉浮而洪，浮则为风，洪则为气，风气相搏，风强则为瘾疹，身体为痒，痒为泄风，久为痂癞；气强则为水，难以俯仰。风气相击，身体洪肿，汗出乃愈。

恶风则虚，此为风水；不恶风者，小便通利，上焦有寒，其口多涎，此为黄汗。

寸口脉沉滑者，中有水气，面目肿大，有热，名曰风水。视人之目窠上微拥，如新卧起状，其颈脉动，时时咳，按其手足上，陷而不起者，风水。

太阳病，脉浮而紧，法当骨节疼痛，而反不痛，身体反重而酸，其人不渴，汗出即愈，此为风水；恶寒者，此为极虚，发汗得之；渴而不恶寒者，此为皮水。

身肿而冷，状如周痹，胸中窒，不能食，反痛，暮躁不眠，此为黄汗，痛在骨节。咳而喘，不渴者，此为脾胀，其形如肿，发汗即愈。然诸病此者，渴而下利，小便数者，皆不可发汗。

风水，其脉浮，浮为在表，其人能食，头痛汗出，表无他病，病者言但下重，故从腰以上为和，腰以下当肿及阴，难以屈伸，防己黄芪汤主之。

风水，恶风，一身悉肿，脉浮不渴，续自汗出，而无大热者，越婢汤主之。

师曰：里水者，一身面目洪肿，其脉沉，小便不利，故令病水。假如小便自利，亡津液，故令渴也，越婢加术汤主之。

皮水之为病，四肢肿，水气在皮肤中，四肢聂聂动者，防己茯苓汤主之。

趺阳脉当伏，今反紧，本自有寒，疝瘕，腹中痛。医反下之，下之则胸满短气。趺阳脉当伏，今反数，本自有热，消谷，小便数，今反不利，此欲作水。

寸口脉浮而迟，浮脉热，迟脉潜，热潜相搏，名曰沉；趺阳脉浮而数，浮脉热，数脉止，热止相搏，名曰伏；沉伏相搏，名曰水；沉则络脉虚，伏则小便难，虚难相搏，水走皮肤，则为水矣。

寸口脉弦而紧，弦则卫气不行，卫气不行则恶寒，水不沾流，走在肠间。

少阴脉紧而沉，紧则为痛，沉则为水，小便即难。师曰：脉得诸沉者，当责有水，身体肿重。水病脉出者，死。

夫水病人，目下有卧蚕，面目鲜泽，脉伏，其人消渴。病水腹大，小便不利，其脉沉绝者，有水，可下之。

问曰：病下利后，渴饮水，小便不利，腹满阴肿者，何也？答曰：此法当病水，若小便自利及汗出者，自当愈。

水之为病，其脉沉小，属少阴。浮者为风，无水虚胀者为

气。水发其汗即已。沉者与附子麻黄汤，浮者与杏子汤。

心水者，其身重而少气，不得卧，烦而躁，其阴大肿；肝水者，其腹大，不能自转侧，胁下腹中痛，时时津液微生，小便续通；肺水者，其身肿，小便难，时时鸭溏；脾水者，其腹大，四肢苦重。津液不生，但苦少气，小便难。

肾水者，其腹大，脐肿，腰痛，不得溺，阴下湿如牛鼻上汗，其足逆冷，面反瘦。

师曰：诸有水者，腰以下肿，当利小便；腰以上肿，当发汗乃愈。

师曰：寸口脉沉而迟，沉则为水，迟则为寒，寒水相搏，趺阳脉伏，水谷不化，脾气衰则鹜溏，胃气衰则身肿。少阳脉革，少阴脉细，男子则小便不利，妇人则经水不通。经为血，血不利则为水，名曰血分。

问曰：病者若水，面目身体四肢皆肿，小便不利，师脉之，不言水，反言胸中痛，气上冲咽，状如炙肉，当微咳喘。审如师言，其脉何类？师曰：寸口脉沉而紧，沉为水，紧为寒，沉紧相搏，结在关元，始时尚微，年盛不觉，阳衰之后，荣卫相干，阳损阴盛、结寒微动、肾气上冲、喉咽塞噎、胁下急痛。医以为留饮而大下之，气系不去，其病不除。重吐之，胃家虚烦，咽燥欲饮水，小便不利，水谷不化，面目手足浮肿；又与葶苈丸下水，当时如少差，食饮过度，肿复如前，胸胁苦痛，象若奔豚，其水扬溢，则浮咳喘逆。当先攻击冲气，令止，乃治咳，咳止其喘自差。先治新病，病当在后。

黄汗之病，身体洪肿，发热，汗出而咳，状如风水，汗沾衣，色正黄如蘗汁，其脉自沉。

问曰：黄汗之病从何得之？师曰：以汗出入水中浴，水从汗孔入得之。

黄芪芍药桂枝苦酒汤主之。

黄汗之病，两胫自冷，假令发热，此属历节。食已汗出，又身常暮卧盗汗出者，此劳气也。若汗出已反发热者，久久其身必甲错。发热不止者，必生恶疮。

若身重，汗出已辄轻者，久久必身瞤瞤，则胸中痛，又从腰以上必汗出，下无汗，腰宽弛痛，如有物在皮中状，剧者不能食，身疼重，烦躁，小便不利，此为黄汗，桂枝加黄芪汤主之。

寸口脉迟而涩，迟则为寒，涩为血不足。趺阳脉微而迟，微则为气，迟则为寒。寒气不足，则手足逆冷。手足逆冷，则荣卫不利。荣卫不利，则腹满胁鸣相逐。气转膀胱，荣卫俱劳，阳气不能则身冷，阴气不能则骨疼。阳气前通则恶寒，阳前通则痹不仁。阴阳相得，其气乃行，大气一转，其气乃散。实则失气，虚则遗溺，名曰气分。气分，心下坚，大如盘，边如旋杯，水饮所作，桂枝去芍药加麻黄细辛附子汤主之。或枳实术汤主之。

平黄疸寒热疟脉证第九

凡黄候，其寸口脉近掌无脉，口鼻冷，并不可治。脉沉，渴欲饮水，小便不利者，皆发黄。

腹满，舌痿黄，躁不得睡，属黄家。

师曰：病黄疸，发热烦喘，胸满口燥者，以发病时，火劫其汗，两热所得。然黄家所得，从湿得之。一身尽发热而黄，肚热，热在里，当下之。

师曰：黄疸之病，当以十八日为期，治之十日以上为差，反剧为难治。

又曰：疸而渴者，其疸难治。疸而不渴者，其疸可治。发于阴部，其人必呕，发于阳部，其人振寒发热也。

师曰：诸病黄家，但利其小便。假令脉浮，当以汗解之，宜桂枝加黄耆汤。又男子黄，小便自利，当与小建中汤。

黄疸腹满，小便不利而赤，自汗出，此为表和里实。当下之，用大黄黄柏栀子芒消汤。黄疸病，小便色不变，欲自利，腹满而喘，不可除热，热除必哕。哕者，小半夏汤主之。

夫病酒黄疸，必小便不利，其候心中热，足下热，是其证也。

心中懊而热，不能食，时欲吐，名曰酒疸。

酒黄疸者，或无热，靖言了了，腹满欲吐，鼻燥。其脉浮

中华藏书

黄帝内经·最新整理珍藏版

中国书房

者，先吐之。沉弦者，先下之。酒疸，心中热，欲呕者，吐之即愈。

酒疸色黄心下结实而烦。酒疸下之久久为黑疸，目青面黑，心中如啖蒜韭状，大便正黑，皮肤爪之不仁，其脉浮弱，虽黑微黄，故知之。

寸口脉微而弱，微则恶寒，弱则发热。当发不发，骨节疼痛；当烦不烦，而极汗出。趺阳脉缓而迟，胃气反强。少阴脉微，微则伤精，阴气寒冷，少阴不足。

谷气反强，饱则烦满、满则发热、客则消谷、发已复饥、热则腹满、微则伤精、谷强则瘦，名曰谷寒热。

阳明病，脉迟者，食难用饱，饱则发烦。头眩者，必小便难，此欲作谷疸。虽下之，腹满如故，所以然者，脉迟故也。

师曰：寸口脉浮而缓，浮则为风，缓则为痹。痹非中风，四肢苦烦，脾色必黄，瘀热以行。

趺阳脉紧而数，数则为热、热则消谷；紧则为寒，食即腹满。尺脉浮为伤肾，趺阳脉紧为伤脾。风寒相搏，食谷则眩、谷气不消、胃中苦浊、浊气下流、小便不通、阴被其寒、热流膀胱、身体尽黄，名曰谷疸。

额上黑，微汗出，手足中热，薄暮则发，膀胱急，小便自利，名曰女劳疸。腹如水状，不治。

黄家，日晡所发热，而反恶寒，此为女劳得之。膀胱急，少腹满，身尽黄，额上黑，足下热，因作黑疸。其腹胀如水状，大便必黑，时溏，此女劳之病，非水也。腹满者难治。硝石矾石散主之。

夫疟脉自弦也，弦数者多热，弦迟者多寒。弦小紧者可下之，弦迟者可温药，若脉紧数者，可发汗，针灸之。浮大者，吐之。脉弦数者，风发也，以饮食消息止之。

疟病结为症瘕，名曰疟母，鳖甲煎丸主之。

疟但见热者，温疟也，其脉平，身无寒但热，骨节疼烦，时呕，朝发暮解，暮发朝解，名曰温疟。白虎加桂枝汤主之。

疟多寒者，牡疟也，蜀漆散主之。

平胸痹心痛短气贲豚脉证第十

师曰：夫脉当取太过与不及，阳微阴弦，则胸痹而痛。所以然者，责其极虚也。今阳虚知在上焦，所以胸痹心痛者，以其脉阴弦故也。

胸痹之病，喘息咳唾，胸背痛，短气，寸口脉沉而迟，关上小紧数者，栝蒌薤白白酒汤主之。

平人无寒热，短气不足以息者，实也。

贲豚病者，从少腹起，上行咽喉，发作时欲死复止，皆从惊得。其气上冲，胸腹痛，及往来寒热，贲豚汤主之。

师曰：病有贲豚，有吐脓，有惊怖，有火邪，此四部病皆从惊发得之。

平腹满寒疝宿食脉证第十一

趺阳脉微弦，法当腹满，不满者必下部闭塞，大便难，两胠疼痛，此虚寒从下上也，当以温药服之。

病者腹满，按之不痛为虚，痛者为实，可下之。舌黄未下者，下之黄自去。腹满时减，减复如故，此为寒，当与温药。

趺阳脉紧而浮，紧则为痛，浮则为虚，虚则肠鸣，紧则坚满。

双脉弦而迟者，必心下坚。脉大而紧者，阳中有限也，可下之。

病腹中满痛，为实，当下之。腹满不减，减不足言，当下之。病腹满，发热十数日，脉浮而数，饮食如故，厚朴三物汤主之。腹满痛，厚朴七物汤主之。

寸口脉迟而缓，迟则为寒，缓即为气，气寒相搏，转绞而痛。

寸口脉迟而涩，迟为寒，涩为无血。

夫中寒家喜欠，其人清涕出，发热色和者，善嚏。

中寒，其人下利，以里虚也，欲嚏不能，此人肚中寒。

夫瘦人绕脐痛，必有风冷，谷气不行，而反下之，其气必冲。不冲者，心下则痞。

中華藏書　《脉经》　中国书房

寸口脉弦者，则胁下拘急而痛，其人啬啬恶寒也。

寸口脉浮而滑，头中痛。趺阳脉缓而迟，缓则为寒，迟则为虚，虚寒相搏，则欲食温，假令食冷，则咽痛。

寸口脉微，尺中紧而涩，紧则为寒，微则为虚，涩则血不足，故知发汗而复下之也。紧在中央，知寒尚在，此本寒气，何为发汗复下之耶？

夫脉浮而紧乃弦，状如弓弦，按之不移。脉数弦者，当下其寒。胁下偏痛，其脉紧弦，此寒也，以温药下之，宜大黄附子汤。

寸口脉弦而紧，弦则卫气不行，卫气不行则恶寒。紧则不欲食，弦紧相搏，则为寒疝。

趺阳脉浮而迟，浮则为风虚，迟则为寒疝，寒疝绕脐痛，若发则白汗出，手足厥寒，其脉沉弦者，大乌头汤主之。

问曰：人病有宿食，何以别之？师曰：寸口脉浮大，按之反涩，尺中亦微而涩，故知有宿食。

寸口脉紧如转索，左右无常者，有宿食。

寸口脉紧，即头风寒，或腹中有宿食不化。

脉滑而数者，实也，有宿食，当下之。

下利，不欲饮食者，有宿食，当下之。大下后六、七日不大便，烦不解，腹满痛，此有燥屎也。所以然者，本有宿食故也。宿食在上管，当吐之。

平五脏积聚脉证第十二

问曰：病有积、有聚、有谷气，何谓也？师曰：积者，脏病也，终不移；聚者，腑病也，发作有时，展转病移，为可治；谷气者，胁下病，按之则愈，愈复发为谷气。夫病已愈，不得复发，今病复发，即为谷气也。

诸积大法，脉来细而附骨者，乃积也。寸口，积在胸中。微出寸口，积在喉中。关上，积在脐傍。上关上，积在心下。微下关，积在少腹。尺，积在背气街。

脉出在左，积在左。脉出在右，积在右。脉两出，积在中央。各以其部处之。

诊得肺积，脉浮而毛，按之辟易，胁下气逆，背相引痛，少气，善忘，目瞑，皮肤寒，秋差夏剧，主皮中时痛，如虫缘之状，甚者如针刺，时痒，其色白。

诊得心积，脉沉而芤，上下无常处，病胸满，悸，腹中热，面赤、嗌干、心烦、掌中热、甚即唾血，主身瘛疭，主血厥，夏差冬剧，其色赤。

诊得脾积，脉浮大而长，饥则减，饱则见，起与谷争减，心下累累如桃李，起见于外，腹满，呕，泄，肠鸣，四肢重，足胫肿，厥不能卧起，主肌肉损，其色黄。

诊得肝积，脉弦而细，两胁下痛，邪走心下，足肿寒，胁痛引少腹，男子积疝，女子瘕淋，身无膏泽，喜转筋，爪甲枯黑，春差秋剧，其色青。

诊得肾积，脉沉而急，苦脊与腰相引痛，饥则见，饱则减，少腹里急，口干，咽肿伤烂，目，骨中寒，主髓厥，善忘，其色黑。

寸口脉沉而横者，胁下及腹中有横积痛，其脉弦，腹中急痛，腰背痛相引，腹中有寒，疝瘕。脉弦紧而微细者，症也。夫寒痹、症瘕、积聚之脉，皆弦紧。

若在心下，即寸弦紧。在胃管，即关弦紧。在脐下，即尺弦紧。

又脉症法，左手脉横，症在左，右手脉横，症在右。脉头大者，在上。头小者，在下。

又法：横脉见左，积在右；见右，积在左，偏得横实而滑，亦为积。弦紧亦为积，为寒痹，为疝痛。内有积不见脉，难治。见一脉相应，为易治；诸不相应，为不治。

左手脉大，右手脉小，上病在左胁，下病在左足。右手脉大，左手脉小，上病在右胁，下病在右足。

脉弦而伏者，腹中有症，不可转也，必死不治。脉来细而沉，时直者，身有痈肿，若腹中有伏梁。脉来小沉而实者，胃中有积聚，不下食，食即吐。

平惊悸衄吐下血胸满瘀血脉证第十三

寸口脉动而弱，动则为惊，弱则为悸。

趺阳脉微而浮，浮则胃气虚，微则不能食，此恐惧之脉，忧迫所作也。

惊生病者，其脉止而复来，其人目睛不转，不能呼气。

寸口脉紧，趺阳脉虚，胃气则虚。

寸口脉紧，寒之实也；寒在上焦，胸中必满而噫；胃气虚者，趺阳脉浮，少阳脉紧，心下必悸，何以言之？寒水相搏，二气相争，是以悸。脉得诸涩濡弱，为亡血。

寸口脉弦而大，弦则为减，大则为芤。减则为寒，芤则为虚。寒虚相搏，此名为革。妇人则半产漏下，男子则亡血。

亡血家，不可攻其表，汗出则寒栗而振。

问曰：病衄连日不止，其脉何类？师曰：脉来轻轻在肌肉，尺中自溢，目睛晕黄，衄必未止；晕黄去，目睛慧了，知衄今止。

师曰：从春至夏发衄者，太阳。从秋至冬发衄者，阳明。

寸口脉微弱，尺脉涩弱，则发热，涩为无血，其人必厥，微呕。夫厥，当眩不眩，而反头痛，痛为实，下虚上实必衄也。

太阳脉而浮，必衄、吐血。

病人面无血色，无寒热，脉沉弦者，衄也。

衄家，不可发其汗，汗出必额上促急而紧，直视而不能眴，不得眠。

脉浮弱，手按之绝者，下血。烦咳者，必吐血。

寸口脉微而弱，气血俱虚，男子则吐血，女子则下血。呕吐、汗出者，为可治。

趺阳脉微而弱，春以胃气为本。吐利者为可，不者，此为有水气，其腹必满，小便则难。

病人身热，脉小绝者，吐血，若下血，妇人亡经，此为寒。脉迟者，胸上有寒，噫气喜唾。

脉有阴阳，趺阳、少阴脉皆微，其人不吐下，必亡血。

脉沉为在里，荣卫内结，胸满，必吐血。

男子盛大，其脉手阳微，趺阳亦微，独少阴浮大，必便血而失精。设言淋者，当小便不利。

趺阳脉弦，必肠痔下血。

病人胸满，唇痿、舌青、口燥，其人但欲漱水，不欲咽、无寒热、脉微大来迟、腹不满，其人言我满，为有瘀血。当汗出不出，内结亦为瘀血。病者如热状，烦满，口干燥而渴，其脉反无热，此为阴伏，是瘀血也，当下之。

下血，先见血，后见便，此近血也；先见便，后见血，此远血也。

平呕吐哕下利脉证第十四

呕而脉弱，小便复利，身有微热，见厥者，难治。

趺阳脉浮者，胃气虚，寒气在上，暖气在下，三气并争，但出不入，其人即呕而不得食恐怖而死，宽缓即瘥。

夫呕家有痈脓者，不可治呕，脓尽自愈。先呕却渴者，此为欲解；先渴却呕者，为水停心下，此属饮家。呕家本渴，今反不渴者，以心下有支饮也。

问曰：病人脉数，数为热，当消谷引食，而反吐者，何也？师曰：以发其汗，令阳微，膈气虚，脉乃数，数为客热，不能消谷，胃中虚冷，故吐也。

阳紧阴数，其人食已即吐，阳浮而数亦为吐。

寸紧尺涩，其人胸满，不能食而吐，吐止者为下之，故不能食。设言未止者，此为胃反，故尺为之微涩也。

寸口脉紧而芤，紧则为寒，芤则为虚，虚寒相搏，脉为阴结而迟，其人则噎。关上脉数，其人则吐。

脉弦者，虚也。胃气无余，朝食暮吐，变为胃反，寒在于上，医反下之，今脉反弦，故名曰虚。

趺阳脉微而涩，微则下利。涩则吐逆，谷不得入也。

寸口脉微而数，微则无气。无气则荣虚，荣虚则血不足，血不足则胸中冷。趺阳脉浮而涩，浮则为虚、涩则伤脾、脾伤则不磨，暮食朝吐，暮食朝吐，宿谷不化，名曰胃反。脉紧而涩，其病难治。

夫吐家，脉来形状如新卧起。

病人欲吐者，不可下之。

呕吐而病在膈上，后思水者，解，急与之。思水者，猪苓散主之。

哕而腹满，视其前后，知何部不利，利之即愈。

夫六腑气绝于外者，手足寒，上气，脚缩。五脏气绝于内者，下利不禁，下甚者，手足不仁。

下利，脉沉弦者，下重。若脉大者，为未止。脉微弱数者，为欲自止，虽发热不死。

脉滑，按之虚绝者，其人必下利。

下利，有微热，其人渴，脉弱者，今自愈。

下利，脉数，若微发热，汗自出者，自愈。设脉复紧，为未解。

下利，寸脉反浮数，尺中自涩，其人必清脓血。

下利，手足厥，无脉，灸之不温，基脉不还，反微喘者，死。

少阴负趺阳者，为顺也。

下利，脉数而浮者，今自愈。设不差，其人必清脓血，以有热故也。

下利后，脉绝，手足厥冷，卒时脉还，手足温者，生；脉不还者，死。

下利，脉反弦，发热身汗者，自愈。

下利气者，当利其小便。

下利清谷，不可攻其表，汗出必胀满。其脏寒者，当温之。

下利，脉沉而迟，其人面少赤，身有微热。

下利清谷，必郁冒，汗出而解，其人微厥。所以然者，其面戴阳，下虚故也。

下利，腹胀满，身体疼痛，先温其里，乃攻其表。

下利，脉迟而滑者，实也。利未欲止，当下之。

下利，脉反滑者，当有所去，下乃愈。

下利差，至其年、月、日、时复发，此为病不尽，当复下之。

下利而谵语者，为有躁屎也，宜下之。

下利而腹痛满，为寒实，当下之。

下利，腹中坚者，当下之。

下利后更烦，按其心下濡者，为虚烦也。

下利后，脉三部皆平，按其心下坚者，可下之。

下利，脉浮大者，虚也，以强下之故也。设脉浮革，因尔肠鸣，当温之。

病者痿黄，躁而不渴，胃中寒实，而下利不止者，死。

夫风寒下者，不可下之。下之后，心下坚痛。脉迟者，为寒，但当温之。

脉沉紧，下之亦然。脉大浮弦，下之当已。

平肺痿肺痈咳逆上气痰饮脉证第十五

问曰：热在上焦者，因咳为肺痿。肺痿之病，从何得之？师曰：或从汗出、或从呕吐、或从消渴、小便利数、或从便难，数被驶药下利，重亡津液，故得之。

寸口脉不出，而反发汗，阳脉早索，阴脉不涩，三焦踟蹰，入而不出。

阴脉不涩，身体反冷，其内反烦，多吐唇燥，小便反难，此为肺痿，伤于津液。便如烂瓜，亦如豚脑，但坐发汗故也。

肺痿，其人欲咳不得咳，咳则出干沫，久久，小便不利，甚则脉浮弱。

肺痿，吐涎沫而不咳者，其人不渴，必遗溺，小便数，所以然者，以上虚不能制下也。此为肺中冷，必眩，多涎唾，甘草干姜汤以温其脏。师曰：肺痿咳唾，咽燥欲饮水者，自愈。自张口者，短气也。

咳而口中自有津液，舌上胎滑，此为浮寒，非肺痿也。

问曰：寸口脉数，其人咳，口中反有浊唾、涎沫者，何也？师曰：此为肺痿之病。若口中辟辟燥，咳则胸中隐隐痛，脉反滑数，此为肺痈。

咳唾脓血，脉数虚者，为肺痿；脉数实者，为肺痈。

问曰：病咳逆，脉之何以知此为肺痈？当有脓血，吐之则死，后竟吐脓死，其脉何类？师曰：寸口脉微而数，微则为风，数则为热；微则汗出，数则恶寒。

风中于卫，呼气不入；热过于荣，吸而不出。风伤皮毛，热伤血脉。

风舍于肺，其人则咳、口干、喘满、咽燥不渴、多唾浊沫、时时振寒。热之所过，血为凝滞，畜结痈脓，吐如米粥。始萌可救，脓成则死。

咳而胸满，振寒，脉数，咽干不渴，时时出浊唾腥臭，久久，吐脓如粳米粥者，为肺痈，桔梗汤主之。

肺痈，胸满胀，一身面目浮肿，鼻塞清涕出，不闻香臭酸辛，咳逆上气，喘鸣迫寒，葶苈大枣泻肺汤主之。

寸口脉数，趺阳脉紧，寒热相搏，故振寒而咳。趺阳脉浮缓，胃气如经，此为肺痈。

问曰：振寒发热，寸口脉滑而数，其人饮食起居如故，此为痈肿病。医反不知，而以伤寒治之，应不愈也。何以知有脓？脓之所在，何以别知其处？

师曰：假令脓在胸中者，为肺痈。其人脉数，咳唾有脓血。设脓未成，其脉自紧数。紧去但数，脓为已成也。

夫病吐血，喘咳上气，其脉数、有热、不得卧者，死。上气，面浮肿，肩息，其脉浮大，不治。又加利尤甚。上气躁而喘者，属肺胀，欲作风水，发汗则愈。

夫酒客咳者，必致吐血，此坐极饮过度所致也。

咳家，脉弦为有水，可与十枣汤下之。咳而脉浮，其人不咳不食，如是四十日乃已。咳而时发热，脉卒弦者，非虚也，此为胸中寒实所致也，当吐之。咳家，其脉弦，欲行吐药，当相人强弱，而无热乃可吐之。其脉沉者，不可发汗。久咳数岁，其脉弱者，可治。实大数者，不可治。其脉虚者，必苦冒，其人本有支饮在胸中故也，治属饮家。

问曰：夫饮有四，何谓也？师曰：有痰饮、有悬饮、有溢饮、有支饮。

问曰：四饮何以为异？师曰：其人素盛今瘦，水走肠间，沥沥有声，谓之痰饮。饮后水流在胁下，咳唾引痛，谓之悬饮。饮水流行，归于四肢，当汗出而不汗出，身体疼重，谓之溢饮。咳逆倚息，短气不得卧，其形如肿，谓之支饮。

留饮者，胁下痛引缺盆，咳嗽转甚。

胸中有留饮，其人短气而渴，四肢历节痛，其脉沉者，有留饮。

夫心下有留饮，其人背寒冷大如手。

病者脉伏，其人欲自利，利者反快，虽利，心下续坚满，此为留饮欲去故也。甘遂半夏汤主之。

病痰饮者，当以温药和之。

心下有痰饮，胸胁支满，目眩，甘草汤主之。

病溢饮者，当发其汗，小青龙汤主之。

支饮，亦喘而不能卧，加短气，其脉平也。

膈间支饮，其人喘满，以下痞坚，面色黧黑，其脉沉紧，得之数十日，医吐下之，不愈，木防己汤主之。

呕家本渴，渴者为欲解，今反不渴，心下有支饮故也。小半夏汤主之。

心下有支饮，其人苦冒眩，泽泻汤主之。

夫有支饮家，咳烦，胸中痛者，不卒死，至一百日或一岁。可与十枣汤。

膈上之病，满喘咳吐，发则寒热，背痛，腰痛，目泣自出，其人振振身瞤剧，必有伏饮。

夫病人饮水多，必暴喘满。凡食少饮多，心下水停，甚者则悸，微者短气。

脉双弦者，寒也。皆大下后喜虚。脉偏弦者，饮也。肺饮不弦，但喜喘短气。

病人一臂不随，时复转移在一臂，其脉沉细，非风也，必有饮在上焦。

其脉虚者为微劳，荣卫气不周故也，久久自差。

腹满，口苦干燥，此肠间有水气也。防己椒目葶苈大黄丸主之。

假令瘦人脐下悸，吐涎沫而癫眩者，水也，五苓散主之。

先渴却呕，为水停心下，此属饮家，半夏加茯苓汤主之。

水在心，心下坚，短气，恶水不欲饮。水在肺，吐涎沫欲饮水。水在脾，少气身重。水在肝，胁下支满，嚏而痛。水在肾，心下悸。

平痈肿肠痈金疮侵淫脉证第十六

脉数，身无热，内有痈也。薏苡附子败酱汤主之。

诸浮数脉，应当发热，而反洒淅恶寒，若有痛处，当发其痈。

脉微而迟，必发热；弱而数，为振寒，当发痈肿。脉浮而数，身体无热，其形嘿嘿，胸中微躁，不知痛之所在，此人当发痈肿。

脉滑而数，数则为热，滑则为实。滑则主荣，数则主卫，荣卫相逢，则结为痈。热之所过，则为脓也。

师曰：诸痈肿，欲知有脓与无脓，以手掩肿上，热者为有脓，不热者为无脓。

问曰：宫羽林妇病，医脉之，何以知妇人肠中有脓，为下之则愈？师曰：寸口脉滑而数，滑则为实，数则为热；滑则为荣，数则为卫。卫数下降，荣滑上升。荣卫相干，血为浊败。少腹痞坚，小便或涩、或时汗出、或复恶寒，脓为已成。设脉迟紧，聚为瘀血，血下则愈。

肠痈之为病，其身体甲错，腹皮急，按之濡，如肿状。

肠痈者，少腹肿，按之则痛，小便数如淋，时时发热，自汗出，复恶寒，其脉迟紧者，脓未成，可下之，当有血。脉洪数者，脓已成，不可下也。大黄牡丹汤主之。

问曰：寸口脉微而涩，法当亡血，若汗出，设不汗者云何？答曰：若身有疮，被刀器所伤，亡血故也。

侵淫疮，从口起流向四肢者，可治；从四肢流来入口者，不可治之。

脉经卷第九

平妊娠分别男女将产诸证第一

脉平而虚者，乳子法也。经云：阴搏阳别，谓之有子，此是血气和调，阳施阴化也；诊其手少阴脉动甚者，妊子也；少阴，心脉也，心主血脉。又肾名胞门子户，尺中肾脉也，尺中脉按之不绝，法妊娠也。左右三部脉沉浮正等，按之无绝者，妊娠也。妊娠初时，寸微小，呼吸五至。三月而尺数也。

脉滑疾，重以手按之散者，胎已三月也。脉重手按之不散，但疾不滑者，五月也。

妇人妊娠四月，欲知男女法，左疾为男，右疾为女，俱疾为生二子。

又法得太阴脉为男，得太阳脉为女；太阴脉沉，太阳脉浮。

又法左手沉实为男，右手浮大为女；左右手俱沉实，猥生二男，左右手俱浮大，猥生二女。

又法尺脉左偏大为男，右偏大为女；左右俱大产二子。大者如实状。

又法左右尺俱浮为产二男，不尔则女作男生；左右尺俱沉为产二女，不尔则男作女生也。

又法遣妊娠人面南行，还复呼之；左回首者是男，右回首者是女也。

又法看上圊时，夫从后急呼之；左回首是男，右回首是女也。

又法妇人妊娠，其夫左乳房有核是男，右乳房有核是女也。

妇人怀娠离经，其脉浮。设腹痛引腰脊，为今欲生也。但离经者，不病也。

又法妇人欲生，其脉离经，夜半觉，日中则生也。

平妊娠胎动血分水分吐下腹痛证第二

妇人怀胎，一月之时，足厥阴脉养；二月，足少阳脉养；三月，手心主脉养；四月，手少阳脉养；五月，足太阴脉养；六月，足阳明脉养；七月，手太阴脉养；八月，手阳明脉养；九月，足少阴脉养；十月，足太阳脉养。

诸阴阳各养三十日活儿。手太阳、少阴不养者，下主月水，上为乳汁，活儿养母。怀娠者不可灸刺其经，必堕胎。

妇人怀娠三月而渴，其脉反迟者，欲为水分。复腹痛者，必堕胎。

脉浮汗出者，必闭。其脉数者，必发痈脓。五月、六月脉数者，必向坏。

脉紧者，必胞满。脉迟者，必腹满而喘。脉浮者，必水坏为肿。

问曰：有一妇人，年二十所，其脉浮数，发热呕咳，时下利、不欲食、脉复浮、经水绝，何也？师曰：法当有娠。何以故？此虚家法当微弱，而反浮数，此为戴阳。阴阳和合，法当有娠。到立秋，热当自去。何以知然？数则为热，热者是火，火是木之子，死于未。未为六月位，土王，火休废，阴气生，秋节气至，火气当罢，热自除去，其病即愈。

师曰：乳后三月有所见，后三月来，脉无所见，此便是躯。有儿者护之，恐病利也，何以故？怀妊阳气内养，乳中虚冷，故令儿利。

妇人怀娠六月、七月，脉弦，发热，其胎逾腹，腹痛恶寒，寒者小腹如扇之状，所以然者，子脏开故也。当以附子汤温其脏。

妇人妊娠七月，脉实大牢强者生，沉细者死；妇人妊娠八月，脉实大牢强弦紧者生，沉细者死；妇人怀躯六月、七月，暴下斗余水，其胎必倚而堕，此非时，孤浆预下故也。

师曰：寸口脉洪而涩，洪则为气，涩则为血；气动丹田，其形即温；涩在于下，胎冷若冰；阳气胎活，阴气必终；欲别阴阳，其下必僵；假令阳终，畜然若杯。

问曰：妇人妊娠病，师脉之，何以知此妇人双胎，其一独死，其一独生，而为下其死者，其病即愈，然后竟免躯，其脉何类，何以别之？

师曰：寸口脉，卫气平调，荣气缓舒。阳施阴化，精盛有余。阴阳俱盛，故知双躯。今少阴微紧，血即浊凝。营养不周，胎则偏夭。少腹冷满，膝膑疼痛。腰重起难，此为血痹。若不早去，害母失胎。

师曰：妇人有胎腹痛，其人不安，若胎病不长，欲知生死，令人摸之，如覆杯者则男，如肘头参差起者女也。冷在何面？冷者为死，温者为生。

师曰：妇人有漏下者、有中生后因续下血都不绝者、有妊娠下血者，假令妊娠腹中痛，为胞漏，胶艾汤主之。

妇人妊娠，经断三月，而得漏下，下血四五日不止，胎欲动，在于脐上，此为症瘕害；妊娠六月动者，前三月经水利时，胎也。下血者，后断三月，衃也。

所以下血不止者，其症不去故也，当下其症，宜桂枝茯苓丸。

问曰：妇人病，经水断一、二月，而反经来，今脉反微涩，何也？师曰：此前月中，若当下利，故今妨经。利止，月经当自下，此非躯也。

妇人经自断而有躯，其脉反弦，恐其后必大下，不成躯也。妇人怀躯七月而不可知，时时衄血而转筋者，此为躯也；衄时嚏而动者，非躯也。

脉来近去远，故曰反，以为有躯，而反断，此为有阳无阴故也。

妇人经月下，但为微少。师脉之，反言有躯，其后审然，其脉何类？何以别之？师曰：寸口脉阴阳俱平，荣卫调和，按之滑，浮之则轻，阳明、少阴，各如经法，身反洒淅，不欲食饮，头痛心乱，呕哕欲吐，呼则微数，吸则不惊，阳多气溢，阴滑气盛，滑则多实，六经养成。所以月见，阴见阳精。汁凝胞散，散者损堕。设复阳盛，双妊二胎。今阳不足，故令激经也。

妇人妊娠，小便难，饮如故，当归贝母苦参丸主之。妇人妊娠有水气，身重，小便不利，洒洒恶寒，起即头眩，葵子茯苓散主之。妇人妊娠，宜服当归散，即易产无疾苦。

师曰：有一妇人来诊，自道经断不来。师言：一月为衃、二月为血、三月为居经。是定作躯也，或为血积，譬如鸡乳子，热者为禄，寒者为浊，且当须后月复来，经当入月几日来。假令以七日所来，因言且须后月十日所来相间。设其主复来者，因脉之，脉反沉而涩，因问曾经半生，若漏下亡血者，定为有躯。其人言实有是，宜当护之。今经微弱，恐复不安。设言当奈何？

当为合药以治之。

师曰：有一妇人来诊，自道经断，脉之，师曰：一月血为闭，二月若有若无，三月为血积，譬如鸡伏子，中寒即浊，中热即禄；欲令胎寿，当治其母；侠寒怀子，命不寿也；譬如鸡伏子，试取鸡一毛拔去，覆子不遍，中寒者浊。今夫人有躯，小腹寒，手掌反逆，奈何得有躯？妇人因言：当奈何？

师曰：当与温经汤。设与夫家俱来者，有躯。与父母家俱来者，当言寒多，久不作躯。

师曰：有一妇人来诊，因言阴阳俱和调，阳气长，阴气短，俱出不入，去近来远，故曰反。以为有躯，偏反血断，断来几日。假令审实者，因言急当治，恐经复下。设令宫中人，苦寡妇无夫，曾夜梦寐交通邪气，或怀久作症瘕，急当治下，服二汤。设复不愈，因言发汤当中。下胎而反不下，此何等意邪？可使且将视赤鸟。

师曰：若宫里张氏不差，复来相问。

师曰：脉妇人得平脉，阴脉小弱，其人渴，不能食，无寒热，名为躯，桂枝汤主之。法六十日当有娠，设有医治逆者，却一月加吐下者，则绝之。

方在《伤寒》中。

妇人脉平而虚者，乳子法也。平而微实者，奄续法也。而反微涩，其人不亡血、下利，而反甚其脉虚，但坐乳大儿及乳小儿，此自其常，不能令甚虚竭，病与亡血虚等，必眩冒而短气也。

师曰：有一妇人好装衣来诊，而得脉涩，因问曾乳子、下利？乃当得此脉耳，曾半生、漏下者可。设不者，经断三月、六月。设乳子漏下，可为奄续，断小儿勿乳，须利止复来相问，脉之。

师曰：寸口脉微迟，迟徽于寸。寸迟为寒，在上焦，但当吐耳。今尺反虚，复为强下之，如此发胸满而痛者，必吐血。少腹痛、腰脊痛者，必下血。

师曰：寸口脉微而弱，气血俱虚。若下血、呕吐、汗出者可。不者，趺阳脉微而弱。春以胃气为本，吐利者可。下者，此为水气，其腹必满，小便则难。

妇人常呕吐而胃反，若常喘，其经又断，设来者必少。

师曰：有一妇人，年六十所，经水常自下，设久得病利，少腹坚满者为难治。

师曰：有一妇人来诊，言经水少，不如前者，何也？师曰：曾更下利，若汗出、小便利者可，何以故？师曰：亡其津液，故令经水少。设经下反多于前者，当所苦困。当言恐大便难，身无复汗也。

师曰：寸口脉沉而迟，沉则为水，迟则为寒，寒水相搏，趺阳脉伏，水谷不化，脾气衰则鹜溏，胃气衰则身体肿。少阳脉革，少阴脉细，男子则小便不利，妇人则经水不通。经为血，血不利则为水，名为血分。

师曰：寸口脉沉而数，数则为出，沉则为入，出则为阳实，入则为阴结。

趺阳脉微而弦，微则无胃气，弦则不得息。少阴脉沉而滑，沉则为在里，滑则为实，沉滑相搏，血结胞门，其藏不泻，经络不通，名曰血分。

问曰：病有血分，何谓也？师曰：经水前断，后病水，名曰血分。此病为难治。

问曰：病有水分，何谓也？师曰：先病水，后经水断，名曰水分，此病易治。何以故？去水，其经自当下。

脉濡而弱，弱反在关，濡反在颠。迟在上，紧在下。迟则为寒，名曰浑；阳浊则湿，名曰雾；紧则阴气栗。脉反濡弱，濡则中湿，弱则中寒，寒湿相搏，名曰痹；腰脊骨节苦烦，肌为不仁，此当为痹，而反怀躯，迟归经。体重，以下脚为肿肿，按之没指，腰冷不仁，此为水怀。喘则倚息，小便不通，脉紧为呕，血气无余，此为水分，荣卫乖亡，此为非躯。

平产后诸病郁冒中风发热烦呕下利证第三

问曰：新产妇人有三病：一者病痉，二者病郁冒，三者大便难，何谓也？

师曰：新产亡血虚，多汗出，喜中风，故令病痉。何故郁冒？师曰：亡血复汗，寒多，故令郁冒。何故大便难？师曰：亡津液，胃燥，故大便难。产妇郁冒，其脉微弱，呕不能食，大便反坚，但头汗出。所以然者，血虚而厥，厥而必冒，冒家欲解，必大汗出，以血虚下厥，孤阳上出，故但头汗出。所以生妇喜汗出者，亡阴血虚，阳气独盛，故当汗出，阴阳乃复。其大便坚，呕不能食也，小柴胡汤主之。病解能食，七、八日而更发热者，此为胃热气实，承气汤主之。方在《伤寒》中。

妇人产得风，续之数十日不解，头微痛，恶寒，时时有热，心下坚，干呕，汗出，虽久，阳旦证续在，可与阳旦，方在《伤寒》中，桂枝是也。

妇人产后，中风发热，面正赤，喘而头痛，竹叶汤主之。

妇人产后腹中疞痛，可与当归羊肉汤。

师曰：产妇腹痛，烦满不得卧，法当枳实芍药散主之。假令不愈者，此为腹中有干血著脐下，与下瘀血汤。

妇人产后七、八日，无太阳证，少腹坚痛，此恶露不尽，不大便四、五日，趺阳脉微实，再倍其人发热，日晡所烦躁者，不能食，谵语，利之则愈，宜承气汤。以热在里，结在膀胱也。方在《伤寒》中。

妇人产中虚，烦乱呕逆，安中益气，竹皮大丸主之。

妇人热利，重下，新产虚极，白头翁加甘草汤主之。

平带下绝产无子亡血居经证第四

师曰：妇人带下、六极之病，脉浮则为肠鸣腹满，紧则为腹中痛，数则为阴中痒，洪则生疮，弦则阴疼挛痛。

师曰：带下有三门：一曰胞门、二曰龙门、三曰玉门。已产属胞门，未产属龙门，未嫁女属玉门。

问曰：未出门女有三病，何谓也？师曰：一病者，经水初下，阴中热，或有当风，或有扇者。二病者，或有以寒水洗之。三病者，或见丹下，惊怖得病。属带下。

师曰：妇人带下，九实中事。假令得鼠乳之病，剧易。当剧有期。当庚辛为期。余皆仿此。

问曰：有一妇人，年五十所，病但苦背痛，时时腹中痛，少食多厌，喜胀，其脉阳微，关、尺小紧，形脉不相应，愿知所说？师曰：当问病者饮食何如？假令病者言，我不欲饮食，闻谷气臭者，病为在上焦；假令病者言，我少多为欲食，不食亦可，病为在中焦；假令病者言，我自饮食如故，病为在下焦，为病属带下。当以带下治之。

妇人带下，经水不利，腹满痛，经一月再见，土瓜根散主之。

妇人带下，脉浮，恶寒，漏下者，不治。

师曰：有一妇人将一女子年十五所来诊，言女子年十四时经水自下，今经反断，其母言恐怖。师曰：言此女为是夫人亲女非耶？若亲女者，当相为说之。妇人因答言：自是女尔。师曰：所以问者无他，夫人年十四时，亦以经水下？所以断此为避年，勿怪，后当自下。

妇人小腹冷，恶寒久，年少者得之，此为无子；年大者得之，绝产。

师曰：脉微弱而涩，年少得此为无子，中年得此为绝产。

师曰：少阴脉浮而紧，紧则疝瘕，腹中痛，半产而堕伤。浮则亡血，绝产、恶寒。

师曰：肥人脉细，胞有寒，故令少子。其色黄者，胸上有寒。

妇人小腹礒磊转痛，而复自解，发汗无常，经反断，膀胱中结坚急痛，下引阴中气冲者，久必两胁拘急。

问曰：妇人年五十所，病下利，数十日不止，暮则发热，小腹里急痛、腹满、手掌热、唇口干燥，何也？师曰：此病属带下，何以故？曾经半产，瘀血在少腹中不去。何以知之？其证唇口干燥，故知之。当与温经汤。

问曰：妇人病下利，而经水反断者，何也？师曰：但当止利，经自当下，勿怪。所以利不止而经断者，但下利亡津液，故经断。利止，津液复，经自当下。

妇人血下，咽干而不渴，其经必断，此荣不足，本自有微寒，故不引饮。

渴而引饮者，津液得通，荣卫自和，其经必复下。

师曰：寸口脉微而涩，微则卫气不足，涩则血气无余。卫不足其息短，其形燥；血不足其形逆，荣卫俱虚，言语谬误；趺阳脉微而涩，微则胃气虚，虚则短气，咽燥而口苦胃热，涩则失液；少阴脉微而迟，微则无精，迟则阴中寒，涩则血不来，此为居经，三月一来。

师曰：脉微血气俱虚，年少者亡血也。乳子下利为可，不者，此为居经，三月一来。

问曰：妇人妊娠三月，师脉之，言此妇人非躯，今月经当下。其脉何类？

何以别之？师曰：寸口脉，卫浮而大，荣反而弱，浮大则气强，反弱则少血，孤阳独呼，阴不能吸，二气不停，卫降荣竭，阴为积寒，阳为聚热，阳盛不润，经络不足，阴虚阳往，故令少血。时发洒淅，咽燥汗出，或溲稠数，多唾涎沫，此令重虚，津液漏泄，故知非躯，畜烦满溘，月禀一经，三月一来，阴盛则泻，名曰居经。

问曰：妇人年五十所，一朝而清血，二、三日不止。何以治之？师曰：此妇人前绝生，经水不下，今反清血，此为居经，不须治，当自止。经水下常五日止者五日愈。

妇人月经一月再来者，经来，其脉欲自如常。而反微，不利，不汗出者，其经二月必来。

平郁冒五崩漏下经闭不利腹中诸病证第五

问曰：妇人经水适下，而发其汗，则郁冒不知人，何也？师曰：经水下，故为里虚，而发其汗，为表复虚，此为表里俱虚，故令郁冒也。

问曰：妇人病如癫疾郁冒，一日二十余发。师脉之，反言带下，皆如师言，其脉何类？何以别之？师曰：寸口脉濡而紧，濡则阳气微、紧则荣中寒、阳微卫气虚、血竭凝寒、阴阳不和，邪气舍于荣卫，疾起少年时，经水来以合房室，移时过度，精感命门开；经下血虚，百脉皆张，中极感动阳动，微风激成寒，因虚舍荣卫，冷积于丹田，发动上冲，奔在胸膈，津液掩口入，涎唾涌溢出，眩冒状如厥，气冲髀里热，粗医名为癫，灸之，因大剧。

问曰：妇人病苦气上冲胸，眩冒，吐涎沫，髀里气冲热。师脉之，不名带下，其脉何类？何以别之？师曰：寸口脉沉而微，沉则卫气伏，微则荣气绝，阳伏则为疹，阴绝则亡血。病当小便不利，津液闭塞，今反小便通、微汗出、沉变为寒、咳逆呕沫、其肺成痿、津液竭少、亡血损经络。因寒为血厥，手足苦痹，气从丹田起，上至胸胁，沉寒怫郁于上，胸中窒塞，气历阳部，面翕如醉，形体似肥，此乃浮虚，医反下之，长针，复重虚荣卫，久发眩冒，故知为血厥也。

问曰：五崩何等类？师曰：白崩者形如涕，赤崩者形如绛津，黄崩者形如烂瓜，青崩者形如蓝色，黑崩者形如衃血也。

师曰：有一妇人来脉，反得微涩，法当吐若下利，而言不，因言夫人年几何？夫人年七七四十九，经水当断，反至今不止，以故致此虚也。

寸口脉弦而大，弦则为减，大则为芤，减则为寒，芤则为虚，寒虚相搏，脉则为革，妇人则半产、漏下，旋复花汤主之。

妇人陷经漏下，黑不解，胶姜汤主之；妇人经水不利，抵当汤主之。方在《伤寒》中；妇人经水闭不利，脏坚癖不止，中有干血；下白物，矾石丸主之；妇人腹中诸疾痛，当归芍药

中华藏书 《脉经》 中国书房

散主之；妇人腹中痛，小建中汤主之；方在《伤寒》中；

平咽中如有炙腐喜悲热入血室腹满证第六

妇人咽中如有炙腐状，半夏厚朴汤主之。妇人脏燥，喜悲伤，欲哭，象如神灵所作，数欠，甘草小麦汤主之。妇人中风，发热恶寒，经水适来，得之七、八日，热除，脉迟，身凉，胸膈下满如结胸状，其人谵语，此为热入血室，当刺期门，随其虚实而取之。

妇人中风，七、八日续有寒热，发作有时，经水适断者，此为热入血室，其血必结，故使如疟状。发作有时，小柴胡汤主之。方在《伤寒》中。

妇人伤寒，发热，经水适来，昼日了了。暮则谵语，如见鬼状，此为热入血室，无犯胃气若上二焦，必当自愈。

阳明病，下血而谵语，此为热入血室，但头汗出者，当刺期门，随其实而泻之，濈然汗出者则愈。

妇人小腹满如敦敦状，小便微难而不渴，生后者，此为水与血并结在血室，大黄甘遂汤主之。

平阴中寒转胞阴吹阴生疮脱下证第七

妇人阴寒，温中坐药，蛇床子散主之。

妇人著坐药，强下其经，目眶为痛，足跟难以践地，心中状如悬。

问曰：有一妇人病，饮食如故，烦热不得卧，而反倚息者，何也？师曰：得病转胞，不得溺也。何以故？师曰：此人故肌盛，头举身满，今反羸瘦，头举中空感，胞系了戾，故致此病，但利小便则愈，宜服肾气丸，此中有茯苓故也。方在《虚劳》中。

师曰：脉得浮紧，法当身躯疼痛，设不痛者，当射云何？因当射言。若肠中痛、腹中鸣、咳者，因失便，妇人得此脉者，法当阴吹。

师曰：寸口脉浮而弱，浮则为虚、弱则为无血、浮则短气、弱则有热，而自汗出。趺阳脉浮而涩，浮则气满，涩则有

中華藏書

《脉经》

寒，喜噫吞酸。其气而下，少腹则寒。

少阴脉弱而微，微则少血，弱则生风，微弱相搏，阴中恶寒，胃气下泄，阴吹而正喧。师曰：胃气下泄，吹而正喧，此谷气之实也，膏发煎导之。

少阴脉滑而数者，阴中则生疮。少阴脉数则气淋，阴中生疮。

妇人阴中蚀疮烂，狼牙汤洗之；妇人脏肿如瓜，阴中疼引腰痛者，杏仁汤主之；少阴脉弦者，白肠必挺核；少阴脉浮而动，浮为虚，动为痛，妇人则脱下。

平妇人病生死证第八

诊妇人漏血，下赤白，日下血数升，脉急疾者，死。迟者，生。

诊妇人漏下赤白不止，脉小虚滑者，生。大紧实数者，死。

诊妇人新生乳子，脉沉小滑者，生，实大坚弦急者，死。

诊妇人疝、瘕、积、聚，脉弦急者，生。虚弱小者，死。

诊妇人新生乳子，因得热病，其脉悬小，四肢温者，生。寒清者，死。

诊妇人生产，因中风、伤寒、热病，喘鸣而肩息，脉实大浮缓者，生。小急者，死。

诊妇人生产之后，寸口脉炎疾不调者，死。沉微附骨不绝者，生。

金疮在阴处，出血不绝，阴脉不能至阳者，死。接阳而复出者，生。

平小儿杂病证第九

小儿脉，呼吸八至者平，九至者伤，十至者困。

诊小儿脉，多雀斗，要以三部脉为主。若紧为风痫，沉者乳不消，弦急者客忤气。

小儿是其日数应变蒸之时，身热而脉乱。汗不出，不欲食，食辄吐者，脉乱无苦也。

小儿脉沉而数者，骨间有热，欲以腹按冷清也。

小儿大便赤，青瓣，飧泻，脉小，手足寒，难已。脉小，手足温，易已。

小儿病困，汗出如珠，著身不流者，死。

小儿病，其头毛皆上逆者，必死。耳间青脉起者，瘛痛。

小儿病而囟陷入，其口唇干，目皮反，口中出气冷，足与头相抵，卧不举身，手足四肢垂，其卧正直如得缚，其掌中冷，皆死。至十日，不可复治之。

脉经卷第十

手检图三十一部

经言：肺者，人之五脏华盖也，上以应天，解理万物，主行精气，法五行、四时，知五味。寸口之中，阴阳交会，中有五部。前、后、左、右，各有所主，上、下、中央，分为九道。浮、沉、结、散，知邪所在，其道奈何？

歧伯曰：脉大而弱者，气实而血虚也。脉大而长者，病在下候。浮直上下交通者，阳脉也。坚在肾，急在肝，实在肺。前如外者足太阳也，中央如外者，足阳明也。后如外者，足阳明也；后如外者，足少阳也。中央直前者，手少阴也。中央直中者，手心主也，中央直后者，手太阴也。前如内者，足厥阴也；中央如内者，足太阴也。后如内者，足少阴也。前部左右弹者，阳跷也。中部左右弹者，带脉也。后部左右弹者，阴跷也。从少阳之厥阴者，阴维也；从少阴之太阳者，阳维也。来大时小者，阴络也；来小时大者阳络也。

前如外者，足太阳也。动，苦头、项、腰痛。浮为风，涩为寒热，紧为宿食。前如外者，足太阳也，动，苦目眩，头、颈、项、腰、背、强痛也。男子阴下湿，女子月水不利，少腹痛引命门，阴中痛，子藏闭，浮为风，涩为寒血，滑为劳热，紧为宿食，针入九分却至六分。

中央如外者，足阳明也，动，苦头痛，面赤。微滑，苦大便不利，肠鸣，不能食，足胫痹。中央如外者，足阳明也；动，苦头痛，面赤热；浮微滑，苦大便不利，喜气满；滑者为饮，涩为嗜卧，肠鸣，不能食，足胕痹，针入九分却至六分。

后如外者，足少阳也。动，苦、腰、背、胕、股节痛。后如外者，足少阳也，浮为气涩，涩为风血，急为转筋，弦为劳。针入九分却至六分。

右足三阳脉。

前如内者，足厥阴也，动，苦少腹痛，月经不利，子藏闭。前如内者，足厥阴也。动，苦少腹痛，与腰相连，大便不利，小便难，茎中痛，女子月水不利，阴中寒，子户壅绝内，少腹急，男子疝气，两丸上入，淋也。针入六分，却至三分。

中央如内者，足太阴也。动，苦胃中痛，食不下，咳唾有血，足胫寒，少气，身重，从腰上状如居水中。中央如内者，足太阴也，动，苦腹满，上管有寒，食不下，病以饮食得之，沉涩者，苦身重，四肢不动，食不化，烦满不能卧，足胫痛苦寒，时咳血，泄利黄。针入六分，却至三分。

后如内者，足少阴也。动，苦少腹痛，与心相引背痛，淋。从高堕下，伤于内，小便血。后如内者，足少阴也，动，苦少腹痛，与心相引背痛，淋，从高堕下，伤于尻内，便血里急，月水来，上抢心，胸胁满拘急，股里急也，针入六分，却至三分。

右足三阴脉。

前部左右弹者，阳跷也。动，苦腰背痛，微涩为风痹。取阳跷。前部左右弹者，阳跷也。动，苦腰痛，癫痫，恶风，偏枯，僵仆羊鸣，痹，皮肤身体强痹。直取阳跷，在外踝上三寸直绝骨是也。

中部左右弹者，带脉也。动，苦少腹痛引命门，女子月水不来，绝继复下止，阴辟寒，令人无子，男子苦少腹拘急，或失精也。

后部左右弹者，阴跷也。动，苦癫痫，寒热，皮肤强痹。后部左右弹者，阴跷也。动，苦少腹痛，里急，腰及髋窌下相连阴中痛，男子阴疝，女子漏下不止。

右阴跷，阳跷，带脉。

中央直前者，手少阴也。动，苦心痛，微坚，腹胁急。实坚者，为感忤；纯虚者，为下利，肠鸣。滑者，为有娠，女子阴中痒痛，痛出玉门上一分前。中央直中者，手心主也。动，苦心痛，面赤，食苦，咽多，喜怒。微浮者，苦悲伤，恍惚不乐也。涩为心下寒，沉为恐怖，如人捕之状也。时寒热，有血气。

中央直后者，手太阴也。动，苦咳逆，气不得息。浮为内风。紧涩者，胸中有积热，时咳血也，有沉热。

右手三阴脉。

从少阴斜至太阳，是阳维也，动，苦肌肉痹痒。

从少阴斜至太阳，是阳维也。动，苦癫，僵仆羊鸣，手足相引，甚者失音不能言。癫疾，直取客主人，两阳维脉，在外踝绝骨下二寸。

从少阳斜至厥阴，是阴维也；动，苦癫痫，僵仆羊鸣。

从少阳斜至厥阴，是阴维也；动，苦僵仆，失音，肌肉淫痒痹，汗出恶风。

脉来暂大暂小，是阴络也；动，苦肉痹，应时自发，身洗洗也。

脉来暂小暂大者，是阳络也；动，苦皮肤痛，下部不仁，汗出而寒也。

右阳维阴维阳络阴络脉。

前部横于寸口九丸者，任脉也；动，苦少腹痛，逆气抢心，胸拘急不得俯仰。

三部俱牢，直上直下者，冲脉也；动，苦胸中有寒疝。

三部俱浮，直上直下者，督脉也；动，苦腰脊强痛，不得俯仰，大人颠，小儿痫。

右任冲督三脉。

肺脉之来也，如循榆叶，曰平；如风吹毛，曰病；状如连珠者，死。期丙丁日，禺中、日中。

心脉之来也，如反笋莞大，曰平；如连珠，曰病；前曲后居如带钩者，死。期壬癸日，人定、夜半。

肝脉之来也，搏而弱，曰平，如张新弓弦，曰病；如鸡践地者，死。期庚辛日，晡时、日入。

脾脉之来也，阿阿如缓，曰平；来如鸡举足，曰病；如鸟之啄，如水之漏者，死；期甲乙日，平旦、日出。

肾脉之来也，微细以长，曰平；来如弹石，曰病；去如解索者，死。期戊巳日，食时、日昳、黄昏、鸡鸣。

右平五藏脉。

寸口中脉躁，竟，尺关中无脉，应阳干阴也。动，苦腰、背、腹痛，阴中若伤，足寒，刺足太阳少阴，直绝骨，入九分，灸太阴五壮。

尺中脉坚实，竟，尺寸口无脉，应阴干阳也；动，苦两胫腰重，少腹痛，癫疾。刺足太阴踝上三寸，针入五分，又灸太阳、阳跷，在足外踝上三寸，直绝骨是也。

寸口脉紧，直至鱼际下，小按之，如持维干状，其病肠鸣，足痹痛酸，腹满不能食，得之寒湿。刺阳维，在外踝上三寸间也，入五分，此脉出鱼际。

寸口脉沉着骨，反仰其手乃得之，此肾脉也；动，苦少腹痛，腰体酸，癫疾。刺肾俞，入七分，又刺阴维，入五分。

初持寸口中脉，如细坚状，久按之大而深；动，苦心下有寒，胸胁苦痛，阴中痛，不欲近丈夫也，此阴逆。刺期门，入六分，又刺肾俞，入五分，可灸胃管七壮。

初持寸口中脉，如躁状，洪大，久按之，细而坚牢；动，苦腰腹相引痛，以下至足胕重也，不能食。刺肾俞，入四分，至五分，亦可灸胃管七壮。

尺寸俱沉，但有关上脉，苦寒心下痛。尺寸俱沉，关上无有者，苦心下喘。

尺寸俱数，有热；俱迟，有寒。

尺寸俱微，厥，血气不足，其人少气。

尺寸俱濡弱，发热，恶寒，汗出。

寸口沉，胸中痛引背；

关上沉，心痛，上吞酸；

尺中沉，引背痛。

中华藏书

黄帝内经·最新整理珍藏版

寸口伏，胸中有逆气；

关上伏，有水气，泄溏；

尺中伏，水谷不消。

寸口弦，胸中拘急；

关上弦，胃中有寒，心下拘急；

尺中弦，少腹、脐下拘急。

寸口紧，头痛，逆气；

关上紧，心下痛；

尺中紧，脐下少腹痛。

寸口涩，无阳，少气；

关上涩，无血，厥冷；

尺中涩，无阴，厥冷；

寸口微，无阳，外寒；

关上微，中实，能食，故里急；

尺中微，无阴，厥冷，腹中拘急。

寸口滑，胸满、逆；

关上滑，中实，逆；

尺中滑，下利，少气。

寸口数，即吐；

关上数，胃中有热；

尺中数，恶寒，小便赤黄。

寸口实，即生热；虚，即生寒；

关上实，即痛；虚，即胀满；

尺中实，即小便难，少腹牢痛；虚，即闭涩。

寸口芤，吐血；微芤，衄血；

关上芤，胃中虚；

尺中芤，下血；微芤，小便血。

寸口浮，其人中风，发热，头痛；

关上浮，腹痛，心下满；

尺中浮，小便难。

寸口迟，上焦有寒；

关上迟，胃有寒；

尺中迟，下焦有寒，背痛。

寸口濡，阳弱，自汗出；

关上濡，下重；

尺中濡，少血，发热，恶寒。

寸弱，阳气少；

关弱，无胃气；

尺弱，少血。

右杂言三部，二十四种脉。